AF525024

Brinkmann / Wißmeyer / Gehrmann / Koch / Tschirch

Phytotherapie

für die Kitteltasche

Brinkmann / Wißmeyer / Gehrmann /
Koch / Tschirch

Phytotherapie

Rationale Empfehlungen für die Behandlung

Helmut Brinkmann, Hamburg
Klaus Wißmeyer, Hamburg
Beatrice Gehrmann, Hamburg
Wolf-Gerald Koch, Bargfeld-Stegen
Claus Tschirch, Hamburg

2., völlig neu bearbeitete Auflage

WVG Wissenschaftliche Verlagsgesellschaft Stuttgart

Zuschriften an
lektorat@dav-medien.de

Anschriften der Autoren

Dr. Dr. Helmut Brinkmann
Keplerstraße 34
22763 Hamburg

Dr. Wolf-Gerald Koch
Im Kamp 2
23863 Bargfeld-Stegen

Klaus Wißmeyer
Facharzt für Innere Medizin
Eidelstedter Weg 64
20255 Hamburg

Dr. Claus Tschirch
„Gode Wind" Apotheke
Elbgaustraße 112
22547 Hamburg

Dr. Beatrice Gehrmann
c/o Einhorn-Rats-Apotheke
Markt 10–12
25813 Husum

Bibliografische Information der Deutschen Nationalbibliothek
Die Deutsche Nationalbibliothek verzeichnet diese Publikation in der Deutschen Nationalbibliografie; detaillierte bibliografische Daten sind im Internet über https://portal.dnb.de abrufbar.

2., völlig neu bearbeitete Auflage 2016
ISBN 978-3-8047-3179-0 (Print)
ISBN 978-3-8047-3602-3 (E-Book, PDF)

Birkenwaldstr. 44, 70191 Stuttgart
www.wissenschaftliche-verlagsgesellschaft.de
Printed in Germany

Satz: primustype Hurler GmbH, Notzingen
Druck und Bindung: Kösel, Krugzell
Umschlagabbildung: nixki/fotolia
Umschlaggestaltung: deblik, Berlin

Vorwort

Die 2. Auflage des Kitteltaschenbuches Phytotherapie entstand auf Anregung des Verlages, nachdem die 1. Auflage bei weiterhin großer Nachfrage mittlerweile vollständig vergriffen ist. Das bewährte Konzept der 1. Auflage wird auch in der Neuauflage fortgeführt.

Die Autoren legen mit dem vorliegenden Kitteltaschenbuch den Ärzten, und hier insbesondere den Hausärzten, sowie Medizinstudenten und Heilpraktikern eine komprimierte und übersichtliche Orientierungshilfe für die Verordnung von Arzneipflanzen und Phytopharmaka vor.

Es erfolgte eine Überarbeitung und Aktualisierung der Drogen-Profile. So wurden zusätzlich zu den in der 1. Auflage bereits dargestellten 100 Drogen-Profilen weitere 26 Profile neu aufgenommen und deren Bewertung unter Berücksichtigung der Monografien der Kommission E (Komm. E), ESCOP und WHO verändert. Zudem wird darauf hingewiesen, dass vereinzelt Phytopharmaka bereits in den Leitlinien der medizinischen Fachgesellschaften empfohlen werden. Weiterhin wird in Einzelfällen auch auf traditionelle Anwendungen verwiesen.

Im November 2013 wurde die Gesellschaft für Phytotherapie in die Arbeitsgemeinschaft der wissenschaftlichen medizinischen Fachgesellschaften (AWMF) aufgenommen. Die Leitlinien werden in drei Klassen bzw. Stufen eingeteilt (S1, S2K, S2E und S3), wobei S2E und S3 evidenzbasiert sind. Berücksichtigt werden hier ausschließlich S3-Leitlinien (interdisziplinär, evidenz- und konsensbasiert). Das Thema „Phytotherapie" wird in den Leitlinien sehr unterschiedlich behandelt (von ausführlicher Stellungnahme über pragmatische Abhandlung bis hin zu vollständigem Verzicht, obwohl die Anwendung von Phytopharmaka sinnvoll erscheint). S3-Leitlinien bedeuten, dass gute, valide Studien bezüglich Wirksamkeit und Unbedenklichkeit vorliegen. Je nach Stand der wissenschaftlichen Evidenz wird der Status „WEU" (well established use, mindestens eine gute Studie vorhanden), oder „TU" (traditional use) erteilt. Arzneimittel mit WEU-Status sind in allen Ländern der EU zugelassen. Traditional use bedeutet, dass keine entsprechenden Zulassungen für Indikationen des ICD 10 vorliegen, sondern ein einfaches Registrierungsverfahren mit Nachweis von mindestens 30 Jahren Anwendung (davon mindestens 15 Jahre in einem Land der EU) mit Nachweis von

Unbedenklichkeit und plausibler pharmakologischer Wirkung. Zurzeit existieren nur wenige pflanzliche Arzneimittel mit WEU-Status aufgrund von fehlenden präklinischen Sicherheitsdaten zur Genotoxizität.
Die EMA (European Medicines Agency bzw. Europäische Arzneimittelagentur) spielt die entscheidende Rolle in der europäischen Arzneimittelzulassung. Das Comitee on Herbal Medicinal Products (HMPC) erarbeitet umfassende Monografien für in der EU gebräuchliche Arzneidrogen und deren Zubereitungen.
In den Jahren 2004 und 2005, nach Einstellung der Erstattungsfähigkeit von Phytopharmaka aufgrund des Gesundheitsmodernisierungsgesetzes, sank erwartungsgemäß die Verordnung von Phytopharmaka sehr stark, nicht jedoch deren Verbrauch. Inzwischen hat der Umsatz mit ca. 1,1 Mrd. Euro jährlich im Rahmen der Selbstmedikation annähernd wieder den alten Stand erreicht. Bemerkenswert ist in diesem Zusammenhang auch, dass ca. 85 % aller Kinder in Deutschland Phytopharmaka erhalten.
Die wenigen durch GKV und PKV/Beihilfe erstattungsfähigen Phytopharmaka werden im vorliegenden Buch mit „E“ (= erstattungsfähig) gekennzeichnet.
Nahrungsergänzungsmittel, die im Einzelfall durchaus sinnvoll sein können, werden hier nicht abgehandelt, da sie rechtlich nicht als Arzneimittel gelten. Ist jedoch eine Droge aktuell nicht als Arzneimittel verfügbar, wird auf Nahrungsergänzungsmittel verwiesen.
Grundlage für die Auswahl der Phytopharmaka sind in erster Linie weiterhin die Positivmonografien der Kommission E (1979 bis 1994), die 312 pflanzliche Drogen bewertet hat. Desweiteren wird auf die Monografien der ESCOP (seit 1992) und der WHO (seit 1998) verwiesen.
Zudem fließen eigene Erfahrungen der Autoren aus über 20-jähriger klinischer Tätigkeit und ambulanter medizinischer Versorgung, ergänzt durch Erkenntnisse aus anderen klinischen Abteilungen sowie Erfahrungen aus jahrzehntelanger Apothekentätigkeit in die Auswahl der Phytopharmaka ein. Unsere Empfehlungen stützen sich dabei ganz überwiegend auf eine rationale, evidenzbasierte, d. h. durch valide Studien belegte Phytopharmakatherapie. Diese werden im Einzelfall durch naturheilkundlich-traditionell begründete Empfehlungen ergänzt. Besonderer Wert wird auf sinnvolle Teerezepturen unter Berücksichtigung von Stan-

dardzubereitungen mit garantierter Qualität gelegt; gleichwohl wird aber auch auf bewährte individuelle Teerezepturen verwiesen.
Es sei noch einmal ausdrücklich betont, dass die hier getroffene Auswahl keinen Anspruch auf Vollständigkeit erheben kann und will. Die Darstellung der Drogenprofile erfolgt alphabetisch ohne Gewichtung. Auch sei an dieser Stelle erneut darauf hingewiesen, dass sich die klinische Forschung im Bereich der Phytotherapie im Fluss befindet und insofern nur der augenblickliche Wissensstand berücksichtigt werden kann.
Gemäß unserem Anspruch, möglichst knapp und übersichtlich konkrete Verordnungsempfehlungen zu geben, werden zu jeder Indikation beispielhaft einige gut bewährte Fertigarzneimittel genannt. Diese Empfehlungen sind für die Neuauflage aktualisiert worden. Die Auswahl erfolgt wiederum nach den Kriterien pharmazeutische Qualität, Deklaration von Droge-Extrakt-Verhältnis bzw. Extraktionsmittel auf der Packung, unterschiedliche Darreichungsformen (flüssig, halbfest, fest) und nicht zuletzt sichere, ausreichende Dosierung der wirksamen Bestandteile. Selbstverständlich kann diese Auswahl nur subjektiv und nicht vollständig sein. Die Empfehlungen bleiben (in der Regel) auf drei, maximal sechs Fertigarzneimittel beschränkt. Grundsätzlich bevorzugen die Autoren die Verordnung von Monopräparaten. Es werden aber ausdrücklich auch sinnvolle Kombinationspräparate mit möglichst wenigen Komponenten, die alle einen Beitrag zur gewünschten Wirkung leisten, berücksichtigt.
Die 12 Hauptindikationsgebiete der 1. Auflage, einschließlich Geriatrie und Pädiatrie, wurden um die Kapitel „Maligne Tumorerkrankungen“ (▸ Kap. 11) sowie „Hormon- und Stoffwechselstörungen“ (▸ Kap. 12) erweitert.
Unser Dank richtet sich erneut an die Wissenschaftliche Verlagsgesellschaft Stuttgart, insbesondere an Herrn Dr. Tim Kersebohm, der die vorliegende 2. Auflage mit Geduld, Toleranz, Engagement und Sachverstand begleitet hat, und ebenso an Herrn Dr. Eberhard Scholz für dessen Begleitung bei der Erstellung der 1. Auflage im Jahre 2003.

Hamburg,
im Herbst 2016

Helmut Brinkmann
Klaus Wißmeyer
Beatrice Gehrmann

Wolf-Gerald Koch
Claus O. Tschirch

Inhaltsverzeichnis

Abkürzungsverzeichnis

A

$\overline{\text{aa}}$	ana partes aequales, zu gleichen Teilen
add.	adde, füge hinzu
AFK	Anis-Fenchel-Kümmel
AG	Anwendungsgebiet
AIDS	Aquired Immuno Deficiency Syndrom
AKO	Allgemeines Krankenhaus Ochsenzoll
alkohol.	alkoholisch
AM	Arzneimittelbeispiele
Anw.	Anwendung
art.	arteriell
äther.	ätherisch
AWME	Arbeitsgemeinschaft der Wissenschaftlichen Medizinischen Fachgesellschaften
äußerl.	äußerlich

B

B	Bewertung(en)
BD	Blutdruck
BfArM	Bundesinstitut für Arzneimittel und Medizinprodukte
BPH	benigne Prostatahypertrophie
Btl.	Beutel

C

C	Celsius
CBD	Cannabidiol
conc.	concentratus, konzentriert
cont.	contusus, gequetscht, gestoßen
COPD	chronisch obstruktive Lungenerkrankung
CVI	chronisch venöse Insuffizienz

D

D. S.	Da, signa! Gib und bezeichne!
D/A	Dosierung/Anwendung
DAB	Deutsches Arzneibuch
DEV	Droge-Extrakt-Verhältnis

E

E	erstattungsfähig
EB 6	Deutsches Arzneibuch Ergänzungsband 6
EBM	Evidence Based Medicine
ED	Einzeldosis
EL	Esslöffel
EMA	European Medicines Agency
empf.	empfohlen(e)
enth.	enthält, enthalten
entspr.	entsprechend
entz.	entzündlich
Erw.	Erwachsene
ESCOP	European Scientific Cooperation on Phytotherapy
ethanol.	ethanolisch
EU	Europäische Union
evtl.	eventuell
Extr.	Extrakt

F

f.	fiat, fiant, es werde(n) gemacht
FAM	Fertigarzneimittel
Filmtabl.	Filmtabletten
FIP	Fédération Internationale Pharmaceutique
flor.	Flores, Blüten
Fluidextr.	Fluidextrakt
fol.	Folium, Blatt
fruct.	Fructus, Frucht

G

g	Gramm
GABA	γ-Aminobuttersäure
GCP	Good Clinical Practice
geh.	gehäuft
gestr.	gestrichen
ggf.	gegebenenfalls
GKV	gesetzliche Krankenversicherung

H

H	(besondere) Hinweise
h	Stunden
H. p.	*Helicobacter pylori*
HCG	Humanchoriongonadotropin
HIV	Human Immunodeficiency Virus
HMPC	Comittee on Herbal Medicinal Products
HWI	Harnwegsinfekt
HWS	Halswirbelsäule

I

i. c.	intrakutan
ICD 10	International Statistical Classification of Diseases and Related Health Problems
i. v.	intravenös
IgA	Immunglobulin A
IgE-AK	Immunglobulin E-Antikörper
inhal.	inhalativ
innerl.	innerlich
INR	International Normalized Ratio
IUP	Intrauterinpessar

J

J.	Jahre
Jgl.	Jugendliche

K

Kap.	Kapitel
Kaps.	Kapsel(n)
Kdr.	Kind(er)
KG	Körpergewicht
kg	Kilogramm
KI	Kontraindikation(en)
Klkdr.	Kleinkind(er)
Komm. D	Kommission D
Komm. E	Kommission E
Konz.	Konzentration(en)

L

L	Leitlinienkonform
l	Liter
LH	luteinisierendes Hormon
Lj.	Lebensjahr
Lsg.	Lösung

M

M. f. spec.	Misce fiat species! Mische und fertige einen Tee an!
max. Konz.	maximale Konzentration
max.	maximal
mg	Milligramm
min	Minuten
mind.	mindestens
ml	Milliliter
ML	Messlöffel

N

Na-K-ATPase	Natrium-Kalium-Adenosintriphosphat-Phosphatase
NEM	Nahrungsergänzungsmittel
ng	Nanogramm
NNH	Nasennebenhöhlen
NSAR	nichtsteroidale Antirheumatika

NW	Nebenwirkungen
NYHA	New York Heart Association

O

o. Ä.	oder Ähnliches
o. g.	oben genannt

P

pAVK	periphere arterielle Verschlusserkrankung
Pat.	Patient
PKV	private Krankenversicherung
Plv.	Pulver
PMS	prämenstruelles Syndrom

R

R	rational begründete Therapie
racem.	racemisch
REM	Rapid Eye Movement
rhiz.	Rhizoma, Rhizom
RNA	Ribonukleinsäure
Rp.	Recipe! Nimm! Verschreibungspflichtig

S

s	Sekunde
SD	Schilddrüse
s. c.	subkutan
Schulkdr.	Schulkind(er)
Sgl.	Säuglinge
s. o.	siehe oben
spez.	speziell
ssp.	Subspezies
St.-Zul.	Standardzulassung
subl.	sublingual
Supp.	Suppositorien
Syn.	Synonym

T

T	traditionell begründete Arzneimittel
Tab.	Tabelle
Tabl.	Tablette(n)
TD	Tagesdosis
TE	Trockenextrakt
TENS	transkutane elektrische Nervenstimulation
tgl.	täglich
THC	Tetrahydrocannabinol
Tinct.	Tinktur
TL	Teelöffel
TNF-α	Tumornekrosefaktor-α
tot.	totus, ganz
Tr.	Tropfen
TU	traditional use

U

UW	unerwünschte Wirkung(en)

V

v. a.	vor allem
versch.	verschiedene
Vol.	Volumen

W

W	Wirkung(en)
WEU	well established use
WHO	World Health Organisation
WS	Wirbelsäule
WW	Wechselwirkung(en)

Z

zerst.	zerstoßen
ZNS	Zentralnervensystem
Zuber.	Zubereitung

Erläuterungen und Hinweise

Anwendungsgebiete (AG)

Genannt werden von der Kommission E, der ESCOP (European Scientific Cooperative on Phytotherapy) oder der WHO empfohlene Indikationen. In Einzelfällen werden auch traditionell begründete Arzneimittel berücksichtigt.

Wirkungen (W)

Die experimentell, präklinisch am Tier oder in klinischen Studien am Menschen belegten pharmakologischen Eigenschaften. Wenn bekannt, werden hier auch die Wirkungsmechanismen kurz angeführt.

Kontraindikationen (KI), Unerwünschte Wirkungen (UW), Wechselwirkungen (WW)

Auf der Grundlage der bekannten pharmakologisch-toxikologischen Daten und der klinischen Erfahrungen werden wichtige Kontraindikationen, unerwünschte Wirkungen sowie Wechselwirkungen genannt.

Hinweise (H)

Therapeutisch wichtige Informationen wie empfohlene Anwendungsdauer, Zusatz- und Kombinationsmedikation, seltene unerwünschte Wirkungen und besondere Risiken, Einzelheiten zur Anwendung der Arzneidroge sowie Hinweise zu deren sonstigen Verwendungen in Küche, Kosmetik und Industrie.

Dosierung, Anwendung (D/A)

Enthält ausführliche Angaben zu Einzel- und Tagesdosen, zur Dauer und Applikationsart sowie zur Bereitung und Art der Anwendung von Tees, Bädern, Umschlägen, Tinkturen, ätherischen Ölen und arzneilichen Weinen. Die benötigten Mengen werden in der Regel in Gramm (g) angegeben. Stellenweise steht zusätzlich eine Dosierungsangabe in Teelöffel (TL). Diese gilt für einen Standard-Teelöffel mit einem Fassungsvermögen von 4,0 bis 4,5 ml Wasser.

Teezubereitung: **Infuse** werden zubereitet, indem man die empfohlene Drogenmenge mit 150 ml kochendem Wasser übergießt und nach 10 min abseiht. Ätherischöl-haltige Drogen sollten dabei bedeckt stehen. Für **Dekokte** wird die empfohlene Drogenmenge 5–10 min mit 150 ml Wasser gekocht und anschließend abgeseiht. **Kaltmazerate** werden zubereitet, indem man die Drogenmenge mit 150 ml kaltem Wasser übergießt und nach der jeweils angegebenen Zeit abseiht. Ätherischöl-haltige Drogenzubereitungen sollten stets bedeckt stehen, um Verluste der leichtflüchtigen Öle zu vermeiden.

Arzneimittel (AM)

Auflistung einer Auswahl wichtiger Handelspräparate, soweit möglich mit Mengenangabe des Extrakts pro abgeteilte Arzneiform oder pro ml. Angabe des Extraktionsmittels und des Droge-Extrakt-Verhältnisses (DEV), also des Verhältnisses der Menge eingesetzter Droge zur Menge des erhaltenen Extrakts. Die Angabe der Dosierung erfolgt entsprechend der Herstellerinformation.
Monopräparaten wird der Vorzug gegeben. Kombinationspräparate werden nur aufgeführt, wenn jede Komponente nachweislich zur Gesamtwirkung beiträgt. Erfolgt nur die Nennung eines einzelnen Arzneimittels, so sind zurzeit i. d. R. keine weiteren verfügbar.

Bewertung (B)

Die Bewertung der Drogen-Profile erfolgt in der vorliegenden Auflage wie folgt:

- R Für rationale, evidenzbasierte, wissenschaftlich belegte Anwendung mit Verweis auf die Monografien der Kommission E, ESCOP und WHO
- T Für traditionelle Anwendung
- L Für leitlinienkonforme Anwendung
- E Erstattungsfähig durch GKV und PKV/Beihilfe

1 Herz-Kreislauf-Erkrankungen

1 Herz-Kreislauf-Erkrankungen

1.1 Herzinsuffizienz

Eingeschränkte Leistungsfähigkeit des Herzens meist aufgrund einer Kontraktionsschwäche der Kammermuskulatur z. B. infolge arterieller Hypertonie, koronarer Herzkrankheit, Kardiomyopathie oder einer Myokarditis. Weitere Ursachen können Herzrhythmusstörungen oder Klappenfehler sein. Klinisch wird zwischen Rechts- und Linksherz- sowie der Globalinsuffizienz unterschieden. Häufige Symptome sind Tachykardie, Dyspnoe, Ödeme, Nykturie, sichtbare Venenstauung und Zyanose. Eine Einteilung der Schweregrade erfolgt nach der New York Heart Association:

- NYHA I: normale körperliche Belastungsfähigkeit, keine Beschwerden,
- NYHA II: Beschwerden bei stärkerer Belastung,
- NYHA III: Beschwerden bei leichter Belastung,
- NYHA IV: Beschwerden in Ruhe.

1.1.1 Allgemeine Therapie

Kochsalzzufuhr auf max. 5 g/Tag begrenzen. Gewichtsreduktion bei Übergewicht. Bei höhergradiger Insuffizienz Trinkmengenbeschränkung und körperliche Schonung. Therapie der jeweiligen Ursachen.

1.1.2 Phytotherapie

In den Stadien NYHA I und II kann eine alleinige oder adjuvante Therapie mit Phytopharmaka erfolgen. Dabei werden insbesondere Weißdornblätter mit Blüten eingesetzt. Die Therapie mit Weißdorn in Form von Teezubereitungen ist nicht sinnvoll, da wesentliche Wirkstoffe der Droge nicht wasserlöslich sind. Digitaloide wie Meerzwiebel und Maiglöckchen sollten wegen geringer therapeutischer Breite sowie unsicherer Resorptionsquote und damit unterschiedlicher Bioverfügbarkeit nur noch in Ausnahmefällen und auch dann nur in Form von Fertigarzneimitteln mit eingestelltem Wirkwert zur Anwendung kommen. Der Wirkungseintritt bei Therapie mit Digitaloiden erfolgt nach wenigen Tagen, bei Therapie mit Weißdornpräparaten erst nach 3–6 Wochen.

1.1.3 Arzneidrogen-Profile

Granatapfelfrucht

Punicae granati fructus, *Punica granatum* L.

AG: Herzinsuffizienz im Stadium I bis II NYHA, Altersherz. Prophylaxe von Arteriosklerose. Hepatoprotektion.

W: Antioxidativ, antiarteriosklerotisch, hepatoprotektiv, gastroprotektiv, antiphlogistisch.

KI: Keine bekannt.

UW: Keine bekannt.

WW: Keine bekannt.

H: Bei frei im Handel erhältlichem Granatapfel ist der Gehalt an arzneilich wirksamen Phytaminen unsicher.

D/A: 3 × tgl. 20 ml Presssaft.

AM: FAM zurzeit nicht im Handel, Tee/NEM verfügbar.

B: T: +

Weißdornblätter mit Blüten

Crataegi folium cum flore, *Crataegus laevigata* (Poir.) DC u. a.

AG: Herzinsuffizienz NYHA I und II.

W: Positiv inotrop, chronotrop und dromotrop. Steigert den Koronardurchfluss.

KI: Keine bekannt.

UW: Keine bekannt.

WW: Keine bekannt.

H: Wirkungseintritt erst nach 3–6 Wochen. Teeaufgüsse nicht ausreichend wirksam.

D/A: 1–1,5 g (1 TL)/150 ml, 5–10 min, 3–4 × tgl. 1 Tasse, TD 5 g, 3,5–19,8 mg Flavonoide oder 160–900 mg Extrakt (Ethanol 45 %/Methanol 70 %, 4–7:1), entspr. 30–168,7 mg oligomere Procyanidine.

AM: Bomacorin®, 1 Filmtabl. enth. 450 mg TE (Ethanol 45 %, 4–7:1), 2 × 1 Filmtabl.
Crataegutt® novo, 1 Filmtabl. enth. 450 mg TE (Ethanol 45 %, 4–6,6:1), 2 × tgl. 1 Filmtabl.

Esbericard® novo, 1 Dragee enth. 175 mg TE (Ethanol 45 %, 4–7:1), 2 × 1–2 Tabl.
Generika mit entsprechenden Trockenextrakten im Handel.

B: R: Komm. E +, ESCOP +

1.2 Funktionelle Herzbeschwerden

Nicht eindeutiges Krankheitsbild mit unspezifischen Beschwerden wie innerer Unruhe, Palpitationen, diffusen thorakalen Schmerz- oder Druckempfindungen, plötzlich auftretender Atemnot und Tachykardien. Manchmal bestehen Zusammenhänge mit unspezifischen Oberbauchbeschwerden im Sinne eines Roemheld-Syndroms. Oftmals psychovegetative Begleitsymptomatik. Die betroffenen Patienten geben häufig an, ihr Herz zu „spüren". Die somatischen Befunde können die Beschwerden nicht ausreichend erklären.

1.2.1 Allgemeine Therapie

Aufklärung über die Harmlosigkeit der Beschwerden. Entspannungsverfahren wie autogenes Training oder progressive Muskelrelaxation nach Jacobson, ggf. Psychotherapie, z. B. Verhaltenstherapie.

1.2.2 Phytotherapie

Zur Therapie des Krankheitsbildes stehen keine spezifischen chemisch definierten Pharmaka zur Verfügung. Die Behandlung mit Phytopharmaka ist oft erfolgreich und bei günstigem Nutzen/Risiko-Profil zu empfehlen. Zur Anwendung kommen je nach den im Vordergrund stehenden Beschwerden:

- herzkraftverstärkend und den koronaren Blutfluss steigernd:
  - Weißdornblätter mit Blüten (▸ Kap. 1.1.3/Herzinsuffizienz),
- allgemein durchblutungsfördernd:
  - Ginkgoblätter (▸ Kap. 1.8.3/Demenzielle Syndrome),
- allgemein beruhigend:
  - Baldrianwurzel (▸ Kap. 8.1.3/Schlafstörungen),
  - Johanniskraut (▸ Kap. 8.2.3/Depressionen),

- karminativ und antimeteoristisch:
  - Kümmel (▸ Kap. 3.4.3/Dyspepsie),
  - Fenchel (▸ Kap. 3.2.3/Gastritis).

1.2.3 Arzneidrogen-Profil

Herzgespannkraut

Leonuri cardiacae herba, *Leonurus cardiaca* L.

AG: Nervöse Herzbeschwerden. Adjuvant im Rahmen einer Hyperthyreose.

W: Leicht negativ chronotrop, schwach blutdrucksenkend, sedativ.

KI: Keine bekannt.

UW: Keine bekannt.

WW: Keine bekannt.

D/A: 2–4,5 g (2–4 TL) auf 150 ml, 10 min, kurmäßig: 1 Tasse tgl. über 2–4 Wochen, mäßig warm trinken.
Mittlere TD 4,5 g Droge.

AM: Kombinationspräparat.
Oxacant® Sedativ mit Weißdorn, Melisse, Baldrian, 1 Tabl. enth. 10,5 mg TE (Ethanol 40 %, 5,6–13,2:1), 3 × 1 Tabl.

B: R: Komm. E +, ESCOP +

1.3 Hypotonie

Symptomatische Erniedrigung des systolischen Blutdrucks auf Werte unter 105 mmHg. Unterschieden werden die primäre oder essenzielle Hypotonie von der sekundären Hypotonie, z. B. in Folge von Herzinsuffizienz, Nebenniereninsuffizienz, Hypothyreose, Blutverlust, Exsikkose oder eines fieberhaften Infektes, jeweils mit oder ohne Orthostase-Symptomatik.

1.3.1 Allgemeine Therapie

Ausreichende Flüssigkeitszufuhr, Salzzulage. Regelmäßiges körperliches Ausdauertraining. Hydrotherapie nach Kneipp, z. B. Wassertreten, kalte oder Wechselgüsse, Trockenbürstenmassage. Bei sekundärer Hypotonie Behandlung des Grundleidens.

1.3.2 Phytotherapie

Phytotherapeutika stellen als gut verträgliche Interna und Externa bei der Therapie der Hypotonie eine gute Alternative zu chemisch definierten Arzneimitteln dar. Sie sollten, falls möglich, in Kombination mit oben angeführten Allgemeinmaßnahmen zur Anwendung kommen.

1.3.3 Arzneidrogen-Profile

Campher

Camphora, *Cinnamomum camphora* (L.) Siebold

AG: **Innerl.:** Hypotone Kreislaufregulationsstörungen.
Äußerl.: Muskelrheumatismus, Katarrhe der Luftwege.

W: Aromatikum. Kreislauftonisierend, bronchospasmolytisch und -sekretolytisch. Bei äußerl. Anw. hyperämisierend.

KI: Schwangerschaft. Bei Sgl. und Klkdr. keine Anw. im Bereich des Gesichts.
Nicht auf geschädigte Haut aufbringen.

UW: Kontaktekzeme.

WW: Keine bekannt.

H: Intoxikationen nach peroraler Aufnahme hochkonzentrierter Externa.

D/A: **Innerl.:** mittlere TD 30–300 mg.
Äußerl.: max. Konz. 25 %, bei Sgl. und Klkdr. max. 5 %.
Campherspiritus (Spiritus camphoratus DAB; Campher 9,5–10,5 g/100 g) mehrmals tgl. einreiben.

AM: **Innerl.:**
Kombinationspräparat:
Korodin®, 100 g enth. Campher 2,5 g, Weißdornbeerenfluidextr. 97,3 g, 3 × tgl. 10 Tr. auf Zucker, Brot, nicht mit Wasser!
Salben/Einreibung:
Pectocor® M, 100 g enth. racem. Campher 10 g, 1–3 × tgl. einen 1–2 cm langen Salbenstrang in der Herzgegend einreiben.
Kombinationspräparat:
Cor-Vel Truw® Herzsalbe, 100 g enth. Campher 3,8 g, Levomenthol 1,7 g, Fichtennadelöl 2,9 g, Rosmarinöl 6,0 g, 1–3 × tgl. 1–2 cm langen Salbenstrang in der Herzgegend einreiben.

B: R: Komm. E +

Rosmarinblätter/-öl

Rosmarini folium, Rosmarini oleum, *Rosmarinus officinalis* L.

AG: **Äußerl.:** Hypotone Kreislaufbeschwerden. Zur unterstützenden Therapie von rheumatischen Erkrankungen.
Innerl.: Dyspepsie.

W: Aromatikum. Rosmarinsäure hemmt die Prostaglandinsynthetase. Bei äußerl. Anw. hautreizend und durchblutungsfördernd.

KI: Schwangerschaft.

UW: Kontaktallergien möglich.

WW: Keine bekannt.

H: Wird als appetitanregendes und verdauungsförderndes Gewürz in der mediterranen Küche sehr häufig verwendet. Bei äußerl. Anw. merklich anregend, bei Dyspepsie eher geringe Wirksamkeit.

D/A: **Innerl.:**
TD 4–6,0 g Droge, 10–20 Tr. äther. Öl, Zuber. entspr.
Öl: Mehrmals tgl. 2–4 Tr. auf einem Stück Zucker einnehmen.
Tee: 2 g (1 TL)/150 ml, 15 min, 3–4 × tgl. 1 Tasse nach den Mahlzeiten trinken.
Äußerl. (Balneotherapie):
50,0 g Droge/ca. 1 l kochendes Wasser, überbrühen, nach 30 min abseihen und einem Vollbad zugeben.
FAM:
6–10 % äther. Öl in flüssigen oder halbfesten Zuber.
Rosmarinspiritus (Spiritus Rosmarini), schmerzende Stellen mehrmals tgl. einreiben.

AM: Kombinationspräparat:
Cor-Vel Truw® Herzsalbe, 100 g enth. Campher 3,8 g, Levomenthol 1,7 g, Fichtennadelöl 2,9 g, Rosmarinöl 6,0 g, 1–3 × tgl. 1–2 cm langen Salbenstrang in der Herzgegend einreiben.

B: R: Komm. E +, ESCOP +, WHO +

1.4 Periphere arterielle Verschlusskrankheit

Durch Verengungen oder Verschlüsse bedingte Durchblutungsstörungen meist der unteren Extremitäten. Risikofaktoren sind u. a. Rauchen, Fettstoffwechselstörungen, arterieller Hypertonus und Diabetes mellitus. Das typische Beschwerdebild stellt die sogenannte „Schaufensterkrankheit" mit von der Länge der Gehstrecke abhängigen Wadenschmerzen dar. Nach dem Ausmaß der Beschwerden wird die pAVK nach Fontaine wie folgt unterteilt:

- Stadium I: Beschwerdefreiheit bei technisch nachweisbaren Gefäßveränderungen,
- Stadium II: Eigentliche Schaufensterkrankheit mit Claudicatio intermittens, unterteilt in:
  - Stadium IIa mit schmerzfreier Gehstrecke > 200 m,
  - Stadium IIb mit schmerzfreier Gehstrecke < 200 m,
- Stadium III: Ruheschmerzen,
- Stadium IV: Gangrän.

1.4.1 Allgemeine Therapie

Behandlung der Ursachen. Im Stadium I und II Gehtraining zur Verbesserung der Kollateralversorgung. Temperaturansteigende Arm- oder Beinbäder. In höheren Stadien Tieflagerung der betroffenen Extremitäten. Schutz vor Wärmeverlust, Schutz vor Verletzungen.

1.4.2 Phytotherapie

Im Stadium II kann eine alleinige Therapie mit einem Ginkgo-Präparat mit guter Aussicht auf Beschwerdebesserung durchgeführt werden. Im Stadium I erfolgt lediglich Gehtraining, in den Stadien III und IV chirurgische Therapie und/oder Behandlung mit chemisch determinierten Medikamenten.

1.4.3 Arzneidrogen-Profil

Ginkgoblätter

Siehe auch ▸ Kap. 1.8.3/Demenzielle Syndrome.

AG: Verbesserung der schmerzfreien Gehstrecke bei pAVK im Stadium II.

D/A: TD 120–240 mg TE.

AM: **Tabletten:**

Kaveri® 120 mg, 1 Filmtabl. enth. 120 mg TE (Aceton 60 %, 35–67:1), 2 × tgl. 1 Filmtabl.

Rökan® novo 120 mg, 1 Filmtabl. enth. 120 mg TE (Aceton 60 %, 35–67:1), 2 × tgl. 1 Filmtabl.

Tebonin® intens/konzent, 1 Filmtabl. enth. 120 mg/240 mg TE (Aceton 60 %, 35–67:1), 2 × tgl. 1/0,5 Filmtabl.

Tropfen:

Kaveri® 40, 1 ml ≙ 20 Tr. enth. 40 mg TE (Aceton 60 %, 35–67:1), 3 × tgl. 20–40 Tr.

Rökan® Tropfen 40 mg, 1 ml ≙ 20 Tr. enth. 40 mg TE (Aceton 60 %, 35–67:1), 3 × tgl. 20–40 Tr.

Tebonin® forte, 1 ml ≙ 20 Tr. enth. 40 mg TE (Aceton 60 %, 35–67:1), 3 × tgl. 20–40 Tr.

Generika mit entsprechenden Trockenextrakten im Handel.

B: R: Komm. E +, ESCOP +, WHO +

1.5 Schwindel

Siehe auch ▸Kap. 7.6/Neurologische Erkrankungen, Schwindel.

Ginkgoblätter

Siehe auch ▸Kap. 1.8.3/Demenzielle Syndrome.

AG: Schwindel.

D/A: TD 120–240 mg TE.

AM: **Tabletten:**

Kaveri® 120 mg, 1 Filmtabl. enth. 120 mg TE (Aceton 60 %, 35–67:1), 2 × tgl. 1 Filmtabl.

Rökan® novo 120 mg, 1 Filmtabl. enth. 120 mg TE (Aceton 60 %, 35–67:1), 2 × tgl. 1 Filmtabl.

Tebonin® intens/konzent, 1 Filmtabl. enth. 120 mg/240 mg TE (Aceton 60 %, 35–67:1), 2 × tgl. 1/0,5 Filmtabl.

Tropfen:

Kaveri® 40, 1 ml ≙ 20 Tr. enth. 40 mg TE (Aceton 60 %, 35–67:1), 3 × tgl. 20–40 Tr.

Rökan® Tropfen 40 mg, 1 ml ≙ 20 Tr. enth. 40 mg TE (Aceton 60 %, 35–67:1), 3 × tgl. 20–40 Tr.
Tebonin® forte, 1 ml ≙ 20 Tr. enth. 40 mg TE (Aceton 60 %, 35–67:1), 3 × tgl. 20–40 Tr.
Generika mit entsprechenden Trockenextrakten im Handel.

1.6 Arteriosklerose, Hyperlipidämie

Erhöhung der Serumlipide primär bei genetischer Disposition oder sekundär als Folge falscher Ernährung, bei Diabetes mellitus, Hypothyreose, Morbus Cushing oder Alkoholismus. Die Hyperlipidämie stellt einen wesentlichen Risikofaktor für die Entstehung der Arteriosklerose dar.

1.6.1 Allgemeine Therapie

Normalisierung des Körpergewichts, Reduktion des Fettanteiles in der Nahrung auf unter 30 % des Gesamtkalorienanteils, vegetarische Diät. Therapie der Grundkrankheit. Regelmäßiges körperliches Ausdauertraining. Verzicht auf Rauchen.

1.6.2 Phytotherapie

Eine effektive Senkung des Serumcholesterins sowie der Triglyceride ist durch die Einnahme von mind. 4 g nativer Knoblauchzwiebel (etwa zwei Zehen) oder entspr. 900–1 200 mg Knoblauchpulver pro Tag möglich. Bei etwa der Hälfte der Anwender tritt unter dieser Dosierung störender Mund- oder Körpergeruch auf. Davon abgesehen steht mit der Therapie durch Knoblauch eine im Vergleich zur Behandlung mit chemisch determinierten Medikamenten ausgesprochen nebenwirkungsarme Behandlungsmöglichkeit zur Verfügung.

1.6.3 Arzneidrogen-Profile

Artischockenblätter

Siehe auch ▸Kap. 3.6.3/Funktionelle Störungen der Gallenblase und -wege.

AG: Hypercholesterinämie.

D/A: Mittlere TD 6,0 g Droge, Zuber. entspr.
Ca. 2 g/150 ml, 5 min, 3 × tgl. 1 Tasse.
ED Trockenextrakt: 500 mg.

AM: Cholagogum Nattermann® Artischocke, 1 Kps./10 ml enth. 400 mg TE (Wasser, 4–6:1), Kaps.: Erw. und Kdr. >12 J. 3 × tgl. 1 Kaps., vor dem Essen; Tropfen: 3 × tgl. 10 ml (2 TL) zum Essen.
Cynacaps® Artischockenkapseln 400 mg, 1 Kaps. enth. 400 mg Artischockenblätter-TE, 3 × tgl. 1 Kaps.
Hepar® SL Hartkaps., 1 Kaps. enth. 320 mg TE, 3 × tgl. 1–2 Kaps. zum Essen.
Hepar®-SL forte 600 mg, 1 überzogene Tabl. enth. 600 mg, 2 × tgl. 1 Tabl.
Generika mit entsprechenden Trockenextrakten im Handel.

Knoblauchzwiebel

Allii sativi bulbus, *Allium sativum* L.

AG: Zur Senkung erhöhter Serumcholesterinwerte.

W: Wesentliche Wirkstoffe, die sog. Alliine, wirken lipidsenkend und darüber hinaus antioxidativ, gefäßerweiternd, aggregationshemmend und antimikrobiell.

KI: Keine bekannt.

UW: Geruchsbildung bei ca. 50 % der Anwender, selten Magenbeschwerden.

WW: Keine bekannt.

H: Anwendungsdauer mind. 4 Wochen.
Erwünschter Kollateraleffekt: antivampiretisch wirksam.

D/A: Mittlere TD 4 g frischer Knoblauch bzw. 8 mg Öl, entspr. 900–1 200 mg Knoblauchplv.

AM: Kwai® forte 300 mg, 1 Drg. enth. 300 mg Knoblauchplv., 2 × tgl. 1 Drg.
Sapec®, 1 Drg. enth. 300 mg Knoblauchplv., 3 × tgl. 1 Drg.
Die Plv. sind jeweils standardisiert auf Alliin, entspr. Allicin.
Generika mit entsprechenden Trockenextrakten im Handel.

Kombinationspräparate:
Ilja Rogoff® THM, 1 Drg. enth. 100 mg Knoblauchplv., 3 × tgl. 2 Drg. (mit Weißdornbeerenplv., Mistelkrautplv., Japanisches Pagodenbaumblütenknospengemisch).
Doppelherz® aktiv Knoblauch mit Mistel + Weißdorn, 1 Kaps. enth. 60 mg Knoblauch-Extr. (raffiniertes Rapsöl, 2–3:1), 24 mg Mistelkraut-Extr. (raffiniertes Rapsöl, 2–3:1), 54 mg Weißdornbeeren-Extr. (raffiniertes Rapsöl 0,51–0,62:1), 3 × tägl. 1–2 Kaps. vor oder zu den Mahlzeiten.

B: R: Komm. E +, ESCOP +, WHO +

Sojaphospholipide

Lecithinum ex soja. *Glycine max.* L., Merr.

AG: Hypercholesterinämie. Unspezifische Oberbauchbeschwerden bei toxisch-nutritiven oder entz. Leberschäden.

W: Lipidsenkend über noch nicht abschließend geklärten Wirkmechanismus. Hepatoprotektiv durch beschleunigte Regeneration und Stabilisierung von Zellmembranen.

KI: Keine bekannt.

UW: Gelegentlich Durchfälle, unspezifische Magenbeschwerden.

WW: Keine bekannt.

H: Nur als FAM anwendbar.

D/A: TD Erw. 1,5–2,7 g Phospholipide aus Sojabohnen.

AM: Lipostabil® 300 mg, 1 Kaps. enth. 300 mg Phospholipide aus Sojabohnen (Ethanol 96 % V/V), Lecithin 228 mg (Sojabohne), 3 × tgl. 2 Tabl.

B: R: Komm. E +

Zwiebel

Allii cepae bulbus, *Allium cepa* L.

AG: Zur Vorbeugung altersbedingter Gefäßveränderungen. Appetitlosigkeit.

W: Hemmung der Thrombozytenaggregation. Lipidsenkend und blutdrucksenkend.

KI: Keine bekannt.

UW: Blähungen, Magenreizung.
WW: Keine bekannt.
H: Bei längerfristiger Einnahme von Zwiebelzubereitungen dürfen pro Tag max. 35 mg des nephrotoxischen Diphenylamin aufgenommen werden.
D/A: Mittlere TD: 50,0 g frische Zwiebeln bzw. 20,0 g getrocknete Droge, Zuber. entspr.
AM: NEM: FAM zurzeit nicht im Handel, Tee/NEM verfügbar (Zwiebel Schoenenberger, Presssaft und Mus ohne Angabe der Menge).
B: R: Komm. E +, WHO +

1.7 Chronisch venöse Insuffizienz (CVI)

Chronisch gestörter venöser Abfluss, meist infolge alter tiefer Phlebothrombose oder Insuffizienz der Venae perforantes. In der Regel sind nur die unteren Extremitäten betroffen. Klinisch werden drei Stadien unterschieden:

- Stadium I: Varikosis ohne trophische Hautveränderungen, Stauungszeichen am Fuß, abendliche Knöchelödeme,
- Stadium II: Hyper- und Depigmentierungen, Stauungsdermatitis, Dermatosklerose,
- Stadium III: Ulcus cruris venosum.

1.7.1 Allgemeine Therapie

Konsequente Kompression, häufiges Hochlagern der betroffenen Extremitäten, Vermeiden von langem Stehen oder Sitzen mit herunterhängenden Beinen. Gehtraining. Regelmäßige Kaltwasseranwendungen, z. B. Güsse oder Wassertreten, keine heißen Bäder oder Duschen.

1.7.2 Phytotherapie

Frühzeitiger Einsatz von Rosskastanienextrakten im Stadium I oder bereits bei subjektiven Beschwerden wie müden, schweren Beinen kann ein Fortschreiten der Erkrankung verlangsamen oder aufhalten. Eine Indikation besteht insbesondere bei Unverträglichkeit oder Undurchführbarkeit der oben angegebenen Allgemeinmaßnahmen. Die Wirkungen von Mäusedornwurzelextrakten sind weniger gut untersucht als die von Rosskastanienextrakt. Ab Stadium II sollten Phytopharmaka nur noch adjuvant eingesetzt werden.

1.7.3 Arzneidrogen-Profile

Mäusedornwurzelstock

Rusci aculeati rhizoma, *Ruscus aculeatus* L.

AG: Adjuvant bei CVI mit Schmerzen und Schweregefühl in den Beinen, nächtlichen Wadenkrämpfen, Juckreiz und Schwellungen. Adjuvant bei Hämorrhoiden.

W: Venentonisierend, antiexsudativ, gefäßabdichtend.

KI: Keine bekannt.

UW: Selten Magenbeschwerden und Übelkeit.

WW: Keine bekannt.

H: Therapie mind. über drei Monate. Nur in Form von FAM empfehlenswert. Unerwünschte Wirkungen seltener als unter Rosskastanienextrakten, Wirksamkeit aber weniger gut belegt.

D/A: TD: Gesamtextrakt entspr. 7–11 mg Ruscogeninen.

AM: Cefadyn® Filmtabl., 1 Tabl. enth. 86 mg TE (Ethanol 80 %, 5–8,5:1), 1–2 × tgl. 1 Filmtabl.
Phlebodril® Venenkapseln, 1 Kaps. enth. 150 mg TE (Wasser, 4,5–6,5:1), 2–3 × tgl. 1 Kaps.
Venelbin® Ruscus Neu Kapseln, 1 Kaps. enth. 45 mg (Ethanol 96 %, 6–9:1), 2 × tgl. 1 Kaps.

B: R: Komm. E +, ESCOP +

Rosskastaniensamen

Hippocastani semen, *Aesculus hippocastanum* L.

AG: Beschwerden bei CVI.

W: Venentonisierend, antiexsudativ, gefäßabdichtend.

KI: Keine bekannt.

UW: Selten Magenbeschwerden.

WW: Keine bekannt.

H: Therapie mind. über drei Monate.

D/A: TD: 100 mg Aescin (alternativ 1 mg/kg KG), 2 × tgl. 250–350 mg Extrakt, entspr. 100 mg Aescin.

AM: Aescorin® forte, 1 Kaps. enth. 146,52–202,43 mg TE (Ethanol 68 %, 5–7:1), mit 50 mg Aescin, 2 × tgl. 1 Kaps.
Venostasin® retard, 1 Kaps. enth. 240–290 mg TE (Ethanol 50 %, 4,5–5,5:1), mit 50 mg Aescin, 2 × tgl. 1 Kaps.
Venoplant® retard S, 1 Kaps. enth. 263,2 mg TE (Ethanol 50 %, 4,5–5,5:1), mit 50 mg Aescin, 2 × tgl. 1 Tabl.
Generika mit entsprechenden Trockenextrakten im Handel.
B: R: Komm. E +, ESCOP +, WHO +

Weinlaubblätter, rote

Vitis viniferae rubrae folium, *Vitis vinifera* L.
AG: Chronisch venöse Insuffizienz der Beine.
W: Antiödematös, antiphlogistisch, kapillarabdichtend.
KI: Keine bekannt.
UW: Keine bekannt.
WW: Keine bekannt.
D/A: TD 360 mg ethanol.-wässriger Extrakt (DEV 4–6:1)
AM: Antistax® extra Venentabl., 1 Filmtabl. enth. 360 mg TE (Wasser, 4–6:1), 1 × tgl. 1–2 Filmtabl.
B: R: ESCOP +

1.8 Zerebrovaskuläre Insuffizienz, Demenzielle Syndrome

Organisch bedingte meist progrediente Hirnleistungsstörungen. Symptome sind u. a. Gedächtnisstörungen, Desorientiertheit, depressive Syndrome, Inkontinenz, Immobilität, Kopfschmerzen und Schwindel. Zu unterscheiden sind primäre, degenerativ bedingte Demenzen von sekundären, die als Folge von internistischen, neurologischen oder psychiatrischen Krankheitsbildern entstehen können.

1.8.1 Allgemeine Therapie

Hirnleistungstraining mit Gedächtnis-, Konzentrations- und Wahrnehmungsübungen. Physikalische Therapie mit Hydro- und Bewegungstherapie. Ergotherapie. Bei sekundären Formen Therapie der Grundkrankheit.

1.8.2 Phytotherapie

Die Wirksamkeit von Ginkgoblätter-Spezialextrakten als alleinige medikamentöse Therapie bei primären oder als adjuvante Therapie bei sekundären Demenzen ist in zahlreichen Studien belegt.

1.8.3 Arzneidrogen-Profil

Ginkgoblätter

Ginkgo biloba folium, *Ginkgo biloba* L.

AG: Symptomatische Therapie hirnorganisch bedingter Leistungsminderung. Verbesserung der schmerzfreien Gehstrecke bei pAVK im Stadium II. Schwindel, Tinnitus.

W: Thrombozytenaggregationshemmung. Steigerung der Hypoxietoleranz des Gewebes. Senkung der Kapillarpermeabilität. Allgemein antioxidativ.

KI: Allergie gegen Ginkgo/-Wirkstoffe.

UW: Gastrointestinale Beschwerden; Kopfschmerzen; allergische Hautreaktionen.

WW: Keine bekannt.

H: Verordnungsfähig zu Lasten der GKV zur Behandlung der Demenz. Anwendungsdauer bei pAVK und Hirnleistungsminderung mind. 8 Wochen, bei Tinnitus oder Schwindel ist bei darüber hinausgehender Behandlungsdauer keine spezifische Wirkung mehr zu erwarten.

D/A: TD 120–240 mg TE pro Tag.

AM: **Tabletten:**

Kaveri® 120 mg, 1 Filmtabl. enth. 120 mg TE (Aceton 60 %, 35–67:1), 2 × tgl. 1 Filmtabl.

Rökan® novo 120 mg, 1 Filmtabl. enth. 120 mg TE (Aceton 60 %, 35–67:1), 2 × tgl. 1 Filmtabl.

Tebonin® intens/konzent, 1 Filmtabl. enth. 120 mg/240 mg TE (Aceton 60 %, 35–67:1), 2 × tgl. 1/0,5 Filmtabl.

Tropfen:

Kaveri® 40, 1 ml ≙ 20 Tr. enth. 40 mg TE (Aceton 60 %, 35–67:1), 3 × tgl. 20–40 Tr.

Rökan® Tropfen 40 mg, 1 ml ≙ 20 Tr. enth. 40 mg TE (Aceton 60 %, 35–67:1), 3 × tgl. 20–40 Tr.
Tebonin® forte, 1 ml ≙ 20 Tr. enth. 40 mg TE (Aceton 60 %, 35–67:1), 3 × tgl. 20–40 Tr.
Generika mit entsprechenden Trockenextrakten im Handel.

B: R: Komm. E +, ESCOP +, WHO +

E: Bei Demenz.

2 Atemwegs-erkrankungen

2 Atemwegserkrankungen

2.1 Viraler Infekt der oberen Luftwege

Saisonabhängig. Symptome sind Schnupfen, Halsschmerzen, Husten, Heiserkeit.
Zusätzlich Allgemeinsymptome: Fieber, Abgeschlagenheit, Kopf- und Gliederschmerzen.

2.1.1 Allgemeine Therapie

Körperliche Schonung, Bettruhe bei Fieber, Wadenwickel, Schwitzkur, viel trinken, heiße Tees, leichte Kost, temperaturansteigende Fußbäder.

2.1.2 Phytotherapie

Symptomatische Therapie in Form von Einreibung mit ätherischen Ölen, Inhalationen; schweißtreibende, antipyretische und antiphlogistische Wirkung (Erkältungsbäder, Teemischungen).
Es stehen Phytopharmaka zur innerlichen und äußerlichen Anwendung zur Verfügung.

2.1.3 Arzneidrogen-Profile

Anisfrüchte/-öl, Bibernelle

Siehe auch ▸ Kap. 3.4.3/Dyspepsie.

AG: Katarrhe der Atemwege.

D/A: **Früchte:**

Inhal.: 1,5 g (½ TL) frisch zerst./150 ml, 10 min, morgens und/oder abends 1 Tasse.

Innerl.: 1,5 g frisch zerst./150 ml, 10 min, morgens und/oder abends 1 Tasse.

TD: 3 g Droge, Zuber. entspr.

Infus: 0,5–1 g, jeweils nach den Mahlzeiten.

Öl:

Inhal., innerl.: 0,3 g äther. Öl (ca. 12 Tr.), 1–3 × tgl.

Äußerl.: in Zuber. mit 5–10 % Anisöl.

AM: Sinuforton® Kapseln mit Anis bei Erkältung, 1 Kaps. enth 30 mg Anisöl (mit 36 mg Primelwurzel-TE [Ethanol 40 %, 5–8:1] und 70 mg Thymiankraut-TE [Wasser, 8–12:1]), 3 × tgl. 1 Kaps.
Tussitol®-Hustentropfen, 1 g (18 Tr.) enth. 24 mg Anisöl (mit Primelwurzel-Extr. [NH_3 10 %, Glycerol, Wasser, Ethanol, 1:0,9–1,1] und Thymianfluidextr. [gemäß DAB, 1:2–2,5]), 3 × tgl. 40 Tr.

B: R: Komm. E +, ESCOP +, WHO +

Eukalyptusöl

Eucalypti aetheroleum, *Eucalyptus globulus* Labill. u. a.

AG: Erkältungskrankheiten, rheumatische Beschwerden.

W: Sekretomotorisch, schwach spasmolytisch. Cineol auch antiinflammatorisch.

KI: **Innerl.:** Entz. Erkrankungen des Gastrointestinaltrakts und der Gallenwege, schwere Lebererkrankungen.
Äußerl.: Bei Sgl. und Klkdr. nicht im Gesicht, nicht zur Inhalation → Glottiskrampf oder Bronchospasmus bis hin zu asthmaähnlichen Anfällen oder bis zum Atemstillstand.

UW: Übelkeit, Erbrechen und Durchfälle, Allergien.
Überdosierung → lebensgefährliche Vergiftungen.
Kdr.: Bereits wenige Tr., Erw.: > 4–5 ml führen zu Blutdruckabfall, Kollaps, Atemlähmung.

WW: Enzyminduktion in der Leber.

D/A: **Innerl.:** 3–6 Tr. in 150 ml warmes Wasser geben und mehrmals tgl. einnehmen.
Äußerl.: Ölige und halbfeste Formen mit 5–20 %. Wässrig-ethanol. Zuber. mit 5–10 %.
Inhal.: 2–3 Tr. in heißes Wasser und Dämpfe einatmen (ED: 0,2 g, entspr. 10 Tr.).
Mittlere TD 0,3–0,6 g äther. Öl (ca. 15–30 Tr.).

AM: Aspecton® Eukaps 100 mg/200 mg Kapseln, 1 Kaps. enth. 100 mg/200 mg Eukalyptusöl, 3 × 1–2 Kaps. (100 mg), 2–3 × tgl. 1 Kaps. (200 mg).
Exeu® Kapseln, 1 Kaps. enth. 200 mg, 2–3 × tgl. 1 Kaps.

AM: Kombinationspräparate:
Innerl.:
GeloMyrtol® forte Weichkapseln, 1 Kaps. enth. 300 mg Mischdestillat aus Eukalyptusöl, Süßorangenöl, Myrtenöl, Zitronenöl, 2–4 × tgl. 1 Kaps.
Äußerl.:
Bronchoforton® Salbe, 1 g Salbe enth. 100 mg Eukalyptusöl mit Fichtennadel- und Pfefferminzöl, 2–4 × tgl., 3–5 cm Salbenstrang.
Pinimenthol® Erkältungssalbe, 1 g Salbe enth. 200 mg Eukalyptusöl mit Kiefernnadelöl und Levomenthol, 2–4 × tgl., 3–4 cm Salbenstrang.
Einzelstoff aus Eukalyptusöl: Cineol:
Soledum®/-forte Kapseln, 1 Kaps. enth. 100 mg/200 mg Cineol, 3 × 2 Kaps./3 × 1 Kaps. tgl.

B: R: Komm. E +, ESCOP +, WHO +

Holunderblüten

Sambuci flos, *Sambucus nigra* L.

AG: Erkältungskrankheiten.

W: Schweißtreibend, Steigerung der Bronchialsekretion, antioxidativ, immunstimulierend.

KI: Keine bekannt.

UW: Keine bekannt.

WW: Keine bekannt.

D/A: 3–4 g (2–3 TL)/150 ml, 5–10 min, mehrmals tgl., bes. in der zweiten Tageshälfte, 1–2 Tassen so heiß wie möglich.
Mittlere TD 10 bis 15 g Droge.

AM: Kombinationspräparate:
Sinupret® forte Drg., 1 Drg. enth. Enzianwurzel 12 mg, Primelblüten mit Kelch 36 mg, Sauerampferkraut 36 mg, Holunderblüten 36 mg, Eisenkraut 36 mg, Erw. und Kdr. > 12 J. 3 × tgl. 1 Drg.
Sinupret® Extrakt enth. 160 mg Misch-TE aus Enzianwurzel, Primelblüten, Ampferkraut, Holunderblüten, Eisenkraut (1:3:3:3:3, Ethanol 51 % [m/m] 3–6:1), 3 × tgl. 1 überzogene Tabl.

B: R: Komm. E +, ESCOP +, WHO +

Huflattichblätter

Farfarae folium, *Tussilago farfarae* L.

AG: Akuter Katarrh der oberen Luftwege mit Husten und Heiserkeit. Akute leichte Entzündungen der Mund- und Rachenschleimhaut.

W: Reizlindernd, antiphlogistisch. Schleimdroge, bildet Schutzschicht auf der Schleimhaut, hustenlindernd.

KI: Schwangerschaft und Stillzeit, Kdr.

UW: Keine bekannt.

WW: Keine bekannt.

H: Huflattich kann hepatotoxische Pyrrolizidinalkaloide enthalten. Zur Anw. sollen deshalb nur pyrrolizidinfreie Droge oder entspr. Zuber. daraus gelangen. Ansonsten Einnahmedauer auf max. 4 bis 6 Wochen pro Jahr begrenzen.

D/A: **Innerl.:** 1,5 g (1 TL)/150 ml, 10–15 min, 3–4 × tgl. 1 Tasse.
Lokal: Zum Gurgeln, Zuber. entspr.
TD 4 bis 6 g Droge, Zuber. entspr.

AM: FAM zurzeit nicht im Handel, Tee/NEM verfügbar (Huflattichsaft Schoenenberger, 5 ml Huflattichblätter-Presssaft [1:0,68–0,95]).

B: R: Komm. E +

Lindenblüten

Tilia flos, *Tilia cordata* Mill., *Tilia platyphyllus* Scop., *Tilia × vulgaris* Heyne

AG: Erkältungskrankheiten und damit verbundener Reizhusten.

W: Schweißtreibend, reizlindernd.

KI: Keine bekannt.

UW: Keine bekannt.

WW: Keine bekannt.

D/A: TD für Erw. 2–4,0 g Droge, Kdr. entspr. weniger.
Tee: 2 g (1 TL) feingeschnittene Droge mit 150 ml kochendem Wasser aufgießen, 15 min. Auch Kaltansatz, zum Sieden erhitzen, 5–10 min, 1–2 × tgl.
Ab Klkdr.-Alter mehrfach tgl. 1 Tasse möglichst heiß trinken, evtl. süßen.

AM: Lindenblüten-Tee im Filterbtl. versch. Anbieter (z. B. Bombastus®, H&S, Sidroga®), mehrmals tgl. 1 Filterbtl. mit 1 Tasse kochendem Wasser übergießen und 10 min zugedeckt ziehen lassen.

B: R: Komm. E +

Mädesüßblüten/-kraut

Spiraeae ulmariae flos/-herba, *Spiraea ulmaria* L.

AG: Adjuvant bei Erkältungskrankheiten.

W: Antiphlogistisch, antipyretisch.

KI: Salicylatüberempfindlichkeit.

UW: Keine bekannt.

WW: Keine bekannt.

H: War wegen des Gehalts an Salicylsäurealdehyd namensgebend für das Aspirin® (lat.: „a spiraea"). Die Blüten enthalten deutlich mehr Wirkstoff als das Kraut.

D/A: 1–2 g (1 TL)/150 ml, 10 min, mehrmals tgl. 1 Tasse möglichst heiß. TD: Mädesüßblüten: 2,5–3,5 g, Mädesüßkraut: 4–5 g.

B: R: Komm. E +, ESCOP +

Pfefferminzöl

Menthae piperitae aetheroleum, *Mentha × piperita* L.

Siehe auch ▸ Kap. 3.10.3/Reizdarmsyndrom.

AG: **Innerl.:** Katarrhe der oberen Luftwege. Krampfartige Beschwerden im oberen Gastrointestinaltrakt und der Gallenwege, Colon irritabile.

Äußerl.: Muskel-, Nerven- und Kopfschmerzen vom Spannungstyp, neuralgiforme Beschwerden. Schnupfen und Husten.

Lokal: Mundschleimhautentzündungen.

W: U. a. reflektorische Steigerung der Sekretion der Schleimhaut der Atemwege.

KI: Verschluss der Gallenwege; Gallenblasenentzündung; schwere Leberschäden.
Äußerl.: Bei Sgl. und Klkdr. nicht im Gesicht, nicht zur Inhalation → Glottiskrampf oder Bronchospasmus bis hin zu asthmaähnlichen Anfällen oder bis zum Atemstillstand.

UW: Bei empfindlichen Personen können Magenbeschwerden auftreten.

WW: Keine bekannt.

H: Verwendung auch bei Juckreiz. Bei chronischen Magenbeschwerden ist von einem Dauergebrauch abzuraten.

D/A: **Innerl.:** Mittlere TD 6–12 Tr., in magensaftresistenten Umhüllungen: 0,2 ml, 3 × tgl.
Inhal.: 3–4 Tr. auf heißes Wasser geben.
Äußerl.: Einige Tr. in die betreffende Hautpartie einreiben, halbfeste und ölige Zuber.: 5–20 %, wässrig-ethanol. Zuber.: 5–10 %, Nasensalben: 1–5 %.

AM: **Zur Einreibung und Inhalation:**
Kombinationspräparate:
Bronchoforton® Salbe, 1 g Salbe enth. Eukalyptusöl 100 mg, Fichtennadelöl 100 mg, Pfefferminzöl 50 mg, zur Einreibung und Inhalation Erw. 3–5 cm, Kdr. 1–3 cm langen Salbenstrang auftragen bzw. mit 0,6 l heißem Wasser übergießen, Inhalation 2–4 × tgl. ca. 10 min.
Pinimenthol® Erkältungssalbe, 1 g Salbe enth. Eukalyptusöl 200 mg, Kiefernnadelöl 177,8 mg, Levomenthol 27,2 mg, Einreibung 2–4 × tgl., 3–4 cm langer Salbenstrang, Inhalation ca. 5 cm langer Salbenstrang, mit heißem Wasser übergießen, bis zu 3 × tgl. mehrere min inhalieren.
Soledum® Balsam, 1 g Lsg. enth. Cineol 150 mg, Einreibung Erw. 2–4 × tgl. 5–15 Tr., Kdr., Sgl. 1–2 × tgl. 5–10 Tr., Inhalation 15–20 Tr./250 ml heißes Wasser.
Kapseln zum Einnehmen vor den Mahlzeiten:
Kombinationspräparat:
Bronchoforton® Kapseln, 1 Kaps. enth. Eukalyptusöl 75 mg,

Anisöl 75 mg, Pfefferminzöl 75 mg, 3 × tgl. 1 Kaps., zur Weiter- bzw. Dauerbehandlung üblicherweise 2 × tgl. 1 Kaps.

Rettichwurzel

Raphani sativa radix, *Raphanus sativus* L.

AG: Katarrhe der oberen Luftwege. Dyspepsie.

W: Reflektorisch sekretionsfördernd im Bereich des oberen Verdauungstrakts und der Atemwege, motilitätssteigernd im Magenbereich. Antimikrobiell.

KI: Cholelithiasis.

UW: Magenreizungen.

WW: Keine bekannt.

H: Gern genommenes Hausmittel: Rettichsaft, mit Honig versetzt.

D/A: TD Erw. 50–100 ml Presssaft.

AM: FAM zurzeit nicht im Handel, Tee/NEM verfügbar (Rettich-Presssaft Bombastus®; Schwarzrettichsaft Schoenenberger, Rettich-Presssaft [1:0,56–0,7]).

B: R: Komm. E +

Umckaloabowurzel

Pelargonii sidoides radix, *Pelargonium sidoides* D. C.

AG: Akute Infekte des Nasen-Rachen-Raums. Akute und chronische Bronchitis.

W: Vermutet wird eine unspezifische Stimulation der Immunabwehr durch Stimulation von Phagozytose und Freisetzung reaktiver Sauerstoffmetaboliten mit Möglichkeit zur intrazellulären Abtötung pathogener Keime.

KI: Schwangerschaft und Stillzeit, Blutungsneigung, schwere Leber- oder Nierenerkrankungen.

UW: Keine bekannt.

WW: Bei Antikoagulationstherapie mit Cumarinen theoretisch Wirkungsverstärkung mit Anstieg der INR möglich, dementsprechend engmaschigere Kontrollen empfohlen.

H: Zurzeit nur ein FAM im Handel.

D/A: Erw. und Kdr. > 12 J. 3 × tgl. 30 Tr., Kdr. von 6–12 J. 3 × tgl. 20 Tr., Kdr. < 6 J. 3 × tgl. 10 Tr.

AM: Umckaloabo® Tr., 1 g Tr. enth. 800 mg *Pelargonium-sidoides*-Wurzel-Extrakt (Ethanol 11 %, 1:8–10), 3 × tgl. 30 Tropfen; Generikum im Handel.
Umckaloabo® Tabl., 1 Tabl. enth. 20 mg *Pelargonium-sidoides*-Wurzel-Extrakt (Ethanol 11 %, 1:8–10), 3 × tgl. 1 Tabl.
Umckaloabo® Saft für Kinder, 5 ml Sirup enth. 13,33 mg *Pelargonium-sidoides*-Wurzel-Extrakt (Ethanol 11 %, 1:8–10), altersgerechte Dosierung beachten.

B: T: +
L: + (bei Halsschmerzen)

2.2 Pharyngitis, Laryngitis, Tracheitis

Entzündung von Rachen, Kehlkopf und Luftröhre, zunächst viral, häufig mit bakterieller Superinfektion. Symptome sind Halsschmerzen, Schluckbeschwerden, Räuspern, Fieber, Reizhusten und Lymphknotenschwellungen.

2.2.1 Allgemeine Therapie

Viel trinken, flüssige Kost, Meiden von Milch, scharfen Gewürzen und Obstsäften, Nikotinverzicht, wenig sprechen.

2.2.2 Phytotherapie

Entweder alleinige Phytopharmakotherapie oder adjuvante Therapie bei erforderlicher Antibiotikagabe.
Zum Einsatz kommen Phytopharmaka zur innerlichen und äußerlichen Anwendung.

2.2.3 Arzneidrogen-Profile

Huflattichblätter

Siehe auch ▸ Kap. 2.1.3/Viraler Infekt der oberen Luftwege.

AG: Akute leichte Entzündungen der Mund- und Rachenschleimhaut.

D/A: 1,5 g/150 ml, 10–15 min, 3–4 × tgl. 1 Tasse.
TD 4 bis 6 g Droge, Zuber. entspr.

AM: FAM zurzeit nicht im Handel, Tee/NEM verfügbar (Huftlattichblätter-Presssaft Schoenenberger [1:0,68–0,95]).

Isländisches Moos

Lichen islandicus, *Cetraria islandica* L.

AG: Schleimhautreizungen im Mund- und Rachenraum, trockener Reizhusten. Appetitlosigkeit.

W: Schleimdroge, Bitterstoffdroge, Quellstoffdroge. Reizlindernd, schwach antimikrobiell, antiphlogistisch, immunmodulierend, appetitanregend.

KI: Keine bekannt.

UW: In einzelnen Fällen können Überempfindlichkeitsreaktionen auftreten.

WW: Keine bekannt.

H: Es liegen keine Erkenntnisse vor, die gegen eine Anw. während Schwangerschaft und Stillzeit sprechen.

D/A: **Innerl.**: 1,5 g (1 TL)/150 ml, 10–15 min, 3–4 × tgl. 1 Tasse trinken.
Zur Appetitanregung: 3–4 × tgl. 1 Tasse.
30 min vor den Mahlzeiten als Kaltaufguss: 1,5 g (1 TL)/150 ml, 1–2 h kalt mazerieren, anschließend zum Sieden erhitzen.
Lokal: Zum Spülen und Gurgeln, Zuber. entspr.
TD 4 bis 6 g Droge.

AM: Medizinprodukte:
Isla® Pastillen in versch. Geschmacksrichtungen, 1 Pastille enth. 80 mg Isländisch-Moos-Extrakt (0,4–0,8:1), bei Bedarf mehrmals tgl. 1–2 Pastilllen lutschen.
Isla® Med Hydro⁺ enth. zusätzlich Carbomer (Filmbildner), Natriumhyaluronat.
Aspecton® Halstabletten Anis enth. 20 mg Isländisch Moos TE (7:1).
Broncholind® Isländisch Moos Halstabl. enth. 45 mg Isländisch Moos-Extrakt (1:6–8).

B: R: Komm. E +, ESCOP +, WHO +
L: + (bei Halsschmerzen)

Kamillenblüten

Siehe auch ▸ Kap. 3.2.3/Gastritis.

AG: **Inhal.**: Entzündungen und Reizungen im Bereich der Luftwege.
Äußerl.: Entzündungen im Haut- und Schleimhautbereich.

D/A: **Inhal.**: 2 EL mit ca. 1 l heißem Wasser übergießen, 3 × tgl. ca. 10 min inhalieren.
Äußerl.: 2 EL mit ca. 1 l heißem Wasser übergießen, 10–15 min ziehen lassen, abseihen, mit dem Sud mehrmals tgl. spülen.

AM: Kamillan® supra, 1 g Lsg. enth. 1 g Kamillenblütenextr. (Ethanol 52 %, 1:1,8–2,1).
Inhal.: 10–20 ml Lsg./1 l heißes Wasser, 1–3 × tgl. ca. 5 min inhalieren, ab 6 J.
Äußerl.: Entz. Mundschleimhaut, Zahnfleisch: mehrmals tgl. 20–30 Tr./½ Glas Wasser, den Mund spülen oder gurgeln, ab 6 J.
Kamillosan®, 1 g enth. 0,99 g Kamillenblütenextr.
Inhal.: 20 ml/1 l heißes Wasser, 1–mehrmals tgl. 10 min, ab 6 J.
Äußerl.: 5 ml/1 Glas warmes Wasser, 3–mehrmals tgl. den Mund spülen oder gurgeln, ab 6 J.
Eukamillat® 1 g enth. 0,5 g Kamillenfluidextr.
Inhal.: 5 ml (1 TL)/ 250 ml heißes Wasser, 1–3 × tgl., ab 6 J.
Äußerl.: 5 ml (1 TL)/125 ml, 3–4 × tgl., ab 6 J.
Dosierung variierend nach Anwendungsbereich (innerl. [s. o.], äußerl., zur Inhalation, Balneotherapie).

Salbeiblätter/-öl

Salviae folium, *Salvia officinalis* L.

AG: **Lokal:** Entzündung der Mund- und Rachenschleimhaut wie Zahnfleischentzündungen und Prothesendruckstellen.
Innerl.: Dyspeptische Beschwerden und vermehrte Schweißsekretion unterschiedlicher Genese.

W: Antiphlogistisch, desinfizierend, adstringierend.

KI: Während der Schwangerschaft sollten alkohol. Extrakte sowie das reine äther. Öl nicht eingenommen werden.

UW: Keine bekannt.

WW: Keine bekannt.

H: Epileptiforme Krämpfe bei langandauernder Einnahme von alkohol. Extr. und des reinen äther. Öls.

D/A: TD 4–6,0 g Droge bzw. 0,1–0,3 g äther. Öl.
Gurgel-, Spüllösung: 1–2 TL Droge bzw. 2–3 Tr. Öl/100 ml.
Tee: 1,5 g (1 TL)/150 ml, 10–15 min, 2–4 × tgl. 1 Tasse.

AM: Salvysat® Bürger, 1 g Tr. enth. 800 mg Blätterfluidextr. (Wasser, 1:2,9–3,1), Salbeiöl 1 mg, 3 × tgl. 40–60 Tr.
Salviathymol® N, 1 g enth. Salbeiöl 2 mg neben anderen äther. Ölen, zum Gurgeln und Mundspülen bis zu 5 × tgl., nach Bedarf auch öfter, ca. 20 Tr./125 ml lauwarmes Wasser.
Sweatosan® Tabl. enth. 80 mg Blätter-TE (Wasser, 4–7:1), 3 × tgl. 1–2 Tabl. bei Tagesschweiß, 1–4 Tabl. abends bei nervös bed. Nachtschweiß.

B: R: Komm. E +, ESCOP +
L: + (als Tee, Gurgellösung oder Spray bei Halsschmerzen)

2.3 Tonsillitis

Akute Entzündung der Gaumenmandeln, meist viral, oft mit anschließender bakterieller Superinfektion, dabei Schluckbeschwerden, Halsschmerzen, Fieber, Anschwellen der regionalen Lymphknoten.

2.3.1 Allgemeine Therapie

Flüssige Kost, keine scharfen Speisen und Obstsäfte. Nikotinverzicht, Schonung, Bettruhe bei Fieber.

2.3.2 Phytotherapie

Nur adjuvante Therapie. Bei bakterieller Besiedelung Abstrich und gezielte Antibiotikatherapie.
Es können verschiedene Phytotherapeutika zur adstringierenden und antiphlogistischen Therapie angewandt werden.

2.3.3 Arzneidrogen-Profile

Kamillenblüten

Siehe auch ▸Kap. 3.2.3/Gastritis.

AG: **Inhal.:** Entzündungen und Reizungen im Bereich der Luftwege.
Äußerl.: Entzündungen im Haut- und Schleimhautbereich.

D/A: **Inhal.:** 2 EL mit ca. 1 l heißem Wasser übergießen, 3 × tgl. ca. 10 min inhalieren.
Äußerl.: 2 EL mit ca. 1 l heißem Wasser übergießen, 10–15 min ziehen lassen, abseihen, mit dem Sud mehrmals tgl. spülen.

AM: Kamillan® supra, 1 g Lsg. enth. 1 g Kamillenblütenextr. (Ethanol 52 %, 1:1,8–2,1).
Inhal.: 10–20 ml Lsg./1 l heißes Wasser, 1–3 × tgl. ca. 5 min inhalieren, ab 6 J.
Äußerl.: Entz. Mundschleimhaut, Zahnfleisch: mehrmals tgl. 20–30 Tr./½ Glas Wasser, den Mund spülen oder gurgeln, ab 6 J.
Kamillosan®, 1 g enth. 0,99 g Kamillenblütenextr.
Inhal.: 20 ml/1 l heißes Wasser, 1–mehrmals tgl. 10 min, ab 6 J.
Äußerl.: 5 ml/1 Glas warmes Wasser, 3–mehrmals tgl. den Mund spülen oder gurgeln, ab 6 J.
Eukamillat®, 1 g enth. 0,5 g Kamillenfluidextr.
Inhal.: 5 ml (1 TL)/250 ml heißes Wasser, 1–3 × tgl., ab 6 J.
Äußerl.: 5 ml (1 TL)/125 ml, 3–4 × tgl., ab 6 J.

Salbeiblätter/-öl

Siehe auch ▸ Kap. 2.2.3/Pharyngitis, Laryngitis, Tracheitis.

AG: **Lokal:** Entzündung der Mund- und Rachenschleimhaut wie Zahnfleischentzündungen und Prothesendruckstellen.

D/A: TD 4–6,0 g Droge bzw. 0,1–0,3 g äther. Öl.
Gurgel-, Spüllösung: 1–2 TL Droge bzw. 2–3 Tr. Öl/100 ml.
Tee: 1 TL/150 ml, 10–15 min, 2–4 × tgl. 1 Tasse.

AM: Salvysat® Bürger, 1 g Tr. enth. 800 mg Blätterfluidextr. (Wasser, 1:2,9–3,1), Salbeiöl 1 mg, 3 × tgl. 40–60 Tr.
Salviathymol® N, 1 g enth. Salbeiöl 2 mg neben anderen äther. Ölen, zum Gurgeln und Mundspülen bis zu 5 × tgl., nach Bedarf auch öfter, ca. 20 Tr./125 ml lauwarmes Wasser.

2.4 Rhinitis acuta

Akuter Katarrh der Schleimhäute von Nase und Nasennebenhöhlen mit Sekreten und Erkältungssymptomatik.

2.4.1 Allgemeine Therapie

Luftbefeuchtung, Inhalation mit Emser Salz, viel trinken, körperliche Schonung nur bei Fieber.

2.4.2 Phytotherapie

Zunächst alleiniger Einsatz von Phytotherapeutika, ggf. zusammen mit Sympathomimetika. Antibiotika nur bei bakterieller Superinfektion. In der S3-Leitlinie wird die Anwendung von Phytopharmaka zur Sekretolyse positiv bewertet.
Zur Anwendung kommen Phytotherapeutika zum Inhalieren, Tees und Nasensprays.

2.4.3 Arzneidrogen-Profile

Anisöl

Siehe auch ▸ Kap. 2.1.3/Viraler Infekt der oberen Luftwege.

AG: Katarrhe der Atemwege.

D/A: **Inhal./Innerl.:** 0,3 g äther. Öl (ca. 12 Tr.), 1–3 × tgl.

AM: Kombinationspräparate:
Sinuforton® Kapseln mit Anis bei Erkältung, 1 Kaps. enth. 30 mg Anisöl (mit 36 mg Primelwurzel-TE [Ethanol 40 %, 5–8:1] und 70 mg Thymiankraut-TE [Wasser, 8–12:1]), 3 × tgl. 1 Kaps.
Tussitol® Hustentropfen, 1 g (18 Tr.) enth. 24 mg Anisöl (mit Primelwurzel-Extr. [NH_3 10 %, Glycerol, Wasser, Ethanol, 1:0,9–1,1] und Thymianfluidextr. [gemäß DAB, 1:2–2,5]), 3 × tgl. 40 Tr.

Eukalyptusöl

Siehe auch ▸ Kap. 2.1.3/Viraler Infekt der oberen Luftwege.

AG: Erkältungskrankheiten.

D/A: Mittlere TD 0,3–0,6 g äther. Öl (ca. 15–30 Tr.).
Innerl.: 3–6 Tr. in 150 ml warmes Wasser geben und mehrmals tgl. einnehmen.
Äußerl.: Ölige und halbfeste Formen mit 5–20 %; wässrig-ethanol. Zuber. mit 5–10 %.
Inhal.: 2–3 Tr. in heißes Wasser und Dämpfe einatmen (ED: 0,2 g entspr. 10 Tr.).

AM: Aspecton® Eukaps 100 mg/200 mg Kapseln, 1 Kaps. enth. 100 mg/200 mg Eukalyptusöl, 3 × 1–2 Kaps. (100 mg), 2–3 × tgl. 1 Kaps. (200 mg).
Exeu® Kapseln, 1 Kaps. enth. 200 mg, 2–3 × tgl. 1 Kaps.
Kombinationspräparate:
Innerlich:
GeloMyrtol® forte Weichkapseln, 1 Kaps. enth. 300 mg Mischdestillat aus Eukalyptusöl, Süßorangenöl, Myrtenöl, Zitronenöl, 2–4 × tgl. 1 Kaps.
Äußerlich:
Bronchoforton® Salbe, 1 g Salbe enth. 100 mg Eukalyptusöl mit Fichtennadel- und Pfefferminzöl, 2–4 × tgl., 3–5 cm Salbenstrang, auch zur Inhal.
Pinimenthol® Erkältungssalbe, 1 g Salbe enth. 200 mg Eukalyptusöl mit Kiefernnadelöl und Levomenthol, 2–4 × tgl., 3–4 cm Salbenstrang, auch zur Inhal.
Einzelstoff aus Eukalyptusöl: Cineol:
Soledum®/-forte Kapseln, 1 Kaps. enth. 100 mg/200 mg Cineol, 3 × 2 Kaps./3 × 1 Kaps. tgl.

Pfefferminzöl

Siehe auch ▸ Kap. 2.1.3/Viraler Infekt der oberen Luftwege.

AG: **Innerl.:** Katarrhe der oberen Luftwege.
Lokal: Mundschleimhautentzündungen.

D/A: **Innerl.:** Mittlere TD 6–12 Tr., in magensaftresistenten Umhüllungen: 0,2 ml, 3 × tgl.
Inhal.: 3–4 Tr. auf heißes Wasser geben.
Äußerl.: Einige Tr. in die betreffende Hautpartie einreiben, halbfeste und ölige Zuber.: 5–20 %, wässrig-ethanol. Zuber.: 5–10 %, Nasensalben: 1–5 %.

AM: **Zur Einreibung und Inhalation:**
Kombinationspräparate:
Bronchoforton® Salbe, 1 g Salbe enth. Eukalyptusöl 100 mg, Fichtennadelöl 100 mg, Pfefferminzöl 50 mg, zur Einreibung und

Inhalation Erw. 3–5 cm, Kdr. 1–3 cm langen Salbenstrang auftragen bzw. mit 0,6 l heißem Wasser übergießen, Inhalation 2–4 × tgl. ca. 10 min.

Pinimenthol® Erkältungssalbe, 1 g Salbe enth. Eukalyptusöl 200 mg, Kiefernnadelöl 177,8 mg, Levomenthol 27,2 mg, Einreibung 2–4 × tgl., 3–4 cm langer Salbenstrang, Inhalation ca. 5 cm langer Salbenstrang, mit heißem Wasser übergießen, bis zu 3 × tgl. mehrere min inhalieren.

2.5 Sinusitis

Entzündung der Nasennebenhöhlenschleimhäute mit Schnupfen, Kopfschmerzen, Gesichtsschmerz. Begünstigende Faktoren sind Septumdeviation, adenoide Vegetationen, Polypen.

2.5.1 Allgemeine Therapie

Luftbefeuchtung (Ultraschallvernebelung), Inhalation mit Emser Salz, Rotlicht, viel trinken, ggf. Akupunktur.

2.5.2 Phytotherapie

Phytopharmakotherapie zur innerlichen und äußerlichen Anwendung, als Inhalation und Nasenspülung.

2.5.3 Arzneidrogen-Profile

Anisöl

Siehe auch ▸ Kap. 2.1.3/Viraler Infekt der oberen Luftwege.

AG: Katarrhe der Atemwege.

D/A: **Innerl.:** 0,3 g äther. Öl (ca. 12 Tr.), 1–3 × tgl.

AM: Kombinationspräparate:

Sinuforton® Kapseln mit Anis bei Erkältung, 1 Kaps. enth. 30 mg Anisöl (mit 36 mg Primelwurzel-TE [Ethanol 40 %, 5–8:1] und 70 mg Thymiankraut-TE [Wasser, 8–12:1]), 3 × tgl. 1 Kaps.

Tussitol® Hustentropfen, 1 g (18 Tr.) enth. 24 mg Anisöl (mit Primelwurzel-Extr. [NH_3 10 %, Glycerol, Wasser, Ethanol, 1:0,9–1,1] und Thymianfluidextr. [gemäß DAB, 1:2–2,5]), 3 × tgl. 40 Tr.

Eukalyptusöl

Siehe auch ▸ Kap. 2.1.3/Viraler Infekt der oberen Luftwege.

AG: Erkältungskrankheiten.

D/A: **Innerl.**: 3–6 Tr. in 150 ml warmes Wasser geben und mehrmals tgl. einnehmen.

Äußerl.: Ölige und halbfeste Formen mit 5–20 %; wässrig-ethanol. Zuber. mit 5–10 %.

Inhal.: 2–3 Tr. in heißes Wasser und Dämpfe einatmen (ED: 0,2 g, entspr. 10 Tr.).

Mittlere TD 0,3–0,6 g äther. Öl (ca. 15–30 Tr.).

AM: Aspecton® Eukaps 100 mg/200 mg Kapseln, 1 Kaps. enth. 100 mg/200 mg Eukalyptusöl, 3 × 1–2 Kaps. (100 mg), 2–3 × tgl. 1 Kaps. (200 mg).

Exeu® Kapseln, 1 Kaps. enth. 200 mg, 2–3 × tgl. 1 Kaps.

Kombinationspräparate:

Innerl.:

GeloMyrtol® forte Weichkapseln, 1 Kaps. enth. 300 mg Mischdestillat aus Eukalyptusöl, Süßorangenöl, Myrtenöl, Zitronenöl, 2–4 × tgl. 1 Kaps.

Äußerl.:

Bronchoforton® Salbe, 1 g Salbe enth. 100 mg Eukalyptusöl mit Fichtennadel- und Pfefferminzöl, 2–4 × tgl., 3–5 cm Salbenstrang, auch zur Inhal.

Pinimenthol® Erkältungssalbe, 1 g Salbe enth. 200 mg Eukalyptusöl mit Kiefernnadelöl und Levomenthol, 2–4 × tgl., 3–4 cm Salbenstrang, auch zur Inhal.

Einzelstoff aus Eukalyptusöl: Cineol:

Soledum®/-forte Kapseln, 1 Kaps. enth. 100 mg/200 mg Cineol, 3 × 2 Kaps./3 × 1 Kaps. tgl.

Pfefferminzöl

Siehe auch ▸ Kap. 2.1.3/Viraler Infekt der oberen Luftwege.

AG: **Innerl.**: Katarrhe der oberen Luftwege.

D/A: **Innerl.**: Mittlere TD 6–12 Tr., in magensaftresistenten Umhüllungen: 0,2 ml, 3 × tgl.

Inhal.: 3–4 Tr. auf heißes Wasser geben.
Äußerl.: Einige Tr. in die betreffende Hautpartie einreiben, halbfeste und ölige Zuber.: 5–20 %, wässrig-ethanol. Zuber.: 5–10 %, Nasensalben: 1–5 %.

AM: **Zur Einreibung und Inhalation:**
Kombinationspräparate:
Bronchoforton® Salbe, 1 g Salbe enth. Eukalyptusöl 100 mg, Fichtennadelöl 100 mg, Pfefferminzöl 50 mg, zur Einreibung und Inhalation Erw. 3–5 cm, Kdr. 1–3 cm langen Salbenstrang auftragen bzw. mit 0,6 l heißem Wasser übergießen, Inhalation 2–4 × tgl. ca. 10 min.
Pinimenthol® Erkältungssalbe, 1 g Salbe enth. Eukalyptusöl 200 mg, Kiefernnadelöl 177,8 mg, Levomenthol 27,2 mg, Einreibung 2–4 × tgl., 3–4 cm langer Salbenstrang, Inhalation ca. 5 cm langer Salbenstrang, mit heißem Wasser übergießen, bis zu 3 × tgl. mehrere min inhalieren.

2.6 Akute und chronische Bronchitis

Akute, meist virale Entzündung der Bronchialschleimhaut; auslösende Faktoren sind Rauchen, Kälte, Feuchtigkeit, Inhalationsgifte.
Die chronische Bronchitis ist definiert als Husten und Auswurf an den meisten Tagen von mind. drei Monaten in zwei aufeinanderfolgenden Jahren.
Ursächlich sind Rauchen, Staub, Lungenvorerkrankungen, klimatische Bedingungen.
Im Verlauf fortschreitende Zerstörung des Flimmerepithels, häufig bakterielle Superinfektionen, Ausbildung eines Lungenemphysems.

2.6.1 Allgemeine Therapie

Nikotinverzicht, viel trinken, frische Luft, Atemgymnastik.

2.6.2 Phytotherapie

Phytopharmaka wirken symptomatisch, hustenlindernd, reizlindernd, antiphlogistisch, bronchospasmolytisch und sekretolytisch. Je nach Schweregrad frühzeitiger alleiniger kurativer Einsatz oder Kombinationstherapie mit chemisch definierten Arzneimitteln bzw. adjuvante Therapie. Es stehen diverse Phytopharmaka zur inneren und äußerlichen Anwendung zur Verfügung, deren Wirksamkeit häufig in klinischen Studien belegt wurde.

2.6.3 Arzneidrogen-Profile

Efeublätter

Hederae helicis folium, *Hedera helix* L.

AG: Bei chronisch-entz. Bronchialerkrankungen zur symptomatischen Behandlung. Katarrhe der Atemwege, Keuchhusten und Bronchitis.

W: Expektorierend, sekretolytisch, mucolytisch, spasmolytisch.

KI: Bekannte Allergien gegen Efeu und dessen Zuber.

UW: Sensibilisierung möglich.

WW: Nicht bekannt.

H: Verwendung als Teezubereitung nicht üblich; FAM mit standardisierten Extr. bevorzugen.

D/A: Mittlere TD 0,3 Droge (1 g entspr. 1 TL).

AM: Hedelix® SA Tropfen, 1 ml enth. 40 mg Blätterextr. (Ethanol 50 %, Propylenglykol 98:2, 2,2–2,9:1), 3 × tgl. 31 Tr. (≙ 1 ml).
Hedelix® Saft, 5 ml Saft enth. 40 mg Blätterextr. (Ethanol 50 %, Propylenglykol 98:2, 2,2–2,9:1), 3 × tgl. 5 ml.
Hedelix® Husten Brausetabletten, 1 Brausetabl. enth. 50 mg Blätterextr. (Ethanol 30 %, 4–8:1), 1 × tgl. 1 Brausetabl.
Prospan® Tropfen, 100 g enth. 2 g Blätter-TE (Ethanol 30 %, 5–7,5:1); Erw., Kdr. > 10 J. 24 Tr., Kdr. 4–10 J. 16 Tr., Kdr. 1–4 J. 12 Tr., je 3 × tgl.
Prospan® Saft, 100 ml enth. 0,7 g Blätter-TE (Ethanol 30 %, 5–7,5:1); Erw. 5–7,5 ml, Schulkdr., Jgl. 5 ml, Sgl., Klkdr. 2,5 ml, je 3 × tgl.
Prospan® Hustenliquid, 1 Btl. (5 ml) enth. 35 mg Blätter-TE (Ethanol 30 %, 5–7,5:1), 3 × tgl. 1 Btl.
Kombinationspräparat:
Bronchipret® Saft TE, 5,4 ml Saft enth. 907,2 mg Thymianfluid-

extr. (gemäß DAB, 1:2–2,5), 90,72 mg Efeublätterfluidextr. (Ethanol, 1:1), 3 × tgl. 5,4 ml.

B: R: Komm. E +, ESCOP +
L: + (tiefe Atemwegsinfektionen, Pneumonie)

Eibischwurzel/-blätter

Althaeae radix/-folium, *Althaea officinalis* L.

AG: Trockener Reizhusten, Schleimhautentzündungen im Mund- und Rachenraum. Leichte Entzündungen der Magenschleimhaut.

W: Reizlindernd durch Bildung einer schützenden Schleimschicht, Hemmung der mucoziliären Aktivität, Steigerung der Phagozytose, schleimhautschützend, vagusdämpfend.

KI: Keine bekannt.

UW: Keine bekannt.

WW: Keine bekannt.

D/A: TD 6 g Wurzeln, 5 g Blätter, ED Sirup 10 g.
1–2 g (2 TL)/150 ml, 10 min.
Auch Kaltansatz, 1 h, mehrmals tgl. 1 Tasse leicht erwärmt.

AM: Phytohustil® Hustenreizstiller Sirup, 5 ml enth. 2,33 g Eibischwurzelextr. (Wasser, 1:19,5–23,5), 3–6 × tgl. 10 ml.
Phytohustil® Pastillen, 1 Past. enth. 160 mg Eibischwurzeltrockenextr. (Wasser, 3–9:1), max. 10 Past./Tag.

B: R: Komm. E +, ESCOP +, WHO +
L: + (bei akutem und chronischem Husten)

Primelblüten/-wurzel

Primulae flos, P. radix, *Primula veris* L.

AG: Katarrhe der Luftwege, Expektorans bei Husten und Bronchitis.

W: Expektorierend, sekretomotorisch, sekretolytisch.

KI: Primelallergie.

UW: Bei Überdosierung können Übelkeit, Brechreiz, Magenbeschwerden und Durchfälle auftreten.

WW: Keine bekannt.

H: In seltenen Fällen Magenbeschwerden und Übelkeit (Saponinreizwirkung).

D/A: Blüten: TD 2–4,0 g Droge.
Wurzel: TD 0,5–1,5 g Droge.
Tee Blüten: 1 g (1 TL)/150 ml, 10–15 min, mehrmals tgl. 1 Tasse.
Tee Wurzel: 0,5 g (¼ TL)/150 ml, 10–15 min, 1–3 × tgl. 1 Tasse.

AM: Kombinationspräparate:
Bronchicum® Tropfen, 1 ml enth. 400 mg Thymianfluidextr. 1:3, 200 mg Primelwurzeltinktur 1:5, 5 × tgl. 35 Tr.; Saft in entspr. Dosierung.
Bronchipret® TP, 1 Tabl. enth. 60 mg Primelwurzel-TE (Ethanol 47,4 %, 6–7:1), 160 mg Thymiankraut-TE (Ethanol 70 %, 6–10:1), 3 × tgl. 1 Tabl.

B: R: Komm. E +, ESCOP +
L: + (zusammen mit Thymian bei akutem und chronischem Husten)

Spitzwegerichkraut/-blätter

Plantaginis lanceolatae herba, -folium, *Plantago lanceolata* L.

AG: **Innerl.:** Katarrhe der Atemwege.
Äußerl.: Leichte entz. Prozesse der Haut.
Lokal: Entzündungen der Mund- und Rachenschleimhaut.

W: Antibakteriell, antiinflammatorisch, schleimbildend und mit expektorierenden Effekten.

KI: Keine bekannt.

UW: Keine bekannt.

WW: Keine bekannt.

D/A: **Innerl.:** TD 3–6,0 g Droge.
Tee: 1,5 g (1 TL)/150 ml, 10–15 min, 3–4 × tgl. 1 Tasse.
Äußerl./Lokal: 1,5 g (1 TL)/150 ml, Kaltansatz, 1–2 h, 3–4 × tgl. für Umschläge, zum Spülen oder Gurgeln.

AM: Broncho-Sern® Sirup, 7,5 ml ≙ 1 ml (7,5 ml) enth. 1,875 g Spitzwegerichblätterfluidextr. (Ethanol 20 %, 1:1), 3 × tgl. 5–7,5 ml.
Broncholind® Hustensaft, 5 ml Sirup enth. 600 mg Spitzwegerichblätterfluidextr. (Ethanol 20 %, 1:1), 3 × tgl. 5–15 ml.

B: R: Komm. E +, ESCOP +
L: + (bei akutem und chronischem Husten, bei Halsschmerzen)

Thymiankraut

Thymi herba, *Thymus vulgaris* L., *T. zygis* L.

AG: **Innerl./Äußerl.:** Symptome der Bronchitis und des Keuchhustens, Katarrhe der oberen Luftwege.
Lokal: Entzündungen des Mund- und Rachenraums.

W: Expektorierend, sekretomotorisch, sekretolytisch, spasmolytisch, antibakteriell.

KI: Bei bestimmungsgemäßer Anw. nicht bekannt.

UW: Keine bekannt.

WW: Keine bekannt.

H: Kombinationen mit anderen expektorierend wirksamen Drogen können sinnvoll sein.

D/A: **Innerl.:** TD 10,0 g Droge.
Tee: 1–2 g (1–2 TL)/150 ml, 10–15 min, mehrmals tgl. 1 Tasse.
Lokal: Zum Spülen und Gurgeln, Dosierung s. Innerl.

AM: Aspecton® Hustentropfen, 1 ml Tr. (≙ 27 Tr.) enth. 423 mg Thymiankraut-Dickextrakt 1,7–2,5:1, 2–4 × tgl. 10–61 Tr.
Bronchicum® Thymian Lutschtabletten, 1 Tabl. enth. 11,25 mg Thymiankraut-TE (2,5–5:1), mehrmals tgl. 1–2 Pastillen langsam im Munde zergehen lassen.
GeloBronchial® Saft, 5 ml Sirup enth. 936 mg Thymianfluidextr. (1–2:2,5), 3 × tgl. 5–15 ml.
Kombinationspräparate:
Bronchipret® Saft TE, s. o./Efeublätter.
Bronchicum® Tropfen, Saft, s. o./Primelwurzel.
Bronchipret® TP, s. o./Primelwurzel.

B: R: Komm. E +, ESCOP +, WHO +
L: + (tiefe Atemwegsinfektionen, Pneumonie, Halsschmerzen)

Umckaloabowurzel

Siehe auch ▸Kap. 2.1.3/Viraler Infekt der oberen Luftwege.

AG: Akute und chronische Bronchitis.

D/A: Erw. und Kdr. > 12 J. 3 × tgl. 30 Tr., Kdr. von 6–12 J. 3 × tgl. 20 Tr., Kdr. < 6 J. 3 × tgl. 10 Tr.

AM: Umckaloabo® Tr., 1 g Tr. enth. 800 mg *Pelargonium-sidoides*-Wurzel-Extrakt (Ethanol 11 %, 1:8–10), 3 × tgl. 30 Tropfen; Generikum im Handel.
Umckaloabo® Tabl., 1 Tabl. enth. 20 mg *Pelargonium-sidoides*-Wurzel-Extrakt (Ethanol 11 %, 1:8–10), 3 × tgl. 1 Tabl.
Umckaloabo® Saft für Kinder, 5 ml Sirup enth. 13,33 mg *Pelargonium-sidoides*-Wurzel-Extrakt (Ethanol 11 %, 1:8–10), altersgerechte Dosierung beachten.

2.7 Pertussis

Siehe auch ▸Kap. 13.1/Erkrankungen im Kindesalter, Krampfhusten.
Bakterielle Infektion mit *Bordetella pertussis,* die in Einzelfällen für Säuglinge lebensbedrohlich sein kann. Verlauf in 3 Stadien:

- Stadium catarrhale (1–2 Wochen): mit Temperaturerhöhung, Rhinitis, Konjunktivitis, Husten,
- Stadium convulsivum (3–6 Wochen): mit nächtlichen Hustenanfällen, Apnoe, Zyanose, Erbrechen, Erschöpfung, konjunktivalen Blutungen,
- Stadium decrementi (2–4 Wochen): mit Rückgang des Hustens.

2.7.1 Allgemeine Therapie

Schonung, viel trinken.

2.7.2 Phytotherapie

Nur adjuvante Therapie mit Bronchospasmolytika und Expektoranzien möglich. Antibiotikatherapie unerlässlich.

2.7.3 Arzneidrogen-Profile

Efeublätter

Siehe auch ▸Kap. 2.3.6/Akute und chronische Bronchitis.

AG: Bei chronisch-entz. Bronchialerkrankungen zur symptomatischen Behandlung. Katarrhe der Atemwege, Keuchhusten und Bronchitis.

D/A: Mittlere TD 0,3 Droge (1 g entspr. 1 TL).

AM: Hedelix® SA Tropfen, 1 ml enth. 40 mg Blätterextrakt (Ethanol 50 %, Propylenglycol 98:2, 2,2–2,9:1), 3 × tgl. 31 Tr. (entspr. 1 ml).
Hedelix® Saft, 5 ml Saft enth. 40 mg Blätterextrakt (Ethanol 50 %, Propylenglycol 98:2, 2,2–2,9:1), 3 × tgl. 5 ml.
Hedelix® Husten Brausetabletten, 1 Brausetabl. enth. 50 mg Blätterextrakt (Ethanol 30 %, 4–8:1), 1 × tgl. 1 Brausetabl.
Prospan® Tropfen, 100 g enth. 2 g Blätter-TE (Ethanol 30 %, 5–7,5:1); Erw., Kdr. > 10 J. 24 Tr., Kdr. 4–10 J. 16 Tr., Kdr. 1–4 J. 12 Tr., je 3 × tgl.
Prospan® Saft, 100 ml enth. 0,7 g Blätter-TE (Ethanol 30 %, 5–7,5:1); Erw. 5–7,5 ml, Schulkdr., Jgl. 5 ml, Sgl., Klkdr. 2,5 ml, je 3 × tgl.
Prospan® Hustenliquid, 1 Btl. (5 ml) enth. 35 mg Blätter-TE (5–7,5:1), 3 × tgl. 1 Btl.
Kombinationspräparat:
Bronchipret® Saft TE, 5,4 ml Saft enth. 907,2 mg Thymianfluidextr. (1:2–2,5), 90,72 mg Efeublätterfluidextr. (1:1), 3 × tgl. 5,4 ml.

Sonnentaukraut

Droserae herba, *Drosera madagascariensis* DC, *D. peltata* Smith.

AG: Bei Affektionen der Atemwege, inbesondere bei Krampf- und Reizhusten.

W: Antitussiv, sekretolytisch und spasmolytisch.

KI: Keine bekannt.

UW: Selten Überempfindlichkeitsreaktionen.

WW: Keine bekannt.

H: Bei Verwendung als Teedroge wegen des schwankenden Naphthochinongehalts auf Pflanzenmaterial mit Prüfzertifikat achten.

D/A: Mittlere TD 3 g Droge.
2–10 g (3–12 TL)/150 ml, je nach Naphthochinongehalt, 10 min, 3–4 × tgl. 1 Tasse.

AM: FAM zurzeit nicht im Handel, Tee/NEM verfügbar.

B: R: Komm. E +

Thymiankraut

Siehe auch ▸ Kap. 2.6.3/Akute und chronische Bronchitis.

AG: **Innerl./Äußerl.:** Symptome der Bronchitis und des Keuchhustens, Katarrhe der oberen Luftwege.

D/A: **Innerl.:** TD 10,0 g Droge.
Tee: 1–2 g (1–2 TL)/150 ml, 10–15 min, mehrmals tgl. 1 Tasse.
Äußerl.: Für Umschläge: 5 % Aufguss.

AM: Aspecton® Hustentropfen, 1 ml Tr. (≙ 27 Tr.) enth. 423 mg Thymiankraut-Dickextrakt 1,7–2,5:1, 2–4 × tgl. 10–61 Tr.
Bronchicum® Thymian Lutschtabletten, 1 Tabl. enth. 11,25 mg Thymiankraut-TE (2,5–5:1), mehrmals tgl. 1–2 Pastillen langsam im Munde zergehen lassen.
GeloBronchial® Saft, 5 ml Sirup enth. 936 mg Thymianfluidextr. (1–2:2,5), 3 × tgl. 5–15 ml.
Kombinationspräparate:
Bronchipret® Saft TE, ▸ Kap. 2.6.3/Efeublätter.
Bronchicum®Tropfen, ▸ Kap. 2.6.3/Primelwurzel.
Bronchipret® TP, ▸ Kap. 2.6.3/Primelwurzel.

2.7.4 Teemischungen

Fertigmischungen

Beispiele

- Fenchel-Tee Caelo HV-Packung (PZN 06415937)
- Pfefferminzblätter-Tee Caelo HV-Packung (PZN 06415966)
- Spitzwegerich-Thymian-Tee Caelo HV-Packung (PZN 05372485)
- Spitzwegerichblätter-Tee Caelo HV-Packung (PZN 09505492).

KLENK Erkältungstee V

- Zusammensetzung: Holunderblüten, Lindenblüten, Thymian, Bitterer Fenchel, Anis, Ringelblumenblüten
- Inhalt: 75 g
- PZN: 03962231
- Bei leichten Bronchialkatarrhen oder Erkältungskrankheiten trinkt man 3–4 Tassen des warmen Teeaufgusses über den Tag verteilt. Der Teeaufguss kann nach Belieben mit Honig gesüßt werden.

KLENK Husten- und Bronchialtee II

- Zusammensetzung: Lindenblüten, Anis, Thymian, Lungenkraut, Schlüsselblumenblüten, Malvenblätter, Malvenblüten
- Inhalt: 75 g
- PZN: 03962254
- Gegenanzeigen: Allergie gegen Anis und Anethol
- Nebenwirkungen: gelegentlich allergische Reaktionen der Haut, der Atemwege und des Gastrointestinaltrakts
- Die Mischung aus bewährten Kräutern, die Hustenreiz lindern und schleimlösend wirken, schmeckt im Aufguss sehr mild. Man trinkt mehrere Tassen des warmen Teeaufgusses über den Tag verteilt.

SIDROGA-TEES

Gute Teequalität in Teebeuteln, z. B. Erkältungstee, Fenchel, Hals- und Rachen-Gurgeltee, Husten- und Bronchialtee, Lindenblüten, Reizhustentee, Salbeiblätter, Spitzwegerich, Thymian.

Bronchial-Tee (Teerezeptur AKO)

Rp.

Foeniculi fructus	30,0
Plantaginis herba	20,0
Thymi herba	30,0
Liquiritiae radix	20,0

M. f. spec. pectorales

D. S.: 1 TL/1 Tasse kochendes Wasser, aufgießen und 10 min ziehen lassen, abseihen, 2–3 × tgl. 1 Tasse trinken.

Tab. 2.1 Wirkungen bzw. Mehrfachwirkungen einiger Arzneidrogen zur Behandlung der Atemwegserkrankungen

Droge	Wirkung			
	Antitussiv	Mucilaginös	Expektorierend, sekretomotorisch	Bronchospasmolytisch
Efeublätter		+	+	+
Eibischwurzel	+	+		
Eukalyptusblätter			+	+
Fenchelöl			+	+
Huflattichblätter		+		
Isländisches Moos		+		
Lindenblüten	+		+	
Pfefferminzöl			+	+
Spitzwegerichkraut		+		
Süßholzwurzel			+	+
Taubnesselblüten, weiße		+		
Thymiankraut			+	+

3 Erkrankungen des Magen-Darm-Trakts und der Verdauung

3 Erkrankungen des Magen-Darm-Trakts und der Verdauung

3.1 Appetitlosigkeit

Appetitlosigkeit tritt als funktionelle Störung, als Symptom verschiedenster Erkrankungen u. a. im Magen-Darm-Bereich, bei Infektionserkrankungen, bei Malignomen, bei seelischen Erkrankungen wie Anorexia nervosa oder depressiven Syndromen, als medikamentöse Nebenwirkung, z. B. bei Therapie mit Zytostatika, oder als Alterserscheinung auf. Eine Behandlungsindikation besteht bei subjektivem Leidensdruck, bei Auftreten von deutlichem Untergewicht oder bei Mangelerscheinungen.

3.1.1 Allgemeine Therapie

Im Vordergrund steht die Therapie der jeweiligen Grunderkrankung. Bei der Speisenzubereitung Verwendung appetitsteigernder Gewürze wie z. B. Thymian, Ingwer oder Zimt. Physikalische Therapie mit Hydro- und Bewegungstherapie.

3.1.2 Phytotherapie

Phytopharmaka sind zur symptomatischen Therapie der Appetitlosigkeit als funktionelle Störung sehr gut geeignet. Es steht eine Vielzahl von Drogen zur Verfügung. Nach Inhaltsstoffen und Geschmack werden unterschieden:

- einfache Bitterstoffdrogen, Amara pura,
- aromatische Bitterstoffdrogen, Amara aromatica,
- aromatische Drogen, Aromatica,
- Scharfstoffdrogen, Amara acria.

Entsprechende Zubereitungen sollten jeweils ca. 30 min vor den Mahlzeiten eingenommen werden. Zu hohe Dosen von Bitterstoffen wirken appetithemmend! Bei Dauerbehandlungen kann sich nach anfänglich erfolgreicher Therapie eine von erneutem Appetitmangel begleitete Abneigung gegen den Geschmack der Drogen ausbilden.

3.1.3 Arzneidrogen-Profile

Angelikawurzel

Angelicae radix, *Angelica archangelica* L.

AG: Appetitlosigkeit, Verdauungsbeschwerden.

W: Förderung der Magensaftproduktion, spasmolytisch.

KI: Schwangerschaft, Magen-Darm-Geschwüre.

UW: Photosensibilisierung möglich.

WW: Keine bekannt.

H: Amarum aromaticum. Während der Anw. sollte intensive UV-Bestrahlung vermieden werden. Gut in Kombination mit anderen Amara.

D/A: TD 4,5 g Droge.

Tee: gemäß St.-Zul. 2–4 g (1 TL)/150 ml, 10 min, 1–2 × tgl. 1 Tasse 30 min vor den Mahlzeiten.

Tinktur (Angelicae tinct. 1:5): 20–30 Tr. in ½ Glas (100 ml) Wasser ca. 30 min vor den Mahlzeiten.

Fluidextr. (1:1): 20–30 Tr. in ½ Glas Wasser oder 10 Tr. auf einem Stück Zucker ca. 30 min vor den Mahlzeiten.

AM: Kombinationspräparate:

Iberogast® (Angelikawurzel, Kamillenblüten, Kümmel, Mariendistelfrüchte, Melissenblätter, Pfefferminzblätter, Schöllkraut, Süßholzwurzel, Bittere Schleifenblumen), 3 × tgl. 10–20 Tr. in ½ Glas lauwarmes Wasser.

Carvomin® Verdauungstropfen, 1 ml (23 Tr.) enth. Angelikawurzelfluidextr. (Ethanol 60 %, 1:4,7–5,3) mit Benediktenkrautfluidextr. (Ethanol 60 %, 1:4,7–5,3) und Pfefferminzblätterfluidextr. (Ethanol 60 %, 1:4,7–5,3), 1–4 × tgl. 45–50 Tr.

Abdomilon® N Sirup, 15 ml (1 ML) enth. 0,73 g Angelikawurzelfluidextr. (Ethanol 30 %, 1:1) mit Enzianwurzel-, Kalmus-, Melissenblätter-, Wermutfluidextr. (Ethanol 50 % [Enzian] bzw. 30 % [alle übrigen], 1:1), 3 × tgl. 15 ml (1 ML).

B: R: Komm. E +

Enzianwurzel

Gentianae radix, *Gentiana lutea* L.

AG: Appetitlosigkeit, Völlegefühl. Verdauungsbeschwerden aufgrund zu geringer Magensaftproduktion.

W: Steigerung der Speichel-, Magensaft-, Pankreas- und Bronchialsekretion. Motilitätssteigernd an Magen und Dünndarm.

KI: Magen- und Zwölffingerdarmgeschwüre.

UW: Kopfschmerzen, Übelkeit, Erbrechen.

WW: Keine bekannt.

H: Reines Amarum, höchster Bitterwert aller einheimischen Drogen. Darf wegen ausgeprägter NW bei Einnahme der frischen Pflanze nur getrocknet verwendet werden.

D/A: TD 2–4 g Droge, Zuber. entspr.
Tee: gemäß St.-Zul. 1 g (⅓ TL)/150 ml, 10–15 min, mehrmals tgl. 1 Tasse 30 min vor den Mahlzeiten.
Tinktur: 1–3 g Enziantinktur (Gentianae tinct. 1:10): gemäß St.-Zul. 3 × tgl. 10–30 Tr. 30 min vor dem Essen.
Fluidextr.: 2–4 g.

AM: Kombinationspräparat:
Abdomilon® N Sirup, 15 ml (1 ML) enth. 0,73 g Angelikawurzelfluidextr. (Ethanol 30 %, 1:1) mit Enzianwurzel-, Kalmus-, Melissenblätter-, Wermutfluidextr. (Ethanol 50 % [Enzian] bzw. 30 % [alle übrigen], 1:1), 3 × tgl. 15 ml (1 ML).

B: R: Komm. E +, ESCOP +, WHO +

Ingwerwurzelstock

Siehe auch ▸ Kap. 7.5.3/Reisekrankheit.

AG: Dyspeptische Beschwerden, zur Appetitanregung.

D/A: 0,5–1,0 g (⅓ TL)/150 ml, 5 min, 2–4 × tgl. 1 Tasse.
Tinktur: 3 × 20 Tr.

AM: FAM zurzeit nicht im Handel, Tee/NEM verfügbar (z. B. Dr. Muches Ingwertropfen).

Isländisches Moos

Siehe auch ▸ Kap. 2.2.3/Pharyngitis, Tracheitis, Laryngitis.

AG: Appetitlosigkeit.

D/A: 1,5 g (1 TL)/150 ml, 10–15 min, 3–4 × tgl. 1 Tasse trinken.
Zur Appetitanregung: 3–4 × tgl. 1 Tasse.
30 min vor den Mahlzeiten als Kaltaufguss: 1,5 g (1 TL) auf 150 ml, 1–2 h kalt mazerieren, anschließend zum Sieden erhitzen.
TD 4 bis 6 g Droge.

AM: FAM zurzeit nicht im Handel, Tee/NEM verfügbar.

Kalmuswurzelstock

Calami rhizome, *Acorus calamus* L.

AG: Appetitlosigkeit, Motilitätsstörungen im Gastrointestinaltrakt, Gastritis, Hyperchlorhydrie, gastrointestinale Koliken, Meteorismus, Völlegefühl, nervöser Reizmagen. Adjuvant bei Anorexia nervosa. Hypotonie.

W: Schleimstoffdroge. Sekretanregend, tonisierend, reizlindernd, appetitanregend, spasmolytisch, adstringierend, durchblutungsfördernd.

KI: Keine bekannt.

UW: Keine bekannt.

WW: Keine bekannt.

H: Amarum aromaticum. Der in Europa kultivierte diploide, *β*-Asaron-freie Kalmus (≙ Arzneibuchware) ist unbedenklich. Indischer, tetraploider Kalmus darf wegen des kanzerogenen Effekts des darin enthaltenen *β*-Asarons nicht verwendet werden.

D/A: **Innerl.:** 1–1,5 g (½ TL)/150 ml, 3–5 min, auch Kaltansatz möglich, 30 min, vor dem Trinken kurz zum Sieden erhitzen, 3 × tgl. 1 Tasse zu den Mahlzeiten.
Tinktur: 10 bis 20 Tr. Tinktur zu den Mahlzeiten.

AM: Abdomilon® N Sirup, 15 ml (1 ML) enth. 0,73 g Angelikawurzelfluidextr. (Ethanol 30 %, 1:1) mit Enzianwurzel-, Kalmus-, Melissenblätter-, Wermutfluidextr. (Ethanol 50 % [Enzian] bzw. 30 % [alle übrigen], 1:1), 3 × tgl. 15 ml (1 ML).

B: T: +

Pomeranzenschalen

Aurantii pericarpium, *Citrus aurantium* L. ssp. *aurantium.*

AG: Appetitlosigkeit, Verdauungsbeschwerden.

W: Reflektorische Steigerung der Speichel- und Magensaftproduktion, leicht spasmolytisch.

KI: Keine bekannt.

UW: Photosensibilisierung besonders bei hellhäutigen Hauttypen möglich.

WW: Keine bekannt.

H: Amarum aromaticum. Wegen des angenehmen Geschmacks gut für Kdr. geeignet.

D/A: TD 4–6,0 g Droge.
Tinktur: 2–3,0.
TE: 1–2,0.
Sirup (Sirupus Aurantii amari): 3 × tgl. 1 TL in warmem Wasser gelöst 30 min vor den Mahlzeiten.

AM: Kombinationspräparate:
Carminativum-Hetterich® Balance (Pomeranzenschalen, Fenchel, Kamillenblüten, Kümmel, Pfefferminzblätter).
Amara® Pascoe Tropfen, Mischtinktur (1:5) aus Chinarinde, Enzianwurzel, Pomeranzenschale, Zimtrinde (5:2:2:1).

B: R: Komm. E +

Tausendgüldenkraut

Centaurii herba, *Centaurium erythrea* Rafn.

AG: Appetitlosigkeit. Dyspeptische Beschwerden.

W: Steigerung der Magensaftsekretion.

KI: Magen- und Darmgeschwüre.

UW: Keine bekannt.

WW: Keine bekannt.

H: Amarum. Nahezu geruchlos.
Enthalten in diversen anthroposophischen Amara-Zuber. in wechselnden Kombinationen.

D/A: Mittlere TD 6,0 g Droge.
Tee: gemäß St.-Zul. ca. 2 g (1 TL)/150 ml, 10–15 min, 2–3 × tgl. 1 Tasse 30 min vor den Mahlzeiten.
Tinktur (Centaurii tinct. 1:5): gemäß St.-Zul. 3 × tgl. 10–20 Tr. in warmem Wasser vor den Mahlzeiten.
B: R: Komm. E +, ESCOP +

Teufelskrallenwurzel, südafrikanische

Siehe auch ▸Kap. 9.1.3/Degenerative Gelenk- und Wirbelsäulenerkrankungen.
AG: Appetitlosigkeit, Dyspepsie.
D/A: Bei Appetitlosigkeit: 0,5–1 g (¼ TL)/150 ml, 8 h!
3 × tgl. 1 Tasse vor den Mahlzeiten.
TD: 1,5 g.
AM: Tee/NEM verfügbar.

Wermutkraut

Absinthii herba, *Artemisia absinthium* L.
AG: Appetitlosigkeit, Verdauungsbeschwerden, krampfartige funktionelle Beschwerden im Bereich der Gallenwege.
W: Reflektorische Steigerung der Speichel- und Magensaftproduktion, spasmolytisch.
KI: Schwangerschaft (fehlende Erfahrungen), Magen-Darm-Geschwüre.
UW: Keine bekannt.
WW: Keine bekannt.
H: Amarum aromaticum. Isoliertes äther. Öl darf wegen hohen Gehalts an neurotoxisch wirkendem Thujon nicht angewendet werden. Wässrige Auszüge sind thujonarm; gut in Kombination mit anderen Amara.
D/A: TD 2–3,0 g Droge als wässriger Auszug.
Tee: gemäß St.-Zul. 1,5 g (1 TL)/150 ml, 10 min, 2 × tgl. 1 Tasse zur Appetitanregung vor den Mahlzeiten.
Wermuttinktur (Absinthii tinct. 1:10): gemäß St.-Zul. 3 × tgl. 5–20 Tr. 30 min vor den Mahlzeiten.

AM: Kombinationspräparate:
Abdomilon® N Sirup, 15 ml (1 ML) enth. 0,73 g Angelikawurzelfluidextr. (Ethanol 30 %, 1:1) mit Enzianwurzel-, Kalmus-, Melissenblätter-, Wermutfluidextr. (Ethanol 50 % [Enzian] bzw. 30 % [alle übrigen], 1:1), 3 × tgl. 15 ml (1 ML).
Gasteo® Tropfen, 1 ml (23 Tr.) enth. Wermut-, Gänsefingerkraut-, Kamillenblüten-, Süßholz-, Angelikawurzel-, Benediktenkrautfluidextr. (1:1,7–2,2), 3 × tgl. 30 Tr.

B: R: Komm. E +, ESCOP +

Zimtrinde

Cinnamomi ceylanici cortex, *Cinnamomum verum* J. S. Presl.

AG: Appetitlosigkeit, Dyspepsie.

W: Motilitätsfördernd im Gastrointestinaltrakt, Steigerung der Magensaftsekretion. Antidiabetisch.

KI: Allergie gegen Zimt oder Perubalsam. Schwangerschaft.

UW: Häufige Allergien im Haut- und Schleimhautbereich bei zimtölhaltigen Zuber.

WW: Keine bekannt.

H: Bei Atopikern nur wässrige Extr. einsetzen. Ceylonzimt enthält im Gegensatz zum chinesischen Zimt allenfalls in Spuren Cumarine und ist deshalb die Arzneibuchzimtrinde.

D/A: TD 2–4 g Droge, als äther. Öl 0,05–0,2 g entspr. 3 × tgl. 2 Tr.
Teeaufguss: 0,5–1 g (⅓ TL) zerkleinerte Droge auf 1 Tasse kochendes Wasser, 10 min, 2–4 × tgl., zur Appetitanregung 30 min ziehen lassen, 1 Tasse vor den Mahlzeiten.
Tinktur (Cinnamomi tinct. 1:5): 3 × tgl. 10 Tr. in Wasser vor den Mahlzeiten.

AM: Amara® Pascoe Tropfen, Mischtinktur (1:5) aus Chinarinde, Enzianwurzel, Pomeranzenschale, Zimtrinde (5:2:2:1).

B: R: Komm. E +

Eine Übersicht zu den wichtigsten Wirkungen pflanzlicher Drogen bei Appetitlosigkeit und Dyspepsie gibt ◘ Tab. 3.1.

Tab. 3.1 Wirkschwerpunkte wichtiger pflanzlicher Drogen bei Appetitlosigkeit und Dyspepsie

	Appetitanregend	Karminativ	Spasmolytisch	Antimeteoristisch	Antiphlogistisch
Fenchelfrüchte		+	+	++	
Kamillenblüten		+	+	+	++
Kümmelfrüchte		+	++	+++	
Pfefferminzblätter	+	++	+++	++	
Wermutkraut	++	++	+		

3.1.4 Teemischungen

Fertigmischung

Magentee Bombastus®

1 Aufgußbeutel entspr. 1,18 g enth. Enzianwurzel 0,45 g, Schafgarbenkraut 0,45 g, Tausengüldenkraut 0,45 g, Wermutkraut 0,18 g.

Teerezepturen

Bei Appetitlosigkeit mit Anazidität und Anorexie

Rp.

Calami rhizoma conc.
Absinthii herba conc.
Menthae pip. fol. conc. $\overline{\text{aa}}$ 30,0
M. f. spec. stomachicae
D. S.: 1 TL/1 Tasse kochendes Wasser, aufgießen und 10 min ziehen lassen, abseihen, 2–3 × tgl. 1 Tasse, ½ h vor den Mahlzeiten schluckweise trinken.

Bei Appetitlosigkeit

Rp.

Centaurii herba conc.
Millefolii herba conc.
Menthae pip. fol. conc. $\overline{aa}$ 20,0
M. f. spec. stomachicae
D. S.: 1 TL/1 Tasse kochendes Wasser, aufgießen und 10 min ziehen lassen, abseihen, 2–3 × tgl. 1 Tasse vor den Mahlzeiten lauwarm trinken.

Bei Appetitlosigkeit (etwas bitterer)

Rp.

Absinthii herba conc. 20,0
Centaurii herba conc. ad 50,0
M. f. spec. stomachicae
D. S.: 2 TL/1 Tasse kochendes Wasser, aufgießen und 10 min ziehen lassen, abseihen, ca. 30 min vor den Mahlzeiten 1 Tasse schluckweise trinken.

3.2 Gastritis

Schädigung der Schleimhaut im Magen und Zwölffingerdarm unterschiedlicher Ursache. Die akute Gastritis wird häufig durch exogene Faktoren wie bakterielle Toxine, Alkohol- oder Nikotinkonsum, Stress oder Einnahme von Medikamenten verursacht. Bei der chronischen Gastritis liegen autoimmune Vorgänge (Typ A), *Helicobacter-pylori*-Besiedelung (Typ B) oder chemisch-toxische Schädigungen durch Gallensaftreflux oder die Einnahme bestimmter Medikamente (Typ C) zugrunde.

3.2.1 Allgemeine Therapie

Meiden auslösender Nahrungs- und Genussmittel. Abbau von Stress und Ärger, Entspannungsverfahren. Regelmäßige Mahlzeiten, Zeit zum Essen nehmen. Auslösende Medikamente absetzen.

3.2.2 Phytotherapie

Phytotherapie kann erfolgreich bei unkomplizierten, nicht blutenden Gastritiden eingesetzt werden. Bei komplizierteren Verläufen sollten

Phytotherapeutika nur adjuvant, z. B. zusammen mit einer *Helicobacter-pylori*-Eradikationstherapie eingesetzt werden. Je nach Ätiologie der Gastritis kommen pflanzliche Antiphlogistika, Spasmolytika, Sedativa, Mucilaginosa oder sekretionsanregende Drogen zum Einsatz.

3.2.3 Arzneidrogen-Profile

Eibischwurzel/-blätter

Siehe auch ▸Kap. 2.6.3/Akute und chronische Bronchitis.

AG: Leichte Entzündungen der Magenschleimhaut.

D/A: TD 6 g Wurzeln, 5 g Blätter; ED Sirup 10 g.
1–2 g (2 TL)/150 ml, 10 min, auch Kaltansatz, 1 h, mehrmals tgl. 1 Tasse leicht erwärmt.

AM: FAM zurzeit nicht im Handel, Tee/NEM verfügbar.

Fenchelfrüchte/-öl

Foeniculi fructus/aetheroleum, *Foeniculum vulgare* Miller.

AG: Leichte krampfartige Magen-Darm-Beschwerden, Völlegefühl, Blähungen. Katarrhe der oberen Luftwege.

W: Förderung der Magen-Darm-Motilität, in höherer Dosierung spasmolytisch. Karminativ, antimikrobiell, appetitsteigernd.

KI: Für reines Fenchelöl: Schwangerschaft, Sgl. und Klkdr.

UW: Selten allergische Reaktionen.

WW: Keine bekannt.

H: Fenchelfrüchte vor der Verwendung zur Freisetzung der äther. Öle leicht quetschen. Fenchelöl soll nicht länger als 2 Wochen ohne Unterbrechung angewendet werden. Wegen des angenehmen Geschmacks besonders für Kdr. geeignet.

D/A: Tee: TD 7,5 g Droge.
Tee gemäß St.-Zul. 2,5 g (1 TL, frisch zerkleinert)/150 ml, 10–15 min, 2–3 × tgl. 1 Tasse.
Sirup oder Honig: 10,0–20,0 g, Zuber. entspr.
Öl: 2–5 Tr. nach jeder Mahlzeit.
Fenchelhonig (0,5 g Sirup/kg KG)! Pädiatrie!, 10–20 g einnehmen; Klkdr. ½ TL, Sgl. ¼–1 TL.

AM: Fenchelhonig SN Painex®, Fenchelsirup mit Honig, 5 g Sirup enth. 2,5 mg Bitterfenchelöl, Kdr. > 1 Jahr 2–3 × tgl. 1 Dosierlöffel (5 ml ≙ 6,5 g Fenchelhonig).
Kombinationspräparat:
Gastricholan-L® Tropfen, 1 g Tropfen (≙ 22 Tr.) enth. Pfefferminzblätter-, Bitterer-Fenchel-, Kamillenblüten-Tinktur.

B: R: Komm. E +, ESCOP +, WHO +

Kalmuswurzelstock

Siehe auch ▸ Kap. 3.1.3/Appetitlosigkeit.

AG: Appetitlosigkeit, Motilitätsstörungen im Gastrointestinaltrakt, Gastritis, Hyperchlorhydrie, gastrointestinale Koliken, Meteorismus, Völlegefühl, nervöser Reizmagen. Adjuvant bei Anorexia nervosa. Hypotonie.

D/A: Als Teezubereitung ½ TL geschnittene Droge oder 10 bis 20 Tr. Tinktur zu den Mahlzeiten.
Innerl.: 1–1,5 g (½ TL)/150 ml, 3–5 min, auch Kaltansatz möglich, 30 min, vor dem Trinken kurz zum Sieden erhitzen, 3 × tgl. 1 Tasse zu den Mahlzeiten.

AM: Kombinationspräparat:
Abdomilon N® Sirup, 15 ml (1 ML) enth. ethanol. Fluidextr. von Angelikawurzel 0,73 g, Enzianwurzel 1,22 g, Kalmus 3,65 g, Melissenblätter 1,22 g, Wermut 0,61 g (siehe auch ▸ Kap. 3.1.3).
Ab 12 J. 3 × tgl. 15 ml (1 ML).

Kamillenblüten/-öl

Matricariae flos/aetheroleum, *Matricaria recutita* L.

AG: **Innerl.:** Entzündungen und Spasmen im Gastrointestinaltrakt.
Inhal.: Entzündungen und Reizungen im Bereich der Luftwege.
Äußerl.: Entzündungen im Haut-, Schleimhaut-, Anal- und Genitalbereich, Dysmenorrhoe, Fluor vaginalis, Hämorrhoiden. Sebostase, Seborrhoe.
Lokal: Entzündungen von Haut- und Schleimhaut, einschließlich der Mundhöhle und des Zahnfleisches.

W: Antiphlogistisch, spasmolytisch, ulkusprotektiv.
Antibakteriell, desodorierend und wundheilungsfördernd.

KI: Überempfindlichkeit gegenüber Korbblütlern.

UW: Keine bekannt.

WW: Keine bekannt.

H: Vielseitiges, sehr bewährtes Mittel, auch für Kdr. gut geeignet. Kamillenöl wegen möglicher Reizwirkung nicht am Auge anwenden.

D/A: **Innerl.:** TD 10–15,0 g Droge.
Tee: gemäß St.-Zul. 3 g/150 ml, 5–10 min, 3–4 × tgl. 1 Tasse zwischen den Mahlzeiten.
Inhal.: 2 EL mit ca. 1 l heißem Wasser übergießen, 3 × tgl. ca. 10 min inhalieren.
Bad: 50,0 g Droge in 1 l Wasser heiß aufgießen, 15 min bedeckt ziehen lassen, abseihen und ins Bad geben.
Zur Wundbehandlung, als medizinischer Hautschutz, Hautpflegemittel in Salben, Cremes, Badezusätzen etc. in verschiedenen Konz.

AM: Kamillan® supra, 1 g Lsg. enth. 1 g Kamillenblütenextr. (Ethanol 52 %, 1:1,8–2,1), zur innerl. Anw.: Erw. 30 Tr., Schulkdr. 20 Tr., Sgl. und Klkdr. 10 Tr. jeweils/150 ml warmes Wasser.
Kamillosan®, 1 g enth. 0,99 g Kamillenblütenextr. (Ethanol 38,5 %, 1:4,0–4,5), 1,9 mg Kamillenblütenöl, zur innerl. Anw.: Erw. 5 ml, Schulkdr. 2,5 ml bis zu 4 × tgl. jeweils/150 ml warmes Wasser.
Eukamillat®, 1 g Lsg. enth. 0,5 g Kamillenfluidextr. (Ethanol 45 %, 1:1, NH_3-Lsg. 10 %), zur innerl. Anw.: Erw. 5 ml, Schulkdr. 2,5 ml bis zu 4 × tgl. jeweils/150 ml warmes Wasser.
Dosierung variierend nach Anwendungsbereich (innerl. [s. o.], äußerl., zur Inhalation, Balneotherapie).
Kombinationspräparat:
Iberogast® Tropfen, enth. Angelikawurzel, Kamillenblüten, Kümmel, Melissenblätter, Pfefferminzblätter, Schöllkraut, Süßholzwurzel, Bittere Schleifenblumen, 3 × tgl. 6–20 Tr., je nach Alter, vor oder zu den Mahlzeiten.
Hewekzem® novo Heilsalbe N, 100 g Salbe enth. 1 g Öl, 1–mehrmals tgl. dünn auftragen.

Bäder (Auswahl):
Kamillenbad N Ritsert®, 100 g (≙ 102 ml) enth. 125 mg Kamillenöl.
Kamillan® supra, 1 g Lsg. enth. 1 g Kamillenblütenextr. (Ethanol 52 %, 1:1,8–2,1), Sitz-, Teilbad, Waschungen, Spülungen: ½–1 EL/1 l Wasser, 1–mehrmals tgl.
Spitzner Balneo Kamille, 1 g enth. 1,5 mg äther. Öl, Ölbad, Sitzbäder: 5–10 ml/1 l Wasser, 1–mehrmals tgl.
Kamillosan® Wund- und Heilbad, 100 g enth. Kamillenblüten-Extr. (Ethanol 38,5 %, 1:4,0–4,5, standardisiert auf 50–150 mg äther. Öl), Umschläge, Spülungen, Teil-, Sitzbäder: 1 Messbecher/1 l Wasser, Vollbäder: 2 Messbecher.

B: R: Komm. E +, ESCOP +, WHO +
L: + (als Tee oder Gurgellösung bei Halsschmerzen)

3.2.4 Teemischungen

Fertigmischungen

Magen-Darm-Tee Bombastus®

1 Aufgussbeutel (≙ 2 g) Arzneitee enth. 0,5 g Kamillenblüten, 0,5 g Pfefferminzblätter, 0,3 g Anis, 0,3 g Bitterer Fenchel, 0,3 g Kümmel; sonstiger Bestandteil: Melissenblätter.
100 g Arzneitee enth. 25 g Kamillenblüten, 25 g Pfefferminzblätter, 15 g Anis, 15 g Bitterer Fenchel, 15 g Kümmel; sonstiger Bestandteil: Melissenblätter.

Teerezepturen

Bei Gastritis

Rp.

Liquiritiae radix conc.	40,0
Matricariae flos tot.	30,0
Menthae pip. fol. conc.	30,0

M. f. spec. stomachicae
D. S.: 1 TL/1 Tasse kochendes Wasser, aufgießen und 10 min ziehen lassen, abseihen, 3–5 Tassen schluckweise zwischen den Mahlzeiten trinken.

Bei chronischer Gastritis

Rp.

Matricariae flos tot.	30,0
Menthae pip. fol. conc.	20,0
Foeniculi fruct. cont.	20,0
Calami rhizoma conc.	30,0

M. f. spec. stomachicae

D. S.: 1 TL/1 Tasse kochendes Wasser, aufgießen und 10 min ziehen lassen, abseihen, 2–3 × tgl. 1 Tasse schluckweise trinken.

Rp.

Foeniculi fruct. cont.	
Menthae pip. fol. conc.	
Melissae fol. conc.	
Calami rhizoma conc.	$\overline{aa}$ 20,0

M. f. spec. stomachicae

D. S.: 1 TL/1 Tasse kochendes Wasser, aufgießen und 10 min ziehen lassen, abseihen, 2–3 × tgl. 1 Tasse schluckweise trinken.

3.3 Ulcus pepticum ventriculi, Ulcus duodeni

Schleimhautdefekt in Magen oder Zwölffingerdarm, der die Muscularis mucosa durchbricht. Ursache können exogene Faktoren wie Alkohol- oder Nikotinkonsum, Stress oder Einnahme von Medikamenten sein. Bei Ulcus ventriculi findet sich häufig, bei Ulcus duodeni fast immer Besiedelung mit *Helicobacter pylori.*

3.3.1 Allgemeine Therapie

Absetzen auslösender Medikamente, Nikotin- und Alkoholverzicht. Vermeiden von Stress und Hektik, insbesondere beim Essen. Entspannungstherapie.

3.3.2 Phytotherapie

Phytotherapie sollte bei diesen Indikationen adjuvant eingesetzt werden, wenn trotz Therapie mit hochwirksamen chemisch determinierten Medikamenten Beschwerden wie krampfartige Schmerzen, Übelkeit oder Inappetenz persistieren.

3.3.3 Arzneidrogen-Profile

Cranberryfrüchte

Siehe auch ▸ Kap. 4.1.3/Harnwegsinfekt.

AG: Nachbehandlung nach *Helicobacter-pylori*-Eradikation.

D/A: 300 bis 750 ml Cranberrysaft in 2 bis 3 Portionen tgl. bzw. 2 × tgl. 400–500 mg TE in Kaps. mit jeweils einem Glas Wasser.

AM: FAM zurzeit nicht im Handel, Tee/NEM verfügbar.

Süßholzwurzel

Liquiritiae radix, *Glycyrrhiza glabra* L.

AG: Ulcus ventriculi oder duodeni, Katharre der oberen Atemwege.

W: Antiphlogistisch durch Hemmung der Prostaglandinsynthese und Hemmung des Corticoidabbaues in der Leber. Schleimhautprotektiv.

KI: Art. Hypertonie, Hypokaliämie, schwere Niereninsuffizienz, Schwangerschaft, Leberzirrhose, Cholestase.

UW: Bei längerer Anw. in Dosierung über der empfohlenen Tageshöchstdosis von 600 mg Glycyrrhizin können mineralocorticoide Effekte wie Natrium- und Wasserretention sowie Kaliumverluste mit den Folgen art. Hypertonie, Ödembildung und Hypokaliämie auftreten.

WW: Vermehrter Kaliumverlust bei gleichzeitiger Therapie mit Diuretika.

H: Bei Anw. über mehrere Wochen Kontrolle der Serumelektrolyte.

D/A: TD 5–15,0 g Droge entspr. 200–600 mg Glycyrrhizin.
TD Succus liquiritiae 1,5–3,0 bei Ulcus ventriculi/duodeni.
Tee: gemäß St.-Zul. 4–5 g (1–2 TL)/150 ml, 10–15 min, 2–3 × tgl. 1 Tasse nach den Mahlzeiten.
Süßholzsaft (Liquiritiae succus depur. solut. 1 + 1), 3–4 × tgl. 1,5–3 g mit Wasser verdünnt vor den Mahlzeiten.

AM: Kombinationspräparate:
Iberogast® Tropfen, enth. Angelikawurzel, Kamillenblüten, Kümmel, Melissenblätter, Pfefferminzblätter, Schöllkraut, Süßholzwurzel, Bittere Schleifenblumen, 3 × tgl. 6–20 Tr., je nach Alter, vor oder zu den Mahlzeiten.
Gasteo® Tropfen, 1 ml ≙ 23 Tr. enth. Fluidextr. von Gänsefingerkraut, Kamillenblüten, Süßholz, Angelikawurzel, Benediktenkraut, Wermut, 3 × tgl. 30 Tr. für Erw.
Rabro® N Kautabletten, 1 Tabl. enth. Calciumcarbonat 500 mg, Magnesiumoxid 100 mg, Süßholzsaftplv. 400 mg.
Liquirit® Kautabletten, 1 Tabl. enth. Algeldrat 200 mg, Magnesiumcarbonat (leicht, basisch) 200 mg, Süßholzwurzel-TE 90 mg.

B: R: Komm. E +, ESCOP +, WHO +

3.4 Dyspepsie

Unspezifischer abdomineller Beschwerdekomplex mit vielgestaltiger Symptomatik, u. a. Druckgefühl oder Schmerzen im Bauchraum, Völlegefühl, Blähungen, Übelkeit, Erbrechen, Obstipation oder Diarrhoe ohne nachweisbare organische Ursachen. Häufig besteht eine allgemeine vegetative Begleitsymptomatik sowie Abhängigkeit von psychischen Faktoren.

Synonyma: Reizmagen, Non-ulcer-Dyspepsie, funktionelle Magenbeschwerden.

3.4.1 Allgemeine Therapie

Ernährung mit Vollwertkost unter Verzicht auf unverträgliche Nahrungsmittel. Regelmäßige Mahlzeiten. Einschränkung des Nikotin-, Alkohol- und Zuckerkonsums. Ggf. psychotherapeutische Maßnahmen.

3.4.2 Phytotherapie

Es steht eine Vielzahl von wirksamen Drogen relativ wenigen chemisch determinierten Medikamenten gegenüber. In vielen Fällen ist die alleinige Phytotherapie der Beschwerden ausreichend, ggf. kann ein Phytopharmakon mit einem chemisch-synthetischen Prokinetikum kombiniert werden. Flüssige Zubereitungen sollten, falls möglich, festen Formen vorgezogen werden.

3.4.3 Arzneidrogen-Profile

Anisfrüchte/-öl, Bibernelle

Anisi fructus/-aetheroleum, *Pimpinella anisum* L.

AG: **Innerl.:** Dyspeptische Beschwerden. Katarrhe der Luftwege.

W: Karminativ. Schwach spasmolytisch, antibakteriell, expektorierend, sekretomotorisch.

KI: Bekannte Allergie gegen Anis.
Reines Öl: Schwangerschaft.

UW: Allergische Reaktionen.

WW: Keine bekannt.

H: Anisfrüchte vor der Verwendung zur Freisetzung der äther. Öle leicht quetschen. Schwächer wirksam als Fenchel oder Kümmel, sehr gut als Geschmackskorrigens.

D/A: **Innerl.:** TD 3,0 g Droge.
Tee: gemäß St.-Zul. 1,5 g (½ TL, frisch zerkleinert)/150 ml, 10 min, morgens und/oder abends 1 Tasse.
Öl: gemäß St.-Zul. Innerl.: 0,3 g äther. Öl (ca. 10–12 Tr.), 1–3 × tgl.

AM: FAM zurzeit nicht im Handel, Tee/NEM verfügbar.

B: R: Komm. E +, ESCOP +, WHO +

Bromelain aus Ananas

Siehe auch ▸ Kap. 9.3.3/Posttraumatische Schwellungszustände.

AG: Verdauungsbeschwerden bei exokriner Pankreasinsuffizienz.

D/A: TD Erw. 80–320 mg Rohbromelain (entspr. 200–800 FIP-Einheiten) in 2 bis 3 Einzeldosen. Bei Fehlen von Langzeitstudien empfohlene Anwendungsdauer 8 bis 10 Tage.

AM: Bromelain POS® magensaftresistente Tabl., 1 Tabl. enth. 56,25–95 mg Bromelain entspr. 500 FIP-Einheiten, 1–2 × tgl. 1 Tabl.

Chinarinde

Cinchonae cortex, *Cinchona pubescens* Vahl.

AG: Dyspeptische Beschwerden wie Blähungen mit Völlegefühl. Appetitlosigkeit.

W: Amarum. Förderung der Magensaft- und Speichelsekretion.

KI: Schwangerschaft. Überempfindlichkeit gegen China-Alkaloide wie Chinin und Chinidin.

UW: Gelegentlich Überempfindlichkeitsreaktionen. Selten Thrombozytopenie mit Blutungsneigung.

WW: Wirkungsverstärkung von Antikoagulanzien möglich.

H: Traditionell bewährte Droge, häufig in Kombination mit anderen Bitterstoffdrogen angewandt.

D/A: TD 1–3,0 g Droge.
Tee: gemäß St.-Zul. 1 g (1 knapper TL)/150 ml, 10 min, zur Appetitanregung 1 Tasse 30 min vor den Mahlzeiten, bei Verdauungsbeschwerden 1 Tasse nach den Mahlzeiten.
Fluidextr. (Extractum chinae fluidum 1:1): gemäß St.-Zul. mehrmals tgl. 15–20 Tr./150 ml Wasser.

AM: FAM zurzeit nicht im Handel, Tee/NEM verfügbar.

B: R: Komm. E +

Fenchelfrüchte

Siehe auch ▸ Kap. 3.2.3/Gastritis.

AG: Leichte krampfartige Magen-Darm-Beschwerden, Völlegefühl, Blähungen.

D/A: Tee: TD 7,5 g Droge.
Tee gemäß St.-Zul. 2,5 g (1 TL, frisch zerkleinert)/150 ml, 10–15 min, 2–3 × tgl. 1 Tasse.
Sirup oder Honig: 10,0–20,0 g, Zuber. entspr.
Öl: 2–5 Tr. nach jeder Mahlzeit.
Fenchelhonig (0,5 g Sirup/kg KG)! Pädiatrie!, 10–20 g einnehmen; Klkdr. ½ TL, Sgl. ¼–1 TL.

AM: Fenchelhonig SN Painex®, Fenchelsirup mit Honig, 5 g Sirup enth. 2,5 mg Bitterfenchelöl, Kdr. > 1 Jahr 2–3 × tgl. 1 Dosierlöffel (5 ml ≙ 6,5 g Fenchelhonig).
Kombinationspräparat:
Gastricholan-L® Tropfen, 1 g Tropfen (≙ 22 Tr.) enth. Pfefferminzblätter-, Bitterer-Fenchel-, Kamillenblüten-Tinktur.

Galgantwurzelstock

Galangae rhizoma, *Alpinia officinarum* Hance.

AG: Dyspeptische Beschwerden. Appetitlosigkeit.

W: Aromatikum. Spasmolytische, antibakterielle und antiphlogistische Wirkung.

KI: Keine bekannt.

UW: Keine bekannt.

WW: Keine bekannt.

H: Gut geeignet bei krampfartigen Oberbauchschmerzen wie beim Roemheld-Syndrom.

D/A: TD 2–4,0 g Droge.
Tee: gemäß St.-Zul. 0,5–1 g (⅓ TL)/150 ml, bedeckt 5–10 min, 3 × tgl. 1 Tasse 30 min vor den Mahlzeiten.
Tinktur (Galangae tinct. 1:10): gemäß St.-Zul. 3 × tgl. 10 Tr. in Wasser 15 min vor den Mahlzeiten.

AM Galganttabletten® 0,1 g JURA mit 108 mg Galgantwurzelstockplv.

B: R: Komm. E +

Harongarinde/-blätter

Harunganae madagascariensis cortex/-folium, *Harungana Haronga madagascariensis* Lamarck ex Poir.

AG: Dyspepsie. Leichte exokrine Pankreasinsuffizienz. Funktionelle Störungen von Magen, Leber und Galle. Appetitlosigkeit.

W: Stimulierung der exokrinen Pankreasfunktion, Anregung der Magensaftsekretion, choleretisch, cholekinetisch, karminativ.

KI: Akute Pankreatitis, akute Schübe einer chronischen Pankreatitis, schwere Leberfunktionsstörungen, Cholezystitis, Cholangitis, Ileus.

UW: Photosensibilisierung.

WW: Keine bekannt.

D/A: Mittlere TD 7,5 bis 15 mg TE entspr. 25 bis 50 mg Droge.

AM Tee/NEM verfügbar.

B: R: Komm. E +

Ingwerwurzelstock

Siehe auch ▸ Kap. 7.5.3/Reisekrankheit.

AG: Dyspeptische Beschwerden.

D/A: 0,5–1,0 g (⅓ TL)/150 ml, 5 min, 2–4 × tgl. 1 Tasse.

AM: Tee/NEM verfügbar.

Kümmelfrüchte/-öl

Carvi fructus/-aetheroleum, *Carum carvi* L.

AG: Dyspeptische Beschwerden wie leichte krampfartige Beschwerden im Magen-Darm-Bereich, Blähungen und Völlegefühl.

W: Spasmolytisch, antimikrobiell.

KI: Keine bekannt.

UW: Öl: Bei Überdosierung zentrale Erregung, Schwindel oder Bewusstseinsstörung möglich.

WW: Keine bekannt.

H: Kümmelfrüchte vor der Verwendung zur Freisetzung der äther. Öle leicht quetschen. Sehr gutes Karminativum, stärker wirksam als Anis oder Fenchel.

D/A: TD 1,5–6,0 g Droge bzw. 3–6 Tr. Kümmelöl.
Tee: gemäß St.-Zul. 1–5 g (1 TL, frisch zerkleinert)/150 ml, 10–15 min, Erw. 1–3 × tgl. 1 Tasse, Sgl. Verdünnung der Erw.-Dosis 1:1 mit abgekochtem Wasser.
Öl: gem. St.-Zul. 3 × tgl. 1–2 Tr. auf Zucker, in Milch oder Wasser zu den Mahlzeiten.

AM Windsalbe® 2 %, 100 g Salbe enth. 2 g Kümmelöl, 1–2 cm langen Salbenstrang nach dem Bad in die Nabelgegend einreiben.
Kombinationspräparate:
Carum carvi Kinderzäpfchen, 1 Supp. enth. Kümmelsamen-Extr. (Ethanol 30 %) 212 mg, Kdr. 1–3 × tgl. 1 Supp., Sgl. 1–3 × tgl. ½ Supp.
Carmenthin® bei Verdauungsstörungen, 1 Kaps. enth. 90 mg Pfefferminzöl, 50 mg Kümmelöl, 3 × tgl. 1 Kaps. unzerkaut mit etwas Wasser vor den Mahlzeiten.
Iberogast® Tropfen (u. a. Kümmeltinktur, s. o.), 3 × tgl. 6–20 Tr., je nach Alter, vor oder zu den Mahlzeiten.

B: R: Komm. E +, ESCOP +

Pfefferminzblätter/-öl

Menthae piperitae folium/-aetheroleum, *Mentha × piperita* L.

AG: **Innerl.**: Krampfartige Beschwerden im Magen-Darm-Bereich sowie der Gallenblase und Gallenwege. Colon irritabile. Mundschleimhautentzündungen.
Äußerl.: Myalgien, neuralgiforme Beschwerden.

W: Direkte Spasmolyse an der glatten Muskulatur des Magen-Darm-Trakts durch calciumantagonistischen Effekt des Menthols. Förderung der Magensaftsekretion, Beschleunigung der Magenentleerung.
Bei äußerl. Anw. Blockade der Schmerzleitung über Reizung der Kälterezeptoren der Haut.

KI: Gallensteinleiden; Verschluss der Gallenwege; Gallenblasenentzündung; schwere Leberschäden.

UW: Bei empfindlichen Personen Sodbrennen und Magenschmerzen.

WW: Keine bekannt.

H: Bei chronischer Gastritis nicht über einen längeren Zeitraum ununterbrochen anwenden. Öl in Einzeldosis >100 mg nur in magensaftresistenten Kaps. einnehmen.

D/A: TD 3–6,0 g Droge, Zuber. entspr.
Tee: gemäß St.-Zul. 1,5 g (2–3 TL)/150 ml, 10 min, 3–4 × tgl. 1 Tasse.
Öl: gemäß St.-Zul. Innerl.: mittlere TD 6–12 Tr. (3 × tgl. 2–4 Tr.).

AM: Chiana®-Kapseln, 1 Kaps. enth. 182 mg Pfefferminzöl, 3 × tgl. 1 Kaps. vor den Mahlzeiten.
Medacalm®, 1 Kaps. enth. 0,2 ml Pfefferminzöl, 3 × tgl. 1 Kaps. vor den Mahlzeiten.
spasmo gallo sanol® N überzogene Tabletten, 1 Tabl. enth. 37,5 mg Pfefferminzöl, Erw. 3 × tgl. 1–2 Drg. vor den Mahlzeiten.
Kombinationspräparate:
Carmenthin® bei Verdauungsstörungen, 1 Kaps. enth. 90 mg Pfefferminzöl, 50 mg Kümmelöl, 3 × tgl. 1 Kaps. unzerkaut mit etwas Wasser vor den Mahlzeiten.

Iberogast® Tropfen, enth. Angelikawurzel, Kamillenblüten, Kümmel, Mariendistelfrüchte, Melissenblätter, Pfefferminzblätter, Schöllkraut, Süßholzwurzel, Bittere Schleifenblumen, 3 × tgl. 6–20 Tr., je nach Alter, vor oder zu den Mahlzeiten.

B: R: Komm. E +, ESCOP +, WHO +

Rettichwurzel

Siehe auch ▶ Kap. 2.1.3/Viraler Infekt der oberen Luftwege.

AG: Dyspepsie.

D/A: TD Erw. 50–100 ml Presssaft.

AM: FAM zurzeit nicht im Handel, Tee/NEM verfügbar.

Wacholderbeeren

Juniperi fructus, *Juniperus communis* L.

AG: Verdauungsbeschwerden mit leichten Krämpfen, Völlegefühl, Blähungen.
Zur Erhöhung der Harnmenge.

W: Wahrscheinlich direkte Spasmolyse an der glatten Muskulatur des Magen-Darm-Trakts. Antimikrobiell. Aquaretisch über Reizung des Nierenparenchyms.

KI: Schwangerschaft. Entz. Nierenerkrankungen.

UW: Bei längerer Anw. oder bei Überdosierung Nierenschäden möglich.

WW: Keine bekannt.

H: Wegen älterer Berichte über toxische Nierenschäden wurde die Anw. als Aquaretikum von der Kommission E nicht in die Monographie aufgenommen. Nach neueren Studien dürften bei Einhaltung der empfohlenen Dosen und Verwendung hochwertiger Arzneipflanzen Nierenschädigungen ausgeschlossen sein.
Traditionell als verdauungsfördernder Speisezusatz angewandt.

D/A: TD 2–10,0 g Droge, entspr. 20–100 mg äther. Öl.
Tee: gemäß St.-Zul. 2 g (1 knapper TL, frisch zerkleinert)/150 ml, 1–4 × tgl. 1 Tasse.

AM Roleca® Wacholder 100 mg, 1 Kaps. enth. 100 mg Öl, 1 × tgl. 1 Kaps. zur Mahlzeit mit Wasser.

B: R: Komm. E +, ESCOP +

Zimtrinde

Siehe auch ▸ Kap. 3.1.3/Appetitlosigkeit.

AG: Appetitlosigkeit, Dyspepsie.

D/A: TD 2–4 g Droge, als äther. Öl 0,05–0,2 g.
Teeaufguss: ⅓ TL zerkleinerte Droge/1 Tasse kochendes Wasser, 10 min ziehen lassen, 3 × tgl. 1 Tasse vor den Mahlzeiten.
Tinktur (Cinnamomi tinct. 1:5): 3 × tgl. 10 Tr. in Wasser vor den Mahlzeiten.

AM: Amara® Pascoe Tropfen, Mischtinktur (1:5) aus Chinarinde, Enzianwurzel, Pomeranzenschale, Zimtrinde (5:2:2:1).

Hinweis: Für das Kombinationspräparat Iberogast® (Angelikawurzel, Kamillenblüten, Kümmel, Mariendistelfrüchte, Melissenblätter, Pfefferminzblätter, Schöllkraut, Süßholzwurzel, Bittere Schleifenblumen) liegen placebo-kontrollierte Doppelblindstudien mit positiven Ergebnissen für die Indikation „funktionelle Magen-Darm-Beschwerden“ vor. Die Anwendung bei Dyspepsie und Reizdarmsyndrom ist leitliniengerecht.

3.4.4 Teemischungen

Fertigmischungen

Bei Dyspepsie

- Anis-Fenchel-Kümmel zu gleichen Teilen, verschiedene Anbieter
- Magen-Darm-Tee Bombastus® (▸ Kap. 3.2.4/Gastritis)
- Magen- und Darmtee VIII, 1 g Tee enth. 250 mg Kamillenblüten, 250 mg Pfefferminzblätter, je 150 mg Anis, Fenchel, Kümmel, 50 mg Malvenblüten.

Teerezepturen

Bei Dyspepsie

Rp.

Matricariae flos tot.	50,0
Menthae pip. fol. conc.	30,0
Carvi fruct. cont.	20,0

M. f. spec. stomachicae

D. S.: 1 EL/1 Tasse kochendes Wasser, aufgießen und 5 min ziehen lassen, abseihen, 2–3 × tgl. 1 Tasse nach den Mahlzeiten schluckweise trinken.

Rp.

Carvi fruct. cont.	
Foeniculi fruct. cont.	
Absinthii herb. conc.	
Millefolii herb. conc.	$\overline{\text{aa}}$ 25,0

M. f. spec. stomachicae

D. S.: 1 TL/1 Tasse kochendes Wasser, aufgießen und 10 min ziehen lassen, abseihen, 2–3 × tgl. 1 Tasse vor den Mahlzeiten schluckweise trinken.

AFK-Tee

Rp.

Anisi fruct. cont.	
Foeniculi fruct. cont.	
Carvi fruct. cont.	$\overline{\text{aa}}$ 25,0

M. f. spec. carminativae

D. S.: 1 TL /1 Tasse kochendes Wasser, aufgießen und 10 min ziehen lassen, abseihen, 2–3 × tgl. 1 Tasse nach den Mahlzeiten schluckweise trinken.

Bei Dyspepsie, zur Spasmolyse und Beruhigung

Rp.

Carvi fruct. cont.	
Foeniculi fruct. cont	$\overline{\text{aa}}$ 20,0
Chamomillae flor. tot.	ad 100,0

M. f. spec. carminativae

D. S.: 1 TL/1 Tasse kochendes Wasser, aufgießen und 15 min ziehen lassen, abseihen, 3–4 × tgl. 1 Tasse schluckweise trinken.

3.5 Lebererkrankungen

Infektiöse, toxische, nutritive oder autoimmune akute und chronische Schädigungen des Leberparenchyms. Dazu zählen Virushepatitis, primär biliäre Zirrhose, chronische Cholangitis sowie Schädigungen durch Alkohol, Medikamente, Umweltgifte und Toxine des Knollenblätterpilzes.

3.5.1 Allgemeine Therapie

Bei Virushepatitis körperliche Schonung. Lebertoxische Substanzen vermeiden, insbesondere Alkoholkarenz. Evtl. Eiweißrestriktion.

3.5.2 Phytotherapie

Der adjuvante Einsatz von pflanzlichen Hepatoprotektiva kann in vielen Fällen bei Fehlen therapeutischer Alternativen zu einer Linderung bestehender Beschwerden wie Völlegefühl, Oberbauchschmerzen und eingeschränkter körperlicher Leistungsfähigkeit beitragen. Nachweisbar lassen sich viele Leberfunktionsparameter bessern, die Anzahl tödlicher Verläufe der Knollenblätterpilzvergiftung wird signifikant reduziert.

3.5.3 Arzneidrogen-Profile

Granatapfelfrucht

Siehe auch ▸ Kap. 1.1.3/Herzinsuffizienz.

AG: Hepatoprotektion.

D/A: 3 × tgl. 20 ml Presssaft.

AM: FAM zurzeit nicht im Handel, Tee/NEM verfügbar.

Mariendistelfrüchte

Cardui mariae fructus, *Silybum marianum* L. (Gaertner).

AG: Adjuvant bei chronischen entz. Lebererkrankungen und bei Leberzirrhose. Akute Knollenblätterpilzvergiftung. Dyspeptische Beschwerden.

W: Erhöhung der Regenerationsfähigkeit von Hepatozyten.
Schutz bei Knollenblätterpilzvergiftungen durch kompetitive Verdrängung der Toxine von der hepatozellulären RNA-Polymerase.
Cholagog.

KI: Keine bekannt.

UW: Selten Diarrhoe.

WW: Keine bekannt.

H: Teeauszüge sind nicht ausreichend wirksam.
FAM mit gut belegter Wirksamkeit bezüglich verschiedenster Leberfunktionsparameter.

D/A: TD 200–400 mg Silymarin, berechnet als Silybinin.

AM: Legalon® forte Madaus Kapseln, 1 Kaps. enth. 173–186,7 mg Mariendistel-TE (Ethylacetat 98 %), ≙ Silymarin Dinitrophenylhydrazin (DNPH) 140 mg, Silymarin (HPLC) 108 mg, initial und in schweren Fällen 3 × tgl. 1 Kaps., sonst 2 × tgl. 1 Kaps.
Silicur® für die Leber, 1 Kaps. enth. 177,4–240,4 mg Mariendistel-TE (Aceton 95 %) ≙ 108,2 mg Silymarin, 3 × tgl. 1 Kaps.
Silimarit®, 1 Kaps. enth. 170–239 mg Mariendistel-TE (Aceton, 24–27:1) ≙ 140 mg Silymarin, 2 × tgl. 1 Kaps.
Weitere FAM mit entsprechenden TE im Handel.

B: R: Komm. E +, ESCOP +, WHO +

3.6 Funktionelle Störungen der Gallenblase und -wege

Dysbalance in der Zusammensetzung der Gallenflüssigkeit, verminderte Gallenproduktion oder -Sekretion sowie Motilitätsstörungen im Bereich der Gallenwege können zu vielfältigen und typischerweise nach dem Genuss fetten Essens auftretenden Oberbauchbeschwerden führen. U. a. treten Meteorismus, Übelkeit, Völlegefühl sowie Druckgefühl oder auch kolikartige Schmerzen im rechten Oberbauch auf.

3.6.1 Allgemeine Therapie

Meiden auslösender Speisen und Getränke, allgemein fettarme Kost mit häufigeren kleineren Mahlzeiten bevorzugen. Bei Übergewicht Gewichtsreduktion. Anwendungen mit feuchter Wärme auf dem Bauch, z. B. feuchte Leibwickel.

3.6.2 Phytotherapie

Es steht eine Vielzahl pflanzlicher Gallemittel (Cholagoga) zur Verfügung. Differenzialtherapeutisch sollten die zur Anwendung kommenden Drogen wegen unterschiedlicher Wirkprofile nach der jeweils vorherrschenden Symptomatik ausgewählt werden (◘ Tab. 3.2). Die Verwendung von Zubereitungen, bei deren Anwendung der Geschmackssinn mit einbezogen wird, ist wegen der vermuteten reflektorischen Wirkung der Cholagoga zu bevorzugen.

◘ **Tab. 3.2** Wirkungen und Wirkstärke der Cholagoga. Modifiziert nach Schilcher et al., Leitfaden Phytotherapie

Droge	Wirkung		
	cholagog	spasmolytisch	karminativ
Artischockenblätter	++	++	+
Boldoblätter	++	++	
Curcumawurzelstock	+++	+	
Gelbwurz, javanische	+++	+	
Löwenzahnwurzel mit -kraut*	++	+	
Pfefferminzblätter/-öl	++	++(+)	++
Schafgarbenkraut/ -blüten	++	+	
Schöllkraut	+++	+++	
Wermutkraut	++	+	++

* aus: Schilcher et al., Leitfaden Phytotherapie

3.6.3 Arzneidrogen-Profile

Artischockenblätter

Cynarae folium, *Cynara scolymus* L.

AG: Dyspeptische Beschwerden.

W: Steigerung der Galleproduktion und des Galleflusses.

KI: Verschluss der Gallenwege. Bekannte Allergie gegen Artischocke oder andere Korbblütler. Gallensteine stellen eine relative KI dar.

UW: Keine bekannt.

WW: Keine bekannt.

H: Entsprechend der Ergebnisse experimenteller und klinischer Studien bestehen folgende weitere Indikationen für die Artischocke: Appetitlosigkeit, Hypercholesterinämie, Leberprotektion. Steigerung des Gallenflusses nachgewiesen. Als Lipidsenker nicht Droge der ersten Wahl.

D/A: Mittlere TD 6,0 g Droge, Zuber. entspr.
Ca. 2 g/150 ml, 5 min, 3 × tgl. 1 Tasse.
ED: Trockenextrakt: 500 mg.

AM: Cholagogum Nattermann® Artischocke, 1 Kaps./10 ml. enth. 400 mg TE (Wasser, 4–6:1); Kaps.: Erw. und Kdr. > 12 J. 3 × tgl. 1 Kaps. vor dem Essen; Tropfen: 3 × tgl. 10 ml (2 TL) zum Essen.
Cynacaps® Artischockenkapseln 400 mg, 1 Kaps. enth. 400 mg Artischockenblätter-TE, 3 × tgl. 1 Kaps.
Hepar® SL 320 mg, 1 Kaps. enth. 320 mg TE (Wasser, 4–6:1), 3 × tgl. 1–2 Kaps. zum Essen.
Hepar® SL forte 600 mg, 1 überzogene Tabl. enth. 600 mg TE (Wasser, 4–6:1), 2 × tgl. 1 Tabl.
Generika mit entsprechenden TE im Handel.

B: R: Komm. E +, WHO +

Boldoblätter

Boldo folium, *Peumus boldus* Molina.

AG: Dyspeptische Beschwerden, leichte krampfartige Magen-Darm-Beschwerden.

W: Spasmolytisch, choleretisch, Steigerung der Magensaftsekretion.

KI: Schwangerschaft. Verschluss der Gallenwege, schwere Lebererkrankungen. Gallensteine stellen eine relative KI dar.

UW: Keine bekannt.

WW: Keine bekannt

H: Reines äther. Öl und Destillate aus Boldoblättern dürfen wegen des hohen Gehalts an neurotoxischem Askaridol nicht verwendet werden. Eher schwächer wirksam, geeignet für Kombinationspräparate.

D/A: Mittlere TD 3 g Droge, Zuber. entspr.
Tee: gemäß St.-Zul. 1–2 g (1–2 TL)/150 ml, 10–15 min, 2–3 × tgl. 1 Tasse.

AM: FAM zurzeit nicht im Handel, Tee/NEM verfügbar.

B: R: Komm. E +, ESCOP +

Curcumawurzelstock

Curcumae longae rhizoma, *Curcuma domestica* Valeton.

AG: Dyspeptische Beschwerden.

W: Choleretisch, cholekinetisch, antiphlogistisch, spasmolytisch.

KI: Verschluss der Gallenwege, Ileus. Gallensteine stellen eine relative KI dar.

UW: Vereinzelt Magenreizungen.

WW: Keine bekannt.

H: Aromatikum. Als Gewürz genutzt. Zur Langzeitbehandlung gut geeignet.

D/A: Mittlere TD 1,5–3,0 g Droge, Zuber. entspr.
Tee: gemäß St.-Zul. 1,3 g (1 sehr knapper TL)/150 ml, 10–15 min, 2 × tgl. 1 Tasse zwischen den Mahlzeiten.

AM: Curcu-Truw® Kapseln, 1 Kaps. enth. 81 mg TE (Ethanol 96 %, 13–25:1), 2 × tgl. 1 Kaps.

B: R: Komm. E +, ESCOP +, WHO +

Gelbwurzelstock, Javanischer

Curcumae xanthorrhizae rhizoma, *Curcuma xanthorrhiza* Roxburgh.

AG: Dyspepsie.

W: Als Aromatikum choleretisch.

KI: Verschluss der Gallenwege, Ileus. Gallensteine stellen eine relative KI dar.

UW: Bei längerer Anw. Magenbeschwerden.

WW: Keine bekannt.

H: Als Tee in Indonesien ein beliebtes Getränk. Bei Dyspepsie vergleichbar wirksam wie Curcumawurzelstock.

D/A: Mittlere TD 2,0 g Droge, Zuber. entspr.
Tee: gemäß St.-Zul. 0,5–1,0 g (⅓ TL)/150 ml, 5–10 min, 2–3 × tgl. 1 Tasse.

AM: FAM zurzeit nicht im Handel, Tee/NEM verfügbar.

B: R: Komm. E +, ESCOP +, WHO +

Harongarinde/-blätter

Siehe auch ▸ Kap. 3.4.3/Dyspepsie.

AG: Dyspepsie. Leichte exokrine Pankreasinsuffizienz. Funktionelle Störungen von Magen, Leber und Galle. Appetitlosigkeit.

D/A: Mittlere TD 7,5 bis 15 mg TE entspr. 25 bis 50 mg Droge.

AM: FAM (Harongan®) nicht mehr im Handel, Tee/NEM verfügbar.

Löwenzahnwurzel mit Kraut

Taraxaci radix cum herba, *Taraxacum officinale* Weber.

AG: Störungen des Galleflusses, dyspeptische Beschwerden wie Völlegefühl und Blähungen. Appetitlosigkeit. Entz. Erkrankungen der ableitenden Harnwege.

W: Bittermittel. Choleretisch, appetitanregend, aquaretisch.

KI: Verschluss der Gallenwege, Ileus. Gallensteine stellen eine relative KI dar.

UW: Bei empfindlichen Personen Magenbeschwerden. Selten Kontaktallergien.

WW: Keine bekannt.

H: Wegen aquaretischer Wirkung abendliche Einnahme möglichst vermeiden.

D/A: TD 9–12,0 g Droge.
Tee: gemäß St.-Zul. 3 g (2 TL)/150 ml, 10 min, 3 × tgl. 1 Tasse.
Tinktur (Taraxaci tinct. 1:5): gemäß St.-Zul. 3 × tgl. 10–15 Tr.

AM: FAM zurzeit nicht im Handel, Tee/NEM verfügbar.

B: R: Komm. E +, ESCOP +, WHO +

Schafgarbenkraut/-blüten

Millefolii herba/-flos, *Achillea millefolium* L.

AG: **Innerl.:** Leichte krampfartige Beschwerden im Magen-Darm-Bereich. Appetitlosigkeit.
Äußerl.: Funktionelle Unterbauchbeschwerden, Vulvitis, Kolpitis.

W: Bittermittel. Choleretisch, adstringierend, spasmolytisch.

KI: Überempfindlichkeit gegen Schafgarbe oder andere Korbblütler.

UW: Selten Überempfindlichkeitsreaktionen.

WW: Keine bekannt.

H: Anw. als feuchtwarmer Leibwickel zur Linderung.

D/A: TD 4,5 g Kraut, 3,0 g Blüten, Zuber. entspr.
Tee: gemäß St.-Zul. 2–4 g (1–2 TL)/150 ml, 10 min, 3–4 × tgl. zwischen den Mahlzeiten.
Sitzbad: 100 g Schafgarbenkraut/1–2 l kochendes Wasser, 20 min ziehen lassen.

AM: Schafgarbe-Tropfen® Tinktur, enth. Millefolii tinct. (Ethanol 31,5 %, 1:5), 4 × tgl. 95 Tr. entspr. 4,2 g.

B: R: Komm. E +, ESCOP +, WHO +

Schöllkraut

Chelidonii herba, *Chelidonium majus* L.

AG: Krampfartige Beschwerden im Bereich der Gallenwege und des übrigen Magen-Darm-Trakts. Dysmenorrhoe.

W: Hauptalkaloid Chelidonin wirkt leicht spasmolytisch am oberen Verdauungstrakt durch direkte Wirkung auf die glatte Muskulatur, darüber hinaus leicht analgetisch und zentral sedierend. Ein weiterer Inhaltsstoff wirkt choleretisch.

KI: Schwangerschaft und Stillzeit sowie Kdr. < 12 J. wegen fehlender Erfahrungen. Verschluss der Gallenwege. Aktuelle oder früher bestehende Lebererkrankungen.

UW: In Einzelfällen Anstieg der Leberenzymwerte im Serum.

WW: Keine bekannt.

H: Bei Anwendungsdauer von mehr als vier Wochen ist eine Kontrolle der Leberfunktionswerte im Serum erforderlich. Teezubereitungen sollten wegen unsicheren Wirkstoffgehalts nicht zur Anw. kommen.

D/A: TD 8–15 mg Gesamtalkaloide, berechnet als Chelidonin.

AM: Kombinationspräparat:
Iberogast® Tropfen enth. Schöllkrauttinktur, 3 × tgl. 6–20 Tr., je nach Alter, vor oder zu den Mahlzeiten.

B: R: Komm. E +

Pfefferminzblätter/-öl

Siehe auch ▸ Kap. 3.4.3/Dyspepsie.

AG: **Innerl.:** Krampfartige Beschwerden im Magen-Darm-Bereich sowie der Gallenblase und Gallenwege.

D/A: TD 3–6,0 g Droge, Zuber. entspr.
Tee: gemäß St.-Zul. 1,5 g (2–3 TL)/150 ml, 10 min, 3–4 × tgl. 1 Tasse.
Öl: gemäß St.-Zul. Innerl.: mittlere TD 6–12 Tr. (3 × tgl. 2–4Tr.).

AM: Chiana®-Kapseln, 1 Kaps. enth. 182 mg Pfefferminzöl, 3 × tgl. 1 Kaps. vor den Mahlzeiten.
Medacalm®, 1 Kaps. enth. 0,2 ml Pfefferminzöl, 3 × tgl. 1 Kaps. vor den Mahlzeiten.
spasmo gallo sanol® N überzogene Tabletten, 1 Tabl. enth. 37,5 mg Pfefferminzöl, Erw. 3 × tgl. 1–2 Drg. vor den Mahlzeiten.
Kombinationspräparate:
Carmenthin® bei Verdauungsstörungen, 1 Kaps. enth. 90 mg Pfefferminzöl, 50 mg Kümmelöl, 3 × tgl. 1 Kaps. unzerkaut mit etwas Wasser vor den Mahlzeiten.

Iberogast® Tropfen (Angelikawurzel, Kamillenblüten, Kümmel, Mariendistelfrüchte, Melissenblätter, Pfefferminzblätter, Schöllkraut, Süßholzwurzel, Bittere Schleifenblumen), 3 × tgl. 6–20 Tr., je nach Alter, vor oder zu den Mahlzeiten.

Wermutkraut

Siehe auch ▸ Kap. 3.1.3/Appetitlosigkeit.

AG: Verdauungsbeschwerden, krampfartige funktionelle Beschwerden im Bereich der Gallenwege.

D/A: TD 2–3,0 g Droge als wässriger Auszug.
Tee: gemäß St.-Zul. 1,5 g (1 TL)/150 ml, 10 min, 2 × tgl. 1 Tasse vor den Mahlzeiten.
Wermuttinktur (Absinthii tinct. 1:10): gemäß St.-Zul. 3 × tgl. 5–20 Tr. 30 min vor den Mahlzeiten.

AM: Kombinationspräparate:
Abdomilon® N Sirup (▸ Kap. 3.1.3/Angelikawurzel).
Gasteo® Tropfen, 1 ml (≙ 23 Tr.) enth. Wermut-, Gänsefingerkraut-, Süßholz-, Kamillenblüten-, Angelikawurzel-, Benediktenkrautfluidextr. (1:1,7–2,2), 3 × tgl. 30 Tr.

3.6.4 Teemischungen

Fertigmischungen

- Gallentee M Bombastus®, 1 g enth. 200 mg Pfefferminzblätter, 300 mg Löwenzahn, 200 mg Javan. Gelbwurz, 200 mg Mariendistelfrüchte, 100 mg Kümmel (PZN 05466944)
- KLENK Gallentee II, 1 g enth. 300 mg Löwenzahn, 300 mg Pfefferminzblätter, 150 mg Javan. Gelbwurz, 100 mg Schafgarbenkraut, 50 mg Kümmel, 50 mg Ringelblumenblüten, 50 ml Kamillenblüten (PZN 03962248).

Teerezepturen

Gallentee (Standardzulassung I)

Rp.

Carvi fruct. cont.	10,0
Curcumae xanthorrhizae rhiz. conc.	20,0

Taraxaci herba cum radix conc.	30,0
Cardui mariae fruct. conc.	20,0
Menthae pip. fol. conc.	20,0

M. f. spec. cholagogae
D. S.: 1 TL/1 Tasse kochendes Wasser, aufgießen und 10 min ziehen lassen, abseihen, 2–3 × tgl. 1 Tasse nach den Mahlzeiten schluckweise trinken.

Gallentee (Standardzulassung II)
Rp.

Curcumae xanthorrhizae rhiz. conc.	15,0–20,0
Taraxaci herba cum radix conc.	15,0–50,0
Menthae pip. fol. conc.	20,0–40,0
Millefolii herba conc.	10,0–30,0

M. f. spec. cholagogae
D. S.: 1 TL/1 Tasse kochendes Wasser, aufgießen und 10 min ziehen lassen, abseihen, 2–3 × tgl. 1 Tasse nach den Mahlzeiten schluckweise trinken.

3.7 Diarrhoe

Auftreten von mehr als drei breiig-flüssigen Stühlen pro Tag. Akute Durchfälle sind meist infektiös bedingt, chronische Durchfälle (> 1 Monat) haben meist nichtinfektiöse Ursachen wie Nahrungsmittelunverträglichkeiten, Gebrauch von Abführmitteln, psychische Einflüsse, Tumoren, Hormonstörungen, chronische Entzündungen, Malabsorption oder Maldigestion.

3.7.1 Allgemeine Therapie

Wichtigste Maßnahme ist der ausreichende Flüssigkeitsersatz, z. B. durch Trinken von Wasser, ungesüßtem schwarzem oder grünem Tee oder ggf. Elektrolytlösungen. Salzersatz, z. B. durch Konsum von Salzstangen oder Ähnlichem. Insbesondere bei Säuglingen, Kleinkindern und alten Menschen kann durch die Exsikkose rasch ein lebensbedrohlicher Zustand eintreten, der dann weitere Maßnahmen erforderlich macht. Bei Abklingen der Symptomatik vorsichtiger Kostaufbau mit fettarmen Nahrungsmitteln.

3.7.2 Phytotherapie

Leichtere Formen der unspezifischen akuten Diarrhoe sowie die chronische oder rezidivierende funktionelle Diarrhoe lassen sich meist durch alleinigen Einsatz von Phytopharmaka behandeln. Gleiches gilt für die Säuglingsdyspepsie. Bei den übrigen Formen sollten Phytopharmaka nur adjuvant zum Einsatz kommen.

3.7.3 Arzneidrogen-Profile

Blutwurz, Tormentillwurzelstock

Tormentillae rhizoma, *Potentilla tormentilla* Nekker.

AG: Akute Durchfallerkrankungen, leichte Schleimhautentzündungen im Mund- und Rachenraum.

W: Adstringierend.

KI: Kdr. < 12 J., Schwangerschaft und Stillzeit bei mangelnden Erfahrungen.

UW: Unspezifische Magenbeschwerden.

WW: Keine bekannt.

H: Wichtige Gerbstoffdroge mit dem höchsten Gerbstoffgehalt.

D/A: TD 4–6 g Droge.

AM: Tortil® Kapseln, 1 Kaps. enth. 200 mg Tormentillwurzelstock-TE (Ethanol 60 %, 3,5–4,5:1), 3 × 2 Kaps. pro Tag.

B: R: Komm. E +, ESCOP +

Brombeerblätter

Rubi fruticosi folium, *Rubus fruticosus* L.

AG: **Innerl.:** Leichte unspezifische, akute Durchfallerkrankungen.
Lokal: Leichte Entzündungen der Mund- und Rachenschleimhaut.

W: Durch Gerbstoffgehalt adstringierend.

KI: Keine bekannt.

UW: Keine bekannt.

WW: Keine bekannt.

H: Bei Durchfall eher geringe Wirkstärke.

D/A: **Innerl.:** TD 2–5,0 g Droge.
Tee: gemäß St.-Zul. 1,5 g (1–2 TL)/150 ml, 10–15 min, 2–3 × tgl. 1 Tasse zwischen den Mahlzeiten.
Lokal: Tee zum Spülen und Gurgeln.
B: R: Komm. E +

Eichenrinde

Quercus cortex, *Quercus robur* L.
AG: **Innerl.:** Unspezifische, akute Durchfallerkrankungen.
Äußerl.: Lokale Behandlung leichter Entzündungen im Mund-, Rachen-, Genital- und Analbereich sowie entz. Hauterkrankungen.
W: Durch Gerbstoffgehalt adstringierend.
KI: Bei äußerl. Anw.: großflächige Hautschäden. Bei nässenden großflächigen Ekzemen und Hautverletzungen keine Vollbäder.
UW: Keine bekannt.
WW: Bei innerl. Anw. evtl. verringerte Resorption von Alkaloiden und anderen basischen Arzneistoffen.
H: Der stark adstringierende Effekt von Teezubereitungen wird meist nicht toleriert. Zuber. als Tabl. oder Kaps. sind dementsprechend für die innere Anw. vorzuziehen. Die Anw. der Droge sollte wegen der stark gerbenden und damit austrocknenden Wirkung auf 1–2 Wochen begrenzt werden.
D/A: **Innerl.:** TD 3,0 g Droge.
Äußerl.: Badezusatz: Teil-, Vollbad: 500,0 g/100 l.
Umschläge, Spül-, Gurgellösung: 20,0 g/1 l, 15–20 min aufkochen.
AM: FAM zurzeit nicht im Handel, Tee/NEM verfügbar.
B: R: Komm. E +

Flohsamen und Indische Flohsamen/Flohsamenschalen

Siehe auch ▸ Kap. 3.8.3/Obstipation.
AG: Adjuvant bei Durchfallerkrankungen.
H: Verordnungsfähig zu Lasten der GKV zur Behandlung von Durchfällen bei M. Crohn, Kurzdarmsyndrom oder HIV-Infektion.

D/A: 5–10 g (1–2 TL)/150 ml, vorquellen, 200 ml nachtrinken, bis zu 3 × tgl. 1 Tasse.
TD Samen: 12–40 g, Schalen: 4–20 g.

AM: Agiocur® Granulat, 1 g enth. 650 mg Indische Flohsamen und 22 mg Flohsamenschalen, Erw. abends 2 TL, bei Bedarf zusätzlich vor dem Frühstück 1 TL, bei Neigung zu Durchfällen 1–3 Tage 3 × tgl. 2 TL, dann 3 × 1 TL, Schulkdr. die halbe Dosis.
Metamucil® kalorienarm Orange Sachet, 1 Btl. entspr. 5,8 g enth. 3,26 g Indische Flohsamenschalen, Erw. 2–3 × tgl. 1 Btl. in 200 ml Wasser, Kdr. > 12 J. die halbe Dosis.
Mucofalk® Apfel-/Orange-Granulat, 5 g enth. 3,25 mg Indische Flohsamenschalen, Erw. und Kdr. > 12 J. 2–6 × tgl. 1 Btl. (5 g) Granulat in reichlich Flüssigkeit.

Frauenmantelkraut

Alchemillae herba, *Alchemilla xanthochlora* Rothm.

AG: Leichte unspezifische Durchfallerkrankungen.

W: Durch Gerbstoffgehalt adstringierend.

KI: Keine bekannt.

UW: Keine bekannt.

WW: Keine bekannt.

H: Relativ schwach wirksam, deshalb meist in Kombination verwendet.

D/A: Mittlere TD 5–10,0 g Droge, Zuber. entspr.
Tee: gemäß St.-Zul. 2 g/150 ml, 10–15 min, 3–5 × tgl. 1 Tasse zwischen den Mahlzeiten.

AM: FAM zurzeit nicht im Handel, Tee/NEM verfügbar.

B: R: Komm. E +, ESCOP +

Heidelbeerfrüchte

Myrtilli fructus, *Vaccinium myrtillus* L.

AG: Unspezifische akute Durchfallerkrankungen. Leichte Entzündungen der Mund- und Rachenschleimhaut.

W: Durch Gerbstoffgehalt adstringierend.

KI: Keine bekannt.

UW: Keine bekannt.

WW: Keine bekannt.

H: Zur Therapie der Diarrhoe nur getrocknete Früchte verwenden, da frische Früchte aufgrund ihres Saftgehalts mit den Fruchtsäuren abführend wirken. Wegen des guten Geschmacks besonders für Kdr. geeignet.

D/A: TD 20–60,0 g Droge.

Getrocknete Früchte: Mehrmals tgl. 1 EL der ganzen Beeren kauen.

Zur lokalen Anw. 10 %iges Dekokt: 2–3 EL Beeren mit Wasser 30 min kochen, abseihen, mehrmals tgl. spülen.

Schwarzbeere Kapseln® Aalborg, 1 Kaps. enth. 400 mg *Vaccinium myrtillus* D1.

Durchfalltee Bombastus® Teebeutel, 1 Teebtl. enth. 2,5 g getr. Heidelbeeren.

B: R: Komm. E +, ESCOP +, WHO +

Kaffeekohle

Coffeae carbo, *Coffea arabica* L.

AG: **Innerl.:** Unspezifische akute Durchfallerkrankungen.

Äußerl.: Leichte Entzündungen der Mund- und Rachenschleimhaut.

W: Absorption von Toxinen, Gärungsprodukten und organischen Verbindungen an großer Oberfläche. Adstringierend.

KI: Keine bekannt.

UW: Keine bekannt.

WW: Evtl. verringerte Resorption von anderen, gleichzeitig verabreichten Arzneistoffen.

H: Bewährtes Hausmittel.

D/A: **Innerl.:** TD 9,0 g Droge.

Einzeldosis 3 g (1 TL)/150 ml Wasser, aufschlämmen, einnehmen oder spülen.

Äußerl.: Plv. mehrfach tgl. auf die entzündete Schleimhaut aufbringen.

AM: Carbo Königsfeld® Pulver, Erw., Kdr. >12 J. 4 × tgl. je 1 gestr. ML ≙ 2,3 g mit Flüssigkeit einnehmen.
Kombinationspräparat:
Myrrhinil-Intest® überzogene Tabl., 1 Tabl. enth. 100 mg Myrrhe, 50 mg Kaffeekohle, 70 mg Kamillenblüter-TE, 3 × tgl. 4 Tabl.

B: R: Komm. E +

Trockenhefe aus Saccharomyces cerevisiae

HANSEN-Hefe, *Saccharomyces cerevisiae* Hansen, Syn. *Saccharomyces boulardii.*

AG: Symptomatische Behandlung akuter Durchfallerkrankungen. Vorbeugende und symptomatische Therapie von Reisediarrhoe und Diarrhoe unter Sondennahrung. Adjuvant bei chronischer Akne.

W: Antagonistisch gegenüber verschiedenen Darmkeimen, Synthese bakterizid wirkender Substanzen. Toxinneutralisierend und antisekretorisch. Unspezifisch immunstimulierend durch Erhöhung des sekretorischen IgA im Gastrointestinaltrakt und Steigerung der Phagozytoseleistung.

KI: Überempfindlichkeit gegen Bäcker- oder Bierhefe.

UW: Selten Blähungen. In Einzelfällen Überempfindlichkeitsreaktionen bis zur Anaphylaxie.

WW: Gleichzeitige Einnahme von Antimykotika beeinträchtigt die Wirkung von *Saccharomyces boulardii.*

H: Unter der Therapie können mikrobiologische Stuhluntersuchungen falsch positiv ausfallen. Sgl. und Klkdr. <2 J. sollten wegen der Gefahr der Verschleppung ernsthafter Erkrankungen nur nach ärztlicher Anordnung behandelt werden.
Nach Abklingen der Symptomatik Präparate noch einige Tage weiter einnehmen.
Auch zur Vorbeugung von Durchfällen während einer Antibiotikatherapie.

D/A: Mittlere TD 250–500 mg *Saccharomyces boulardii*, $1,8 \times 10^{10}$ lebensfähige Zellen/g. Bei sondenernährungsbedingten Diarrhoen: 250 (Kdr.)–500 (Erw.) mg/1 000 ml Lsg.

AM: Perenterol® 50 mg Kapseln/-forte 250 mg Kapseln/Pulver 250 mg, akut und prophylaktisch bei Reisediarrhoe (ca. 5 Tage vor Abreise): Erw./Kdr. > 2 J. 3 × tgl. 2–4 Kaps. à 50 mg, 1–2 × tgl. 1 Kaps. à 250 mg, 1–2 × tgl. 1 Btl.
Perocur® Kapseln, Erw./Kdr. > 2 J. 1–2 × tgl. 1 Kaps. à 221,25 mg Trockenhefe *Saccharomyces boulardii.*
Yomogi® 250 mg Trockenhefe *Saccharomyces boulardii*, Erw./Kdr. > 2 J. 1–2 × tgl. 1 Kaps.
Vor den Mahlzeiten und nicht zusammen mit Alkohol einnehmen.

B: R: Komm. E +

Uzarawurzel

Uzarae radix, *Xysmalobium undulatum* (L.) R. Br.

AG: Unspezifische akute Durchfallerkrankungen.

W: Motilitätshemmend.

KI: Therapie mit herzwirksamen Glykosiden.

UW: Gelegentlich Übelkeit, Erbrechen.

WW: Mit Chinidin, Calcium, Saluretika, Cortisonlangzeittherapie: UW am Herzen möglich.

H: Verwendung als Teezubereitung nicht üblich, nur in FAM (Drg., Saft, Tr.) mit standardisierten Extrakten. Zur Therapie von Brechdurchfällen geeignet.
Inhaltsstoffe der Uzarawurzel chemisch den Digitaloiden nahestehend.

D/A: Mittlere TD Erw./Kdr. 45–90 mg Gesamtglykoside, Zuber. entspr.

AM: Uzara® 40 mg überzogene Tabl., Uzara® Saft alkoholfrei, Uzara® 40 mg/ml Lösung, Drg./Lsg. enth. TE (Methanol 60 %, 4–6:1), 40 mg/Tabl. bzw. 1 ml Lsg., Saft enth. TE (Methanol 60 %, 4,5–6,2:1), 7,56 mg/1 ml Saft.
Tabl.: Erw./Kdr. > 12 J. (> 6 J.) Initialdosis 5 (2) Drg., danach 3–6 × tgl. 1 Drg.
Tropfen: Erw./Kdr. > 12 J. Initialdosis 1 TL (5 ml) Tr., danach 3–6 × tgl. 30 Tr.
Saft: Erw. (Kdr. > 6 J.) Initialdosis 25 (5–7) ml, danach 3–6 × tgl. 5 (3–4) ml, Klkdr. (Sgl.) 3–6 × tgl. 1–2 ml (3 × tgl. 0,5–1 ml).

B: R: Komm. E +

Weihrauch, Indischer

Siehe auch ▸ Kap. 9.2.3/Entzündlich-rheumatische Gelenkerkrankungen.

AG: Zur Remissionsbehandlung bei M. Crohn und Colitis ulcerosa.

D/A: Für die obige Indikation ist möglicherweise eine TD bis zu 3600 mg TE in 3 Einzelgaben erforderlich.

AM: FAM zurzeit nicht im Handel, Tee/NEM verfügbar.

3.8 Obstipation

Verzögerte Darmpassage und/oder gestörter Entleerungsreflex mit < 3 Stuhlentleerungen/Woche, reduzierter Stuhlmenge und verhärtetem Stuhl. Ursächlich können z. B. ballaststoffarme Kost, Bewegungsmangel, Medikamente (z. B. Opiate, Neuroleptika, Antacida), hormonelle Störungen, mechanische Hindernisse wie Tumoren, schmerzhafte Enddarmerkrankungen, Verlust des rektalen Dehnungsreflexes, langdauernder Laxanziengebrauch oder psychische Einflüsse sein.

3.8.1 Allgemeine Therapie

Für körperliche Bewegung sorgen. Reichliche Flüssigkeitszufuhr. Ballaststoffreiche Ernährung. Defäkationsreiz möglichst nicht unterdrücken. Feuchte Wärme auf den Bauch, Bauchdeckenmassage.

3.8.2 Phytotherapie

Pflanzliche Quellmittel gelten neben osmotisch wirksamen Zuckern als zur Langzeittherapie geeignete Stuhlregulanzien der ersten Wahl und die Anwendung ist leitlinienkonform. Pflanzliche Laxanzien vom Typ der Anthranoiddrogen sind zwar hochwirksam, führen jedoch bei Dauergebrauch zu einer verstärkten und im Endzustand therapeutisch nur noch schwer zu beeinflussenden Obstipation. Außerdem besteht die Gefahr des Auftretens von Störungen des Elektrolythaushalts. Deshalb sollten Anthranoiddrogen generell sehr zurückhaltend und nur dann eingesetzt werden, wenn durch Ernährungs- und Verhaltensänderungen oder durch Quellmittel kein ausreichender Effekt zu erzielen ist. Die individuell richtige Dosis der Anthranoiddrogen ist die geringste, die erforderlich ist, um einen weichgeformten Stuhl zu erhalten.

3.8.3 Arzneidrogen-Profile

Aloe (Curaçao-Aloe, Kap-Aloe)

Aloe barbadensis, Aloe capensis, *Aloe barbadensis* Miller, *Aloe ferox* Miller.

AG: Obstipation.

W: Anthranoiddroge. Führt durch Inaktivierung der membranständigen Na-K-ATPase zu einer Hemmung der Natrium- und Wasserresorption aus dem Darmlumen.

KI: Ileus, akut entz. Erkrankungen des Darmes, abdominelle Schmerzen unbekannter Ursache, Kdr. < 12 J., Schwangerschaft und Stillzeit.

UW: Krampfartige Magen-Darm-Beschwerden. Bei häufiger und langdauernder Anw. Elektrolytverluste (besonders Kalium), Albuminurie, Hämaturie.

WW: Durch Kaliumverluste Verstärkung der Toxizität von Herzglykosiden, Beeinflussung der Wirkung von Antiarrhythmika.

H: Bei Daueranwendung Verstärkung der Darmträgheit, soll als Darmschleimhaut reizendes Abführmittel nicht länger als 1–2 Wochen ohne Unterbrechung eingenommen werden.

D/A: TD Extr. 80–100 mg; TD Plv. 50–200 mg.
ED 50 mg Aloeplv. abends.

AM: Chol-Kugeletten® mono 10 mg, 1 Tabl. enth. 10 mg 27,5–35, 0 mg Kap-Aloe-TE (Wasser, 1,8–2,2:1), max. 3 Tabl. tgl.
Kräuterlax® Dr. Henk 15 mg Kräuter-Drg. zum Abführen, 1 Drg. enth. 41,25–52,5 mg Aloe-TE (Wasser, 1,8–2,2:1, entspr. 15 mg Aloin), abends 1–2 Drg.

B: R: ESCOP +, WHO +
L: + (bei Obstipation)

Faulbaumrinde

Frangulae cortex, *Rhamnus frangula* L.

AG: Obstipation.

W: Anthranoiddroge. Führt durch Inaktivierung der membranständigen Na-K-ATPase zu einer Hemmung der Natrium- und Wasserresorption aus dem Darmlumen.

KI: Ileus, akut entz. Erkrankungen des Darmes, abdominelle Schmerzen unbekannter Ursache, Kdr. < 12 J., Schwangerschaft und Stillzeit.

UW: Krampfartige Magen-Darm-Beschwerden. Bei häufiger und langdauernder Anw. Elektrolytverluste (besonders Kalium), Albuminurie, Hämaturie.

WW: Durch Kaliumverluste Verstärkung der Toxizität von Herzglykosiden, Beeinflussung der Wirkung von Antiarrhythmika.

H: Bei Daueranwendung Verstärkung der Darmträgheit, soll als Darmschleimhaut reizendes Abführmittel nicht länger als 1–2 Wochen ohne Unterbrechung eingenommen werden. Besonders geeignet bei spastischer Obstipation.

D/A: TD entspr. 20–30 mg Hydroxyanthracenderivate.
Tee: gemäß St.-Zul. bis zu 2 g (½ TL)/150 ml, 10–15 min, morgens und/oder abends 1 Tasse frischen Tees.

B: R: Komm. E +, ESCOP +, WHO +

Flohsamen und Indische Flohsamen/Flohsamenschalen

Psyllii semen, Plantaginis ovatae semen/-testa, *Plantago psyllium* L., *Plantago ovata* Forsskal.

AG: Habituelle Obstipation, zur Stuhlerweichung bei erwünschter erleichterter Darmentleerung (z. B. bei Analfissuren, Hämorrhoiden oder in der Schwangerschaft), Colon irritabile, adjuvant bei Durchfällen unterschiedlicher Genese.

W: Füll- und Quellstoffdroge, im Dickdarm Wasserbindung und Volumenzunahme auf das 10–15-Fache. Senkung des Serum-Cholesterinspiegels.

KI: Ileus und Subileus, Darmstenosen, schwer einstellbarer Diabetes mellitus. Therapie mit Cumarinen. Kdr. < 12 J. wegen fehlender Erfahrungen.

UW: Selten allergische Reaktionen.

WW: Beeinträchtigung der Resorption anderer Medikamente möglich.

H: Zusammen mit reichlich Flüssigkeit, jedoch nicht mit Milch einnehmen. Zur Einnahme anderer Medikamente einen Abstand von mind. 30 min einhalten. Erstattungsfähig bei M. Crohn, Colitis ulcerosa, Kurzdarmsyndrom und HIV-assoziierter Diarrhoe. Bei nachgewiesener Wirksamkeit sehr gutes Nutzen/Risiko-Verhältnis.

D/A: 5–10 g (1–2 TL)/150 ml, vorquellen, 200 ml nachtrinken, bis zu 3 × tgl.
TD: Samen 12–40 g, Schalen 4–20 g.

AM: Agiocur® Granulat, 1 g enth. 650 mg Indische Flohsamen und 22 mg Flohsamenschalen, Erw. abends 2 TL, bei Bedarf zusätzlich vor dem Frühstück 1 TL, bei Neigung zu Durchfällen 1–3 Tage 3 × tgl. 2 TL, dann 3 × 1 TL, Schulkdr. die halbe Dosis.
Metamucil® kalorienarm Orange Sachet, 1 Btl. entspr. 5,8 g enth. 3,26 g Indische Flohsamenschalen, Erw. 2–3 × tgl. 1 Btl. in mind. 200 ml Wasser, Kdr. > 12 J. die halbe Dosis.
Mucofalk® Apfel-/Orange-Granulat, 5 g enth. 3,25 mg Indische Flohsamenschalen, Erw. und Kdr. > 12 J. 2–6 × tgl. 1 Btl. (5 g) Granulat in reichlich Flüssigkeit.

B: R: Komm. E +, ESCOP +, WHO +
L: + (Remissionserhaltung bei Colitis ulcerosa)

Leinsamen

Lini semen, *Linum usitatissimum* L.

AG: **Innerl.:** Habituelle Obstipation, Colon irritabile, Divertikulitis.
Äußerl.: Bei lokalen Entzündungen als feucht-heißes Kataplasma.

W: Durch Quellvermögen regulierend auf die Darmperistaltik.

KI: Ileus.

UW: Bei nicht ausreichender Flüssigkeitsaufnahme: Obstipation.

WW: Verminderte Resorption anderer Arzneistoffe denkbar.

H: Mit ausreichend Flüssigkeit (jedoch nicht mit Milch), mind. im Verhältnis 1:10 einnehmen. Zur Einnahme anderer Medikamente einen Abstand von mind. 30 min einhalten. Schonendes Quellmittel zur Stuhlregulierung.

D/A: TD bis zu 45,0 g Droge.
Innerl.: Ca. 10 g (2 TL) Ganzdroge/150 ml Flüssigkeit, 2–3 × tgl.
Schleimzubereitung: 10 g geschrotete Droge auf 150 ml, 2–3 × tgl.
AM: Linusit® Darmaktiv Sachet, 3 × tgl. 1 Portionsbtl. (10 g Leinsamen) mit jeweils ca. 150 ml Wasser zwischen den Mahlzeiten einnehmen.
B: R: Komm. E +, ESCOP +
L : + (bei Obstipation)

Manna, Blumen-Esche

Fraxinus ornus L.
AG: Obstipation
W: Erhöhung des Stuhlvolumens durch Wasserretention, dadurch Steigerung der Darmperistaltik.
KI: Ileus.
UW: Meteorismus, Übelkeit.
WW: Keine bekannt.
H: Für ausreichende Flüssigkeitszufuhr sorgen.
D/A: TD Erw. 20–30 g Droge, Kdr. 2–16 g Droge.
1 TL entspricht 3–4 g Droge.
AM: Manna-Feigensirup® Schönenberger, 5 ml Sirup enth. 725 mg Manna mit Feigenextr.
B: R: Komm. E +

Rhabarberwurzel

Rhei radix, *Rheum palmatum* L., *Rheum officinale* Baill.
AG: Obstipation.
W: Anthranoiddroge, Kontaktlaxans. Anregung der propulsiven Darmperistaltik, Hemmung der Natrium- und Wasserresorption aus dem Darmlumen.
KI: Ileus, entz. Darmerkrankungen, Schwangerschaft, Stillzeit, Kdr. < 12 J., schwere Störungen des Wasser- und Elektrolythaushalts.

UW: Krampfartige Magen-Darm-Beschwerden. Bei anhaltendem Gebrauch Exsikkose und Kaliumverluste mit der Gefahr von Herzrhythmusstörungen, besonders bei gleichzeitiger Einnahme von Herzglykosiden, Diuretika oder Nebennierenrindensteroiden. Gutartige und in der Regel reversible Pigmentierung der Darmschleimhaut (Melanosis coli) möglich.

WW: Durch Kaliummangel Verstärkung der Wirkung von Herzglykosiden und Beeinflussung der Wirkung von Antiarrhythmika möglich.

H: Anthranoiddrogen sollten nur eingesetzt werden, wenn durch andere Maßnahmen kein ausreichender Effekt zu erzielen ist. Nicht länger als 1–2 Wochen ununterbrochen anwenden. Mild wirksames Laxans.

D/A: TD 15–30 mg Hydroxyanthracenderivate.
Tee: gemäß St.-Zul. 1–2 g (½ TL)/150 ml, 10–15 min, morgens und/oder abends 1 Tasse.

AM: FAM zurzeit nicht im Handel, Tee/NEM verfügbar.

B: R: Komm. E +, ESCOP +, WHO +

Rizinusöl

Ricini oleum, *Ricinus communis* L.

AG: Obstipation.

W: Führt zur Freisetzung von Prostaglandin-E_2, dadurch Hemmung der Resorption und Steigerung der Sekretion von Wasser im Darm.

KI: Ileus, entz. Darmerkrankungen, Schwangerschaft.

UW: Krampfartige Bauchschmerzen.

WW: Gleichzeitige Einnahme von Medikamenten kann zu unzureichender Resorption dieser führen. – Dies ist insbesondere bei Medikamenten mit geringer therapeutischer Breite zu beachten.

H: Nur kurzfristig anwenden.

D/A: ED Erw. 10–30 ml, Kdr. unter 2 J. 1–5 ml, Kdr. ab 2 J. 5–15 ml.

AM: Abführ-Kapsel IN Inter Pharm, 1 Kaps. enth. 500 mg raffiniertes Rizinusöl.
Doppelherz® Abführkapsel Rizinol 1 000 mg, 1 Kaps. enth. 1 g raffiniertes Rizinusöl.

B: R: WHO +

Sennesblätter/-früchte

Sennae folium/-fructus, *Cassia senna* L., *C. angustifolia* Vahl.

AG: Obstipation.

W: Anthranoiddroge, Kontaktlaxans. Anregung der propulsiven Darmperistaltik, Hemmung der Natrium- und Wasserresorption aus dem Darmlumen.

KI: Ileus, entz. Darmerkrankungen, Schwangerschaft, Stillzeit, Kdr. < 12 J., schwere Störungen des Wasser- und Elektrolythaushalts.

UW: Krampfartige Magen-Darm-Beschwerden. Bei anhaltendem Gebrauch Exsikkose und Kaliumverluste mit der Gefahr von Herzrhythmusstörungen besonders bei gleichzeitiger Einnahme von Herzglykosiden, Diuretika oder Nebennierenrindensteroiden. Gutartige und in der Regel reversible Pigmentierung der Darmschleimhaut (Melanosis coli) möglich.

WW: Durch Kaliummangel Verstärkung der Wirkung von Herzglykosiden und Beeinflussung der Wirkung von Antiarrhythmika möglich.

H: Anthranoiddrogen sollten nur eingesetzt werden, wenn durch andere Maßnahmen kein ausreichender Effekt zu erzielen ist. Nicht länger als 1–2 Wochen ununterbrochen anwenden. Stärker wirksam als Rhabarberwurzel.

D/A: TD 20–30 mg Hydroxyanthracen-Derivate.
Tee: gemäß St.-Zul.
Blätter: 0,5–2 g (½–1½ TL)/150 ml, 10–15 min, morgens und/oder abends 1 Tasse.
Früchte: 1–2 g (1–2 TL/150 ml, 10 min, morgens und/oder abends 1 Tasse.

AM: Midro® Abführtabletten, 1 Tabl. enth. 250–318 mg Sennesfrüchte (Tinnevelly) Plv., entspr. 7 mg Sennosid B, 1 × tgl. 1–4 Tabl.

Neda® Früchtewürfel, 1 Würfel enth. 430–640 mg Sennesfrüchte (Tinnevelly) Plv., 430–640 mg Sennesblätter-Plv., entspr. 30 mg Sennosid B, ½–1 Würfel.
Ramend® Abführ-Tabletten 20 mg, 1 Tabl. enth. 76,19–101,5 mg Sennesfrüchte (Alexandriner) TE, 50,79–67,73 mg Sennesfrüchte (Tinnevelly) TE, entspr. 20 mg Sennosid B.
Kombinationspräparat:
Agiolax® Granulat, 1 g enth. 520 mg Indischen Flohsamen, 22 mg Indische Flohsamenschalen, 68–132 mg Sennesfrüchte (Tinnevelly), entspr. 3 mg Sennoside.

B: R: Komm. E +, ESCOP +, WHO +
L: + (bei Obstipation)

3.8.4 Teemischung

Abführtee, Species laxantes

Rp.

Anisium fruct.	15,0
Foeniculi fruct.	15,0
Süßholzwurzel	10,0
Holunderblüten	10,0
Sennae fruct.	50,0

M. f. spec.
D. S.: 1–2 TL/1 Tasse kochendes Wasser, aufgießen und 10 min ziehen lassen, abseihen, abends 1 Tasse trinken.

3.9 Hämorrhoiden

Knotenförmige Erweiterungen des arteriell und venös versorgten Gefäßpolsters im Bereich der distalen Rektumschleimhaut. Ursachen sind erbliche Disposition, starkes und langes Pressen (chronische Obstipation, Geburt), langjähriges, schweres Heben. Häufige Beschwerden sind Schmerzen bei der Defäkation, Juckreiz und Nässen perianal, Fremdkörpergefühl sowie Blutauflagerungen auf dem Stuhl. Einteilung in vier Schweregrade:

- Grad I: leichtes Vorwölben in den Analkanal,
- Grad II: Prolaps der Knoten beim Pressen, spontane Retraktion,
- Grad III: Prolaps der Knoten beim Pressen, manuelle Reposition erforderlich,
- Grad IV: fixierter Prolaps, Reposition unmöglich.

3.9.1 Allgemeine Therapie

Stuhlregulation mit Einstellung auf weichen Stuhl, regelmäßige Darmentleerung. Ausreichende Flüssigkeitszufuhr. Regelmäßige körperliche Bewegung.

3.9.2 Phytotherapie

Die subjektiven Beschwerden durch Hämorrhoiden der Grade I und II können mit pflanzlichen Externa adjuvant oder allein behandelt werden. Dabei sollten möglichst Sitzbäder in Kombination mit der Applikation von Salben oder Suppositorien zur Anwendung kommen.

3.9.3 Arzneidrogen-Profile

Eichenrinde

Siehe auch ▸ Kap. 3.7.3/Diarrhoe.

AG: **Äußerl.**: Lokale Behandlung leichter Entzündungen im Mund-, Rachen-, Genital- und Analbereich sowie entz. Hauterkrankungen.

D/A: **Innerl.**: TD 3,0 g Droge.
Äußerl.: Badezusatz: Teil-, Vollbad: 500,0 g/100 l Wasser.
Lokal: Umschläge, Spül-, Gurgellösung: 20,0 g/1 l Wasser, 15–20 min aufkochen.

AM: FAM zurzeit nicht im Handel, Tee/NEM verfügbar.

Hamamelisblätter/-rinde; Zaubernussblätter/-rinde

Hamamelidis folium et cortex, *Hamamelis virginiana* L.

AG: Hämorrhoiden. Lokale Haut- und Schleimhautentzündungen. Krampfaderbeschwerden. Leichte Hautverletzungen.

W: Als Gerbstoffdroge adstringierend. Antiphlogistisch.

KI: Keine bekannt.

UW: Bei äußerl., lokaler Anw. keine bekannt.
WW: Keine bekannt.
H: FAM in Form von Salben, Cremes, Gelen, Suppositorien, in Kombinationspräparaten, Wirksamkeit in mehreren klinischen Studien belegt.
D/A: 5–10,0 g Droge/250 ml als Spüllösung.
AM: Posterine® Zäpfchen, 1 Supp. enth. 400 mg Blätterfluidextr. (Ethanol 60 %, 0,5:1), morgens und abends 1 Zäpfchen einführen. Posterine® Salbe, 1 g Salbe enth. 200 mg Blätterfluidextr. (Ethanol 60 %, 0,5:1), 2 × tgl., bei stärkeren Beschwerden auch häufiger. Hametum® Hämorrhoidensalbe, 1 g Salbe enth. 62,5 mg Hamamelis-Blätter-, -Zweige-Frischdestillat, mehrmals tgl. anwenden. Hametum® Hämorrhoidenzäpfchen, 1 Supp. enth. 400 mg Hamamelisblätterextr., 2 × tgl. 1 Supp.
B: R: Komm. E +, ESCOP +, WHO +

Kamillenblüten

Siehe auch ▸ Kap. 3.2.3/Gastritis.
AG: **Äußerl.:** Entzündungen im Haut-, Schleimhaut-, Anal- und Genitalbereich, Hämorrhoiden.
D/A: Sitzbad: 50,0 g Droge in 1 l Wasser heiß aufgießen, 15 min bedeckt ziehen lassen, abseihen und ins Bad geben.
AM: Kamillin Extern Robugen® Lösung, 1 Btl. enth. 37,68 g Kamillenblütenextr., 100 ml enth. 94,2 g (Isopropanol 48 %, 1:2,0–2,8), Teil- und Sitzbad (20–40 l), 20–40 ml/Bad, 1–mehrmals tgl.

3.10 Reizdarmsyndrom

Synonyma: Reizkolon, spastisches Kolon, Colon irritabile.

Funktionelle Darmstörung mit vieldeutigen, stark wechselnden Beschwerden im Mittel- und Unterbauch. Häufig treten abdominelle Schmerzen, Obstipation im Wechsel mit Diarrhoe, Appetitstörungen, Übelkeit, Völlegefühl und Blähungen auf. Verschlimmerung häufig unter psychischer Belastung. Die Diagnose eines Reizdarmsyndroms kann erst nach sicherem Ausschluss einer organischen Erkrankung gestellt werden.

3.10.1 Allgemeine Therapie

Regelmäßige Mahlzeiten einhalten, Vollwertkost unter Beachtung individueller Unverträglichkeiten. Regelmäßiges körperliches Training. Feuchtwarme Umschläge auf den Unterbauch. Psychotherapie, Entspannungsverfahren.

3.10.2 Phytotherapie

Eine kausale Therapie des Krankheitsbildes ist nicht möglich. Da die klinische Wirksamkeit chemisch definierter Pharmaka bei diesem Krankheitsbild unsicher ist, können Phytopharmaka bei geringeren Nebenwirkungen zur alleinigen oder adjuvanten Therapie eingesetzt werden.

3.10.3 Arzneidrogen-Profile

Flohsamen und Indische Flohsamen/Flohsamenschalen

Siehe auch ▸Kap. 3.8.3/Obstipation.

AG: Habituelle Obstipation, zur Stuhlerweichung bei erwünschter erleichterter Darmentleerung (z. B. bei Analfissuren, Hämorrhoiden oder in der Schwangerschaft), Colon irritabile, adjuvant bei Durchfällen unterschiedlicher Genese.

D/A: 5–10 g (1–2 TL)/150 ml, vorquellen, 200 ml nachtrinken, bis zu 3 × tgl. 1 Tasse.
TD: Samen 12–40 g, Schalen 4–20 g.

AM: Agiocur® Granulat, 1 g enth. 650 mg Indische Flohsamen und 22 mg Flohsamenschalen, Erw. abends 2 TL, bei Bedarf zusätzlich vor dem Frühstück 1 TL, bei Neigung zu Durchfällen 1–3 Tage 3 × tgl. 2 TL, dann 3 × 1 TL, Schulkdr. die halbe Dosis.
Metamucil® kalorienarm Orange Sachet, 1 Btl. entspr. 5,8 g enth. 3,26 g Indische Flohsamenschalen, Erw. 2–3 × tgl. 1 Btl. in mind. 200 ml Wasser, Kdr. > 12 J. die halbe Dosis.
Mucofalk® Apfel-/Orange-Granulat, 5 g enth. 3,25 mg Indische Flohsamenschalen, Erw. und Kdr. > 12 J. 2–6 × tgl. 1 Btl. (5 g) Granulat in reichlich Flüssigkeit.

Leinsamen

Siehe auch ▸ Kap. 3.8.3/Obstipation.

AG: **Innerl.:** Habituelle Obstipation, Colon irritabile.

D/A: TD 45 g Droge, in 2–3 Einzeldosen mit reichlich Flüssigkeit.

AM: Linusit® Darmaktiv Sachet, 3 × tgl. 1 Portionsbtl. (10 g Leinsamen) mit jeweils ca. 150 ml Wasser zwischen den Mahlzeiten einnehmen.

Pfefferminzblätter/-öl

Menthae piperitae folium/-aetheroleum, *Mentha* × *piperita* L.

AG: **Innerl.:** Krampfartige Beschwerden im Magen-Darm-Bereich sowie der Gallenblase und Gallenwege. Colon irritabile. Mundschleimhautentzündungen.
Äußerl.: Myalgien, neuralgiforme Beschwerden.

W: Direkte Spasmolyse an der glatten Muskulatur des Magen-Darm-Trakts durch calciumantagonistischen Effekt des Menthols. Förderung der Magensaftsekretion, Beschleunigung der Magenentleerung. Bei äußerl. Anw. Blockade der Schmerzleitung über Reizung der Kälterezeptoren der Haut.

KI: Gallensteinleiden; Verschluss der Gallenwege; Gallenblasenentzündung; schwere Leberschäden.

UW: Bei empfindlichen Personen Sodbrennen und Magenschmerzen.

WW: Keine bekannt.

H: Bei chronischer Gastritis nicht über einen längeren Zeitraum ununterbrochen anwenden. Öl in Einzeldosis > 100 mg nur in magensaftresistenten Kaps. einnehmen.
Besonders geeignet bei schmerzhaften Spasmen.

D/A: TD 3–6,0 g Droge, Zuber. entspr.
Tee: gemäß St.-Zul. 1,5 g (2–3 TL)/150 ml, 10 min, 3–4 × tgl. 1 Tasse.
Öl: gemäß St.-Zul. Innerl.: mittlere TD 6–12 Tr. (3 × tgl. 2–4 Tr.).

AM: Chiana®-Kapseln, 1 Kaps. enth. 0,2 ml ≙ 182 mg Pfefferminzöl, 3 × tgl. 1 Kaps. vor den Mahlzeiten.
Medacalm® (Magen/Darm), 1 Kaps. enth. 0,2 ml Pfefferminzöl, 3 × tgl. 1 Kaps.

spasmo gallo sanol® N überzogene Tabl., 1 Drg. enth. 37,5 mg Pfefferminzöl, Erw. 3 × tgl. 1–2 Drg. vor den Mahlzeiten.
Kombinationspräparate:
Carmenthin® bei Verdauungsstörungen, 1 Kaps. enth. 90 mg Pfefferminzöl, 50 mg Kümmelöl, 3 × tgl. 1 Kaps. unzerkaut mit etwas Wasser vor den Mahlzeiten.
Iberogast® Tropfen, enth. Angelikawurzel, Kamillenblüten, Kümmel, Mariendistelfrüchte, Melissenblätter, Pfefferminzblätter, Schöllkraut, Süßholzwurzel, Bittere Schleifenblumen, 3 × tgl. 6–20 Tr., je nach Alter, vor oder zu den Mahlzeiten.

B: R: Komm. E +, ESCOP +, WHO +
L: + (Pfefferminzöl bei Reizdarmsyndrom)

3.10.4 Teemischung

Bei Reizdarmbeschwerden

Magen-und Darmtee Bombastus®, 1 g Tee enth. 250 mg Kamillenblüten, 250 mg Pfefferminzblätter, jeweils 150 mg Anis, Fenchel, Kümmel (PZN 039244686).

Rp.
Foeniculi fract. cont.
Menthae pip. fol. conc.
Calami rhizoma conc. $\overline{aa}$ 20,0
M. f. spec. deflatulens
D. S.: 1 TL/1 Tasse kochendes Wasser, aufgießen und 10 min ziehen lassen, abseihen, 2–3 × tgl. 1 Tasse warm und schluckweise trinken.

3.11 Krampfartige Schmerzen im Bereich des Verdauungstrakts

Wellenförmiger, diffuser und oft höchst intensiver abdomineller Schmerz, oft mit vegetativer Begleitsymptomatik. Ursächlich ist meist eine relative oder absolute Stenose eines Hohlorgans, dessen glatte Muskulatur durch periodische Kontraktionen das Hindernis zu überwinden versucht.

3.11.1 Allgemeine Therapie

Je nach Ursache der Beschwerden körperliche Schonung mit evtl. Nahrungskarenz oder Bewegung und reichliches Trinken (bei Nieren oder Harnleitersteinen). Feuchtwarme Leibwickel. Bei funktionellen Beschwerden Entspannungstherapie.

3.11.2 Phytotherapie

Stark spasmolytisch wirksame Drogen wie Tollkirschenblätter und -wurzel besitzen nur eine geringe therapeutische Breite, weshalb bei ihrer Anwendung besondere Vorsicht geboten ist. Dementsprechend dürfen für Rezepturen nur eingestellte Zubereitungen verwendet werden. Die Indikationsstellung sollte entsprechend streng sein. Bei weniger stark ausgeprägten Symptomen sollten immer erst schwächer wirksame Drogen wie Kamillenblüten oder Süßholzwurzel eingesetzt werden.

3.11.3 Arzneidrogen-Profil

Tollkirschenblätter/-wurzel, Belladonnablätter/-wurzel

Belladonnae folium/-radix, *Atropa belladonna* L.

AG: Spasmen und kolikartige Schmerzen des Gastrointestinaltrakts und der Gallenwege.

W: Parasympatholytisch über kompetitive Hemmung des Acetylcholins. Dadurch u. a. spasmolytisch an der glatten Muskulatur und Reduktion von Speichel- und Magensaftproduktion.

KI: Tachykarde Arrhythmien, Prostataadenom, Engwinkelglaukom, Lungenödem, mechanische Stenosen im Bereich des Magen-Darm-Trakts, Megakolon.

UW: Mundtrockenheit, Abnahme der Schweißdrüsensekretion, Akkomodationsstörungen, Hautrötung und -Trockenheit, Wärmestau, Tachykardie, Miktionsbeschwerden, Halluzinationen, Krampfzustände.

WW: Verstärkung der anticholinergen Wirkung durch trizyklische Antidepressiva, Amantidin und Chinidin.

H: Wegen geringer therapeutischer Breite nur FAM mit standardisierten Extr. verwenden.

D/A: TD Belladonnaextr. entspr. 2,2 mg Gesamtalkaloide.

AM: FAM zurzeit nicht im Handel, Tee/FAM verfügbar.

B: R: Komm. E +

4 Erkrankungen des Uro-Genital-Trakts

4 Erkrankungen des Uro-Genital-Trakts

4.1 Harnwegsinfekt (HWI)

Aufsteigende Entzündung der unteren ableitenden Harnwege (Harnröhre, Harnblase), hauptsächlich bakteriell; die Bakterien stammen meist aus dem Darm. Ursächlich bzw. begünstigend wirken nasse Kälte, Stress, Menstruation, Diabetes mellitus, Abflussstörungen (Steine), Blasenkatheter.

Symptome sind häufiges Wasserlassen, Brennen und Schmerzen beim Wasserlassen, gelegentlich Unterbauchschmerzen, Hämaturie.

4.1.1 Allgemeine Therapie

Hygiene, warme Kleidung, viel Trinken, Verzicht auf Genussmittel (Kaffee, Alkohol, Gewürze), ggf. Urin ansäuern, ansteigende Fußbäder, warme Sitzbäder, Leibwickel.

4.1.2 Phytotherapie

Die Behandlung kann mit Aquaretika und Harnwegsdesinfizienzien erfolgen, ggf. als alleinige Therapie (isolierte asymptomatische Bakterieurie, Keimzahl $< 10^6$ Keime/ml, Rezidivprophylaxe nach Antibiotikatherapie).

Eine antibiotische Therapie bzw. Chemotherapie muss bei Problemkeimen wie Chlamydien, Mykoplasmen, *Proteus*, Trichomonaden, *Candida albicans* durchgeführt werden, insbesondere bei Mitbeteiligung der Nieren (Pyelonephritis), signifikanter Keimzahl $> 10^6$ Keime/ml, Temperaturerhöhung. Aber auch dann ist eine adjuvante Therapie mit Aquaretika sinnvoll.

Die geeignetste Anwendungsform ist die innerl. Anwendung in Form von Teezubereitungen.

4.1.3 Arzneidrogen-Profile

Bärentraubenblätter

Uvae-ursi folium, *Arctostaphylus uva-ursi* (L.) Sprengel.

AG: Entz. Erkrankungen der ableitenden Harnwege und Katarrhe der Blase und des Nierenbeckens.

W: Bakteriostatisch.

KI: Schwangerschaft, Stillzeit, Kdr. < 12 J.

UW: Bei magenempfindlichen Personen und Kindern Übelkeit und Erbrechen.

WW: Nicht zusammen mit Mitteln, die den Harn ansäuern, ansonsten abnehmende antibakterielle Wirkung.

H: Da die harndesinfizierende Wirkung des in den Harnwegen freigesetzten Hydrochinons bevorzugt in alkalischem Milieu auftritt, sollte der Harn alkalisiert werden (z. B. Einnahme von Natriumhydrogencarbonat).

D/A: TD 10–12,0 g Droge, entspr. 400–840 mg Hydrochinon-Derivate, 2 g Fluidextr. oder 0,4 g TE.
Einzeldosis: 3 g (1–2 TL)/150 ml (entspr. 100–210 mg Hydrochinon-Derivate), 15 min kochen, auch Kaltansatz 6–12 h, 3–4 × tgl. 1 Tasse.

AM: Arctuvan® Bärentraubenblätter Filmtabl., 1 Filmtabl. enth. 425,25–519,75 mg TE (Wasser, 2,5–4,5:1) entspr. 105 mg Arbutin, 2–4 × tgl. 2 Filmtabl.
Cystinol® akut Drg., 1 überzogene Tabl. enth. 238,7–297,5 mg TE (Ethanol, 3,5–5,5:1) entspr. 70 mg Arbutin, 3 × tgl. 2 Drg.

B: R: Komm. E +, ESCOP +, WHO +

Birkenblätter

Betulae folium, *Betula pubescens* Ehrh., *B. pendula* Roth.

AG: Zur Durchspülungstherapie bei bakteriellen und entz. Erkrankungen der ableitenden Harnwege (spez. Steine) und bei Nierengrieß.
Zur unterstützenden Therapie bei rheumatischen Erkrankungen.

W: Diuretisch ohne Nierenreizung.

KI: Nicht geeignet zur Ausschwemmung von Ödemen infolge eingeschränkter Herz- und Nierentätigkeit.

UW: Keine bekannt.

WW: Keine bekannt.

H: Auf ausreichende Flüssigkeitszufuhr achten (Mindestmenge 2 l/Tag).

D/A: Mittlere TD 6–10,0 g Droge.
Tee: 2–3 g (2–3 TL)/150 ml, 15 min, 3–4 × tgl. 1 Tasse frisch bereitet zwischen den Mahlzeiten.

AM: Betulacur® 450 mg überzogene Tabl., 1 Tabl. enth. 450 mg Birkenblätter-TE (Wasser, 4–8:1), 3 × tgl. 1 Tabl.
Kombinationspräparat:
Biofax® Classic Kapseln, 1 Kaps. enth. 15 mg Birkenblätter-TE (Wasser, 4–8:1), 14 mg Hauchelhechelwurzel-TE (Ethanol 20 %, 6–9:1), 14 mg Bohnenschalen-TE (Wasser, 8–14:1), 3 × tgl. 1 Kaps.
In Kombination in diversen Blasen- und Nierentees, z. B. Heumann Instanttee, Sidroga-, H & S-Teebeutel.

B: R: Komm. E +, ESCOP +

Brennnesselblätter/-kraut

Urticae folium, Urticae herba, *Urtica dioica* L., *U. urens* L.

AG: **Innerl.:** Durchspülungstherapie bei entz. Erkrankungen der ableitenden Harnwege, vorbeugend bei Nierengrieß.
Äußerl.: Adjuvant bei rheumatischen Beschwerden.

W: Diuretisch; antirheumatisch.

KI: Nicht geeignet zur Ausschwemmung von Ödemen infolge eingeschränkter Herz- und Nierentätigkeit.

UW: Keine bekannt.

WW: Keine bekannt.

H: Auf ausreichende Flüssigkeitsmenge achten (Mindestmenge 2 l/Tag).

D/A: TD 8–12,0 g Droge.
Tee: 4 g (4 TL)/150 ml, 10 min, auch Kaltansatz, als Diuretikum 2–3 × tgl. 1 Tasse.

AM: Kneipp® Brennnessel Dragees überzogene Tabl., 1 Tabl. enth. 185 mg Brennnesselkrautplv., 35 mg Brennnesselkraut-TE (Wasser, 4–7:1).

B: R: Komm. E +, ESCOP +

Cranberryfrüchte

Vaccinii macrocarpon fructus, *Vaccinium macrocarpon* Aiton.

AG: Prophylaxe rezidivierender HWI, Reizblase. Nachbehandlung nach *E.-coli*-Infektionen der Harnwege. Nachbehandlung nach *Helicobacter-pylori*-Eradikation.

W: Antimikrobiell, antioxidativ, entzündungshemmend.

KI: Urolithiasis, Schwangerschaft, Stillzeit.

UW: Sehr selten allergische Reaktionen.

WW: Interaktion mit Antikoagulanzien vom Warfarin-Typ denkbar.

H: Nicht identisch mit europäischen Preiselbeeren.

D/A: 300 bis 750 ml Cranberrysaft in 2 bis 3 Portionen tgl. bzw. 2 × tgl. 400–500 mg TE in Kaps. mit jeweils einem Glas Wasser.

AM: Cranberola® Kaps., 1 Kaps. enth. 250 mg Kranbeerenkonzentrat, 80 mg Acerola Fruchtextr. (entspr. 20 mg Ascorbinsäure), 70 mg Ascorbinsäure.
Cranberola® Cys-Control Pulver, 5 g (1 Btl.) enth. 1,8 g Kranbeerenkonzentrat, entspr. 18 mg Proanthocyanidine.
Cranberry Kapseln Alsifemin, 1 Kaps. enth. 120 mg Kranbeerenextr., entspr. 36 mg Proanthocyanidine.

B: R: ESCOP +, WHO +

Echtes Goldrutenkraut

Solidaginis virgaureae herba, *Solidago virgaurea* L.

AG: Zur Erhöhung der Harnmenge bei Entzündungen von Blase und Niere, zur Therapie und Prophylaxe von Harnsteinen und Nierengrieß.

W: Diuretisch, antiphlogistisch, schwach spasmolytisch.

KI: Nicht geeignet zur Ausschwemmung von Ödemen infolge eingeschränkter Herz- und Nierentätigkeit.

UW: Keine bekannt.

WW: Keine bekannt.

D/A: TD 6–12,0 g Droge.
Tee: 3–5 g (2–3 TL)/150 ml, 15 min, 2–4 × tgl. 1 Tasse zwischen den Mahlzeiten.

H: Auf ausreichende Flüssigkeitsmenge achten (Mindestmenge 2 l/Tag).

AM: Cystinol® long Kapseln, 1 Kaps. enth. 424,8 mg Echte Goldrute TE (Ethanol 30 %, 5–7,1:1), 3–4 × tgl. 1 Kaps.
Cystofink® Mono Kapseln, 1 Kaps. enth. 424,8 mg Echte Goldrute TE (Ethanol 30 %, 5–7,1:1), 3–4 × tgl. 1 Kaps.
Solidago Steiner® Tabl., 1 Tabl. enth. 300 mg Echte Goldrute TE (Ethanol 60 %, 5–7:1), 4–5 × tgl. 1 Tabl.
Urol® flux Brausetabl., 1 Brausetabl. enth. 405 mg Echte Goldrute TE (Wasser, 4–7:1), 3 × tgl. 1 Brausetabl.

B: R: Komm. E +, ESCOP +
T: + (rheumatische Beschwerden)

Hauhechelwurzel

Ononidis radix, *Ononis spinosa* L.

AG: Zur Erhöhung der Harnmenge bei Nierenbecken- und Blasenkatarrhen, als Durchspülung zur Vorbeugung und Behandlung von Nierengrieß.

W: Mäßig diuretisch.

KI: Nicht geeignet zur Ausschwemmung von Ödemen infolge eingeschränkter Herz- und Nierentätigkeit.

UW: Keine bekannt.

WW: Keine bekannt.

H: Auf ausreichende Flüssigkeitsmenge achten (Mindestmenge 2 l/Tag).

D/A: Mittlere TD 6–12,0 g Droge.
Tee: 2–2,5 g (1 knapper TL)/150 ml, 20–30 min, 3–4 × tgl. 1 Tasse.

AM: Monopräparat nicht im Handel, enth. in Kombinationspräparaten und Teemischungen, z. B.:
Aqualibra® Filmtabl., 1 Tabl. enth. 80 mg Hauhechelwurzel-TE (Wasser, 5–8:1), 90 mg Orthosiphonblätter-TE (Wasser, 5–7:1), 180 mg Echte Goldrute Kraut TE (Wasser, 4–7:1), 3 × tgl. 2 Tabl.
Biofax® Classic Kapseln, 1 Kaps. enth. 15 mg Birkenblätter-TE (Wasser, 4–8:1), 14 mg Hauchelhechelwurzel-TE (Ethanol 20 %, 6–9:1), 14 mg Bohnenschalen-TE (Wasser, 8–14:1), 3 × tgl. 1 Kaps.

B: R: Komm. E +, ESCOP +

Meerrettichwurzel

Armoraciae rusticanae radix, *Cochlearia armorica* L.

AG: HWI, Atemwegskatarrh.

W: Antimikrobiell, hyperämisierend.

KI: Bei innerl. Anw. Magen- und Darmulzera, Nephritiden, Kdr. $<$ 4 J.

UW: Bei innerl. Anw.: Magen-Darm-Beschwerden.

WW: Keine bekannt.

D/A: Innerl. Anw. mit 20 g frischer, zerkleinerter Wurzel als TD.

AM: Angocin® Anti-Infect N Filmtabletten, 1 Tabl. enth. 200 mg Kapuzinerkressenkrautplv., 80 mg Meerrettichwurzelplv., 3 × tgl. 3–4 Tabl.

B: R: Komm. E +
T: + (Dyspepsie)

Orthosiphonblätter

Orthosiphonis folium, *Orthosiphon aristatus* (Blume) Miq.

AG: Zur Durchspülung bei bakteriellen und entz. Erkrankungen der ableitenden Harnwege, Reizblase und Nierengrieß.

W: Diuretisch, schwach spasmolytisch.

KI: Nicht geeignet zur Ausschwemmung von Ödemen infolge eingeschränkter Herz- und Nierentätigkeit.

UW: Keine bekannt.

WW: Keine bekannt.

H: Auf ausreichende Flüssigkeitszufuhr achten (Mindestmenge 2 l/Tag).

D/A: TD 6–12,0 g Droge.
Tee: 2 g (1 TL)/150 ml, 10–15 min, mehrmals tgl. 1 Tasse.

AM: Carito® mono Kapseln, 1 Kaps. enth. 250,2 mg Blätter-TE (Wasser, 5–7:1), 3 × tgl. 2 Kaps.
Diufluxx® mono Kapseln, 1 Kaps. enth. 277,5 mg Blätter-TE, 3 × tgl. 1 Kaps.

Kombinationspräparat:
Aqualibra® Filmtabl., 1 Tabl. enth. 80 mg Hauhechelwurzel-TE, 90 mg Orthosiphonblätter-TE, 180 mg Echte Goldrute Kraut TE, 3 × tgl. 2 Tabl.
Orthosiphonblätter entspr. Indischer Blasen- und Nierentee.
Indischer Nierentee Fides, 1 g enth. 1 000 mg Orthosiphonblätter.

B: R: Komm. E +, ESCOP +

4.1.4 Teemischungen

Fertigmischungen

- Blasen- und Nieren-Tee II, 1 g Tee enth. 350 mg Bärentraubenblätter, 200 mg Birkenblätter, 200 mg Bohnenschalen, 100 mg Schachtelhalmkraut, 50 mg Brennnesselkraut, 50 mg Pfefferminzblätter, 50 mg Ringelblumenblüten (PZN 03962225)
- Blasen- und Nierentee N Aurica, 1 g Tee enth. 400 mg Bärentraubenblätter, 200 mg Bohnenschalen, 150 mg Schachtelhalmkraut, 100 mg Birkenblätter (PZN 07325136)
- Blasen- und Nierentee IV Nestmann, 1 g Tee enth. 300 mg Orthosiphonblätter, 200 mg Hauhechelwurzel, 200 mg Birkenblätter, 200 mg Goldrutenkraut (PZN 03891086).

Teerezepturen

Blasen- und Nieren-Tee (AKO)

Rp.

Betulae folium	30,0
Orthosiphoni folium	30,0
Solidaginis virgaureae herba	20,0
Ononidis herba	20,0

M. f. spec. diureticae

D. S.: 2–3 TL/1 Tasse kochendes Wasser, aufgießen und 10 min ziehen lassen, abseihen, 2–4 × tgl. 1 Tasse warm und zwischen den Mahlzeiten trinken.

4.2 Urolithiasis

Steinbildung im Nierenbecken-Hohlraumsystem. Verschiedene prädisponierende Faktoren wie anatomische Nierenanomalien, eiweißreiche Ernährung, zu geringe Flüssigkeitsaufnahme, hormonelle Störungen oder Stoffwechselstörungen (Hyperurikämie, Gicht, Hyperparathyreoidismus).

Charakteristisches Syndrom ist der kolikartige Schmerz, Erbrechen, evtl. Subileus.

Die chemische Zusammensetzung der Steine ist sehr unterschiedlich.

4.2.1 Allgemeine Therapie

Zunächst steht die Therapie des Grundleidens im Vordergrund, ansonsten viel trinken, ggf. Ernährungsumstellung je nach Steinanalyse, eiweißarme Kost, wenig Kochsalz.

Es gilt:

- bei Harnsäurereststeinen: purinarme Kost,
- bei Zystinsteinen: vegetarische Kost,
- bei Oxalatsteinen: oxalatarme Kost.

Ferner heiße Leibwickel, Normalgewicht anstreben, viel Bewegung (Hüpfen).

4.2.2 Phytotherapie

Es gibt keine spezifische Therapie mit Phytopharmaka. Adjuvant kommt eine Behandlung mit Aquaretika in Betracht, ggf. auch prophylaktisch und zur Rezidivprophylaxe. Zusätzlich können pflanzliche Spasmolytika eingesetzt werden.

4.2.3 Arzneidrogen-Profile

Birkenblätter

Siehe auch ▸ Kap. 4.1.3/Harnwegsinfekt.

AG: Zur Durchspülung bei bakteriellen und entz. Erkrankungen der ableitenden Harnwege, Reizblase und Nierengrieß.

D/A: Mittlere TD 6–10,0 g Droge.
Tee: 2–3 g (2–3 TL)/150 ml, 15 min, 3–4 × tgl. 1 Tasse frisch bereitet zwischen den Mahlzeiten.

AM: Betulacur® 450 mg überzogene Tabl., 1 Tabl. enth. 450 mg Birkenblätter-TE (Wasser, 4–8:1), 3 × tgl. 1 Tabl.
Birkenblätter Durchspülungs Dragee Inter Pharm überzogene Tabl., 1 Tabl. enth. 182,7 mg TE.
Kombinationspräparat:
Biofax® Classic Kapseln, 1 Kaps. enth. 15 mg Birkenblätter-TE (Wasser, 4–8:1), 14 mg Hauchelhechelwurzel-TE (Ethanol 20 %, 6–9:1), 14 mg Bohnenschalen-TE (Wasser, 8–14:1), 3 × tgl. 1 Kaps.
In Kombination in diversen Blasen- und Nierentees, z. B. Heumann Instanttee, Sidroga-, H & S-Teebeutel.

Brennnesselblätter, -kraut

Siehe auch ▸ Kap. 4.1.3/Harnwegsinfekt.

AG: Zur Erhöhung der Harnmenge bei Nierenbecken- und Blasenkatarrhen, als Durchspülung zur Vorbeugung und Behandlung von Nierengrieß.

D/A: TD 8–12,0 g Droge.
Tee: 4 g (4 TL)/150 ml, 10 min, auch Kaltansatz, als Diuretikum 2–3 × tgl. 1 Tasse.

AM: Kneipp® Brennnessel Dragees überzogene Tabl., 1 Tabl. enth. 185 mg Brennnesselkrautplv., 35 mg Brennnesselkraut-TE (Wasser, 4–7:1).

Echtes Goldrutenkraut

Siehe auch ▸ Kap. 4.1.3/Harnwegsinfekt.

AG: Zur Erhöhung der Harnmenge bei Entzündungen von Blase und Niere, zur Therapie und Prophylaxe von Harnsteinen und Nierengrieß.

D/A: TD 6–12,0 g Droge.
Tee: 3–5 g (2–3 TL)/150 ml, 15 min, 2–4 × tgl. 1 Tasse zwischen den Mahlzeiten.

AM: Cystinol® long Kapseln, 1 Kaps. enth. 424,8 mg Echte Goldrute TE (Ethanol 30 %, 5–7,1:1), 3–4 × tgl. 1 Kaps.
Cystofink® Mono Kapseln, 1 Kaps. enth. 424,8 mg Echte Goldrute TE (Ethanol 30 %, 5–7,1:1), 3–4 × tgl. 1 Kaps.
Solidago Steiner® Tabl., 1 Tabl. enth. 300 mg Echte Goldrute TE (Ethanol 60 %, 5–7:1), 4–5 × tgl. 1 Tabl.
Urol® flux Brausetabl., 1 Brausetabl. enth. 400,5 mg Echte Goldrute TE (Wasser, 4–7:1), 3 × tgl. 1 Brausetabl.

Hauhechelwurzel

Siehe auch ▸Kap. 4.1.3/Harnwegsinfekt.

AG: Durchspülungstherapie bei entz. Erkrankungen der ableitenden Harnwege, vorbeugend bei Nierengrieß.

D/A: Mittlere TD 6–12,0 g Droge.
Tee: 2–2,5 g (1 knapper TL)/150 ml, 20–30 min, 3–4 × tgl. 1 Tasse.

AM: Kein Monopräparat bekannt, enth. in Kombinationspräparaten und Teemischungen, z. B.:
Aqualibra® Filmtabl., 1 Tabl. enth. 80 mg Hauhechelwurzel-TE (Wasser, 5–8:1), 90 mg Orthosiphonblätter-TE (Wasser, 5–7:1), 180 mg Echte Goldrute Kraut TE (Wasser, 4–7:1), 3 × tgl. 2 Tabl.
Biofax® Classic Kapseln, 1 Kaps. enth. 15 mg Birkenblätter-TE (Wasser, 4–8:1), 14 mg Hauchelhechelwurzel-TE (Ethanol 20 %, 6–9:1), 14 mg Bohnenschalen-TE (Wasser, 8–14:1), 3 × tgl. 1 Kaps.

Orthosiphonblätter

Siehe auch ▸Kap. 4.1.3/Harnwegsinfekt.

AG: Zur Durchspülungstherapie bei bakteriellen und entz. Erkrankungen der ableitenden Harnwege (spez. Steine) und bei Nierengrieß.

D/A: TD 6–12,0 g Droge.
Tee: 2 g (1 TL)/150 ml, 10–15 min, mehrmals tgl. 1 Tasse.

AM: Carito® mono Kapseln, 1 Kaps. enth. 250,2 mg Blätter-TE (Wasser, 5–7:1), 3 × tgl. 2 Kaps.
Diufluxx® mono Kapseln, 1 Kaps. enth. 277,5 mg Blätter-TE, 3 × tgl. 1 Kaps.
Kombinationspräparat:
Aqualibra® Filmtabl., 1 Tabl. enth. 80 mg Hauhechelwurzel-TE (Wasser, 5–8:1), 90 mg Orthosiphonblätter-TE (Wasser, 5–7:1), 180 mg Echte Goldrute Kraut TE (Wasser, 4–7:1), 3 × tgl. 2 Tabl.
Orthosiphonblätter entspr. Indischer Blasen- und Nierentee.
Indischer Blasen- und Nierentee Kleppe, 1 g enth. 1 000 mg Orthosiphonblätter.
Indischer Nierentee Fides, 1 g enth. 1 000 mg Orthosiphonblätter.

4.3 Reizblase

Blasendysfunktion mit den Symptomen Pollakisurie, Dysurie, Harndrang ohne Nachweis einer bakteriellen Harnwegsinfektion.
Häufig liegen psychosomatische oder hormonelle (Östrogenmangel) Ursachen zugrunde.
Frauen im mittleren Lebensalter sind deutlich häufiger betroffen als Männer.

4.3.1 Allgemeine Therapie

Warme Kleidung, Verzicht auf Genussmittel, viel trinken, ansteigende Fußbäder, warme Leibwickel, Fußreflexzonentherapie, Bindegewebsmassage, ggf. Psychotherapie.

4.3.2 Phytotherapie

Zum Einsatz kommen Aquaretika in Kombination mit Drogen, die tonisierend und spasmolytisch wirken.

4.3.3 Arzneidrogen-Profil

Kürbissamen

Cucurbitae semen, *Cucurbita pepo* L.

AG: Reizblase, Miktionsbeschwerden bei benignem Prostataadenom Stadium I–II.

W: Antiphlogistisch, antioxidativ.
KI: Keine bekannt.
UW: Keine bekannt.
WW: Keine bekannt.
H: Auf ausreichende Flüssigkeitsmenge achten (Mindestmenge 2 l/Tag).
In klinischen Studien Hinweise auf Verbesserung der Uro-Flow-Rate und Verringerung des Restharnvolumens.
D/A: Morgens und abends 15–30 g (3–6 TL) gemahlen oder zerkaut mit Flüssigkeit einnehmen.
AM: Granu Fink® Kürbiskerne (Samen von *Cucurbita pepo* L.), 2 × tgl. 1–3 ML (5–15 g), morgens und abends zerkaut oder gemahlen mit Flüssigkeit einnehmen.
Granu Fink® Blase Kapseln, 1 Kaps. enth. 400 mg Kürbissamen, 340 mg Kürbissamenöl, 3–5 × tgl. 1 Kaps.
Nomon® mono Hartkapseln, 1 Kaps. enth. 105 mg TE (Ethanol 60 %, 15–30:1), 3 × tgl. 1 Kaps.
B: R: Komm. E +, ESCOP +, WHO +

4.4 Benigne Prostatahyperplasie (BPH)

Gutartige Wucherung der Prostata mit zunehmender Verlegung der Urethra.

Ursache unbekannt. Symptomatik mit verlängerter Miktion, abgeschwächtem Harnstrahl, Nachträufeln, Restharn. Ferner Harndrang, Pollakisurie, Nykturie, Dranginkontinenz. Es gibt verschiedene Stadieneinteilungen, nach denen sich die Indikation zur medikamentösen bzw. operativen Therapie richtet.

BPH-Einteilung (Vahlensieck):

- Stadium I: kein Restharn, Uroflow > 15 ml/s,
- Stadium II: wechselnde Miktionsstörungen (Pollakisurie/Nykturie/Harndrang/Nachträufeln), Uroflow 10–15 ml/s,
- Stadium III: permanente Miktionsstörungen, Uroflow < 10 ml/s, Restharn > 50 ml, Trabekelblase,
- Stadium IV: permanente Miktionsstörungen, Uroflow < 10 ml/s, Restharn > 100 ml, Stauung der oberen Harnwege.

4.4.1 Allgemeine Therapie

Ausreichend Bewegung, keine Unterkühlung, Verzicht auf kalte und alkoholische Getränke, regelmäßige Blasen- und Darmentleerung.

4.4.2 Phytotherapie

Eine kausale Therapie ist weder mit chemisch-definierten noch mit pflanzlichen Drogen möglich.

Phytotherapeutika sind deutlich besser verträglich, kostengünstiger bei nachgewiesener gleichwertiger Wirksamkeit. Sie werden in Form von Trockenextrakten verabreicht. Kombinationspräparate können sinnvoll sein.

4.4.3 Arzneidrogen-Profile

Brennnesselwurzel

Urticae radix, *Urtica dioica* L., *U. urens* L.

AG: Miktionsbeschwerden aufgrund eines Prostataadenoms (Stadium I–II).

W: Verbesserung in Bezug auf die Anfangssymptome der BPH (Stadien I–II).

KI: Keine bekannt.

UW: Gelegentlich leichte Magen- und Darmbeschwerden.

WW: Keine bekannt.

H: Auf ausreichende Flüssigkeitsmenge achten (Mindestmenge 2 l/Tag).

D/A: TD 4–6,0 g Droge.
Tee: 1,5 g (1 TL)/150 ml, 1 min lang kochend halten, 10 min ziehen lassen, 2–4 × tgl. 1 Tasse.

AM: Bazoton® uno Filmtabletten, 1 Filmtabl. enth. 459 mg TE (Methanol 20 %, 7,1–14,3:1), 1 × tgl. 1 Filmtabl.
Prostaforton® uno Filmtabletten, 1 Filmtabl. enth. 285 mg TE (Methanol 80 %, 15–20:1), 1 × tgl. 1 Filmtabl.
Prostamed® Urtica Kapseln, 1 Kaps. enth. 240 mg Brennnesselwurzel-TE (Ethanol 20 %, 5,4–6,6:1), Beginn: 2 × tgl. 2 Kaps., Erhaltung: 3 × tgl. 1 Kaps.
Kombinationspräparat:
Prostagutt® forte 160/120 mg Kapseln, 1 Kaps. enth. 160 mg Sägepalmenfruchtdickextr. (Ethanol 90 %, 10–14,3:1), 120 mg Brennnesselwurzel-TE (Ethanol 60 %, 7,6–12,5:1), 2 × tgl. 1 Kaps.

B: R: Komm. E +, ESCOP +, WHO +

Kürbissamen

Siehe auch ▸ Kap. 4.3.3/Reizblase.

AG: Miktionsbeschwerden bei benignem Prostataadenom Stadium I–II.

D/A: Morgens und abends 15–30 g (3–6 TL) gemahlen oder zerkaut mit Flüssigkeit einnehmen.

AM: Granu Fink® Prosta Forte 500 mg Kapseln, 1 Kaps. enth. 500 mg Kürbissamen-Dickextr., 2 × tgl. 1 Kaps.
Kombinationspräparate:
Granu Fink® Prosta plus Sabal Kapseln, 1 Kaps. enth. 400 mg Kürbissamenmehl, 340 mg Kürbissamenöl, 75 mg Sägepalmenfrucht-TE, 3 × tgl. 1 Kaps.
Sabal-Kürbis Kapseln Salus®, 1 Kaps. enth. 50 mg Kürbissamenmehl, 60 mg Kürbissamenöl, 7,2 mg Sägepalmenfruchtdickextr. (Ethanol 60 %, 8,5–10,5:1), 2 × tgl. 2 Kaps.

Sägepalmenfrüchte

Sabal fructus, *Serenoa repens* (Bartr.) Small.

AG: Reizblase, Miktionsbeschwerden bei Prostataadenom (Stadium I–II).

W: Antiphlogistisch, antiödematös.

KI: Keine bekannt.

UW: In seltenen Fällen Magenbeschwerden.

WW: Keine bekannt.

H: Verwendung von FAM mit standardisiertem Drogenextr.
Die unten angeführten Präparate bessern nur die Beschwerden bei einer vergrößerten Prostata, ohne die Vergrößerung zu beheben.

D/A: TD 1–2,0 g Droge einnehmen oder 320 mg lipophiler Drogenauszug in 1–2 Einzelgaben.

AM: Prostagutt® uno Kapseln, 1 Kaps. enth. 320 mg Extr. (Ethanol 90 %, 10–14,3:1), 1 × tgl. 1 Kaps. während der Mahlzeiten.
Strogen® uno Kapseln, 1 Kaps. enth. 320 mg Extr. (Ethanol 90 %, 7,5–12,5:1), 1 × tgl. 1 Kaps. während der Mahlzeiten.
Talso® uno N Kapseln, 1 Kaps. enth. 320 mg Extr. (Ethanol 90 %, 7,5–12,5:1), 1 × tgl. 1 Kaps. während der Mahlzeiten.
Kombinationpräparate:
Granu Fink® Prosta plus Sabal Kapseln, 1 Kaps. enth. 400 mg Kürbissamenmehl, 340 mg Kürbissamenöl, 75 mg Sägepalmenfrucht-TE, 3 × tgl. 1 Kaps.
Prostagutt® forte 160/120 mg Kapseln, 1 Kaps. enth. 160 mg Sägepalmenfruchtdickextr. (Ethanol 90 %, 10–14,3:1), 120 mg Brennnesselwurzel-TE (Ethanol 60 %, 7,6–12,5:1), 2 × tgl. 1 Kaps.

B: R: Komm. E +, WHO +

5 Gynäkologische Erkrankungen

5 Gynäkologische Erkrankungen

5.1 Vulvitis, Kolpitis

Entzündung des äußeren weiblichen Genitales durch Herpes- oder Papillomaviren.
Oft sekundär bedingt durch Harninkontinenz und Fisteln, mechanische und chemische Reize, Östrogenmangel, Diabetes mellitus, Allergien.
Symptome sind brennende Schmerzen, Pruritus, Miktionsbeschwerden.

5.1.1 Allgemeine Therapie

Keine enge Wäsche tragen, auf Hygiene achten, Mitbehandlung des Sexualpartners.

5.1.2 Phytotherapie

Nur äußerliche Anwendung von antiphlogistischen und adstringierenden Phytopharmaka in Form von Spülungen und Sitzbädern.

5.1.3 Arzneidrogen-Profile

Eichenrinde

Siehe auch ▸ Kap. 3.7.3/Diarrhoe.

AG: **Äußerl.:** Lokale Behandlung leichter Entzündungen im Mund-, Rachen-, Genital- und Analbereich sowie entz. Hauterkrankungen.

D/A: **Innerl.:** TD 3,0 g Droge.
Äußerl.: Badezusatz: Teil-, Vollbad: 500,0 g/100 l Wasser.
Umschläge, Spül-, Gurgellösung: 20,0 g/1 l Wasser, 15–20 min aufkochen.

AM: FAM zurzeit nicht im Handel, Tee/NEM verfügbar.

Kamillenblüten

Siehe auch ▸ Kap. 3.2.3/Gastritis.

AG: **Äußerl.:** Entzündungen im Haut-, Schleimhaut-, Anal-und Genitalbereich, Hämorrhoiden. Dysmenorrhoe, Fluor vaginalis.

D/A: Bad: 50,0 Droge mit 1 l Wasser heiß aufgießen, 15 min bedeckt ziehen lassen, abseihen und ins Bad geben.

AM: Kamillan® supra, 1 g Lsg. enth. 1 g Kamillenblütenextr. (Ethanol 52 %, 1:1,8–2,1), zur äußerl. Anw.: Sitzbäder, Umschläge, Spülungen, Waschungen, Teilbäder: 1–mehrmals tgl. ½–1 EL/1 l Wasser.
Kamillin Extern Robugen® Portionsbeutel, 1 Bad enth. 37,68 g Kamillenblütenextr., Teil- und Sitzbad: 20–40 ml/20–40 l Wasser (½ Portionsbtl.), 1–mehrmals tgl.; Vollbad: 80 ml/150 l Wasser (2 Portionsbtl.), 1 × tgl.; Umschläge, Spülungen, Waschungen: 20 ml/1 l Wasser (½ Portionsbtl.), 1–mehrmals tgl.
Kamillosan® Konzentrat, 1 g enth. 989,1 mg Kamillenblütenextr., 1,9 mg Kamillenblütenöl; zur äußerl. Anw.: Umschläge, Waschungen, Spülungen: 1–mehrmals tgl. 45 ml/1 l Wasser; Sitzbäder, Teilbäder: 30 ml/1 l Wasser.
Kombinationspräparat:
Kamillan® Lösung, 1 ml enth. Mischextr. aus Kamillenblüten und Schafgarbenkraut; für Spülungen, Teilbäder und Umschläge, 7,5–15 ml/1 l Wasser.

Schafgarbenkraut/-blüten

Siehe auch ▸Kap. 3.6.3/Funktionelle Störungen der Gallenblase und -wege.

AG: **Äußerl.:** Funktionelle Unterbauchbeschwerden, Vulvitis, Kolpitis, Dysmenorrhoe.

D/A: Sitzbad: 100 g Schafgarbenkraut/1–2 l kochendes Wasser, 20 min ziehen lassen.

AM: FAM nicht im Handel, Tee/NEM verfügbar.

5.2 Amenorrhoe

Ausbleiben der Regel bis zum 16. Lebensjahr. Unterschieden werden die

- primäre Form (hormonell bedingt) und die
- sekundäre Form (Ausbleiben der Regelblutung nach zuvor bestehender spontaner Regelblutung), es gibt diverse Ursachen.

5.2.1 Allgemeine Therapie

Ursachenbehandlung.

5.2.2 Phytotherapie

Nach Abklärung der Ursache ggf. alleiniger Therapieversuch mit Phytopharmaka, die schwächer wirken, aber deutlich weniger Nebenwirkungen als chemisch definierte Arzneimittel des gleichen Indikationsgebietes aufweisen.

5.2.3 Arzneidrogen-Profil

Keuschlammfrüchte, Mönchspfefferfrüchte

Siehe auch ▸ Kap. 5.4.3/Menorrhagie, Metrorrhagie.

AG: Menorrhagie, Metrorrhagie; bei Regelanomalien.
Menstruationsstörungen infolge Gelbkörperinsuffizienz, PMS, Mastodynie.

D/A: TD 30–40 mg Droge in Form wässrig-ethanol. Extr.
Bei Amenorrhoe, Oligomenorrhoe: 40–45 Tr. 1 × tgl. über 6 Wochen.

AM: Agnolyt® Madaus Hartkapseln, 1 Kaps. enth. 4 mg Mönchspfefferfrüchte-TE (Ethanol 60 %, 7–13:1), morgens 1 Kaps.; Tropfen: 100 g enth. 9 g Mönchspfefferfrüchte-Tinktur (Ethanol 68 %, 1:5), morgens 40 Tr.
Agnucaston® Filmtabl., 1 Filmtabl. enth. 4 mg Mönchspfefferfrüchte-TE (Ethanol 70 %, 7–11:1), morgens 1 Filmtabl.
Generika mit entsprechenden TE im Handel.

5.3 Dysmenorrhoe

Schmerzhafte Menstruation, kolikartiger Schmerz, zusätzlich oft Übelkeit, Erbrechen, Rückenschmerzen, Kopfschmerz, Migräne.
Ausgelöst durch Prostaglandine, mögliche Ursachen sind Endometriose, Myome, Krampfadern, Uterusanomalien, Retroflexion des Uterus, IUP bzw. psychosomatische Faktoren.

5.3.1 Allgemeine Therapie

Leichte, salzarme Kost, Obst- und Reistage, ausreichende Bewegung, Entspannungstherapie, feuchtwarme Leibwickel, entspannende Vollbäder, Sitzbäder, ggf. Psychotherapie.

5.3.2 Phytotherapie

Zur Anwendung kommen spasmolytisch wirkende Phytopharmaka wie Kamillenblüten und Schafgarbenkraut sowie Cimicifugawurzelstockextrakte.

5.3.3 Arzneidrogen-Profile

Kamillenblüten

Siehe auch ▸ Kap. 3.2.3/Gastritis.

AG: **Innerl.**: Entzündungen und Spasmen im Gastrointestinaltrakt.
Äußerl.: Entzündungen im Haut-, Schleimhaut-, Anal-und Genitalbereich, Hämorrhoiden. Dysmenorrhoe, Fluor vaginalis.

D/A: Bad: 50,0 Droge mit 1 l Wasser heiß aufgießen, 15 min bedeckt ziehen lassen, abseihen und ins Bad geben.

AM: Kamillan® supra, 1 g Lsg. enth. 1 g Kamillenblütenextr. (Ethanol 52 %, 1:1,8–2,1), zur äußerl. Anw.: Sitzbäder, Umschläge, Spülungen, Waschungen, Teilbäder: 1–mehrmals tgl. ½–1 EL/1 l Wasser.
Kamillin Extern Robugen® Portionsbeutel, 1 Bad enth. 37,68 g Kamillenblütenextr., Teil- und Sitzbad: 20–40 ml/20–40 l Wasser (½ Portionsbtl.), 1–mehrmals tgl.; Vollbad: 80 ml/150 l Wasser (2 Portionsbtl.), 1 × tgl.; Umschläge, Spülungen, Waschungen: 20 ml/1 l Wasser (½ Portionsbtl.), 1–mehrmals tgl.
Kamillosan® Konzentrat, 1 g enth. 989,1 mg Kamillenblütenextr., 1,9 mg Kamillenblütenöl; zur äußerl. Anw.: Umschläge, Waschungen, Spülungen: 1–mehrmals tgl. 45 ml/1 l Wasser; Sitzbäder, Teilbäder: 30 ml/1 l Wasser.
Kombinationspräparat:
Kamillan® Lösung, 1 ml enth. Mischextr. aus Kamillenblüten und Schafgarbenkraut; für Spülungen, Teilbäder und Umschläge, 7,5–15 ml/1 l Wasser.

Schafgarbenkraut/-blüten

Siehe auch ▸ Kap. 3.6.3/Funktionelle Störungen der Gallenblase und -wege.

AG: **Innerl.:** Leichte krampfartige Beschwerden im Magen-Darm-Bereich. Appetitlosigkeit.
Äußerl.: Funktionelle Unterbauchbeschwerden, Vulvitis, Kolpitis.

D/A: TD 4,5 g Kraut, 3,0 g Blüten, Zuber. entspr.
Tee: gemäß St.-Zul. 2–4 g (1–2 TL)/150 ml, 10 min, 3–4 × tgl. zwischen den Mahlzeiten.
Sitzbad: 100 g Schafgarbenkraut/1–2 l kochendes Wasser, 20 min ziehen lassen.

AM: Schafgarbe-Tropfen® Tinktur, enth. Millefolii tinct. (Ethanol 31,5 %, 1:5), 4 × tgl. 95 Tr. entspr. 4,2 g.

Traubensilberkerzenwurzelstock, Cimicifugawurzelstock

Siehe auch ▸ Kap. 5.10.3/Klimakterische Beschwerden.

AG: Klimakterische Beschwerden.
Neurovegetative prämenstruelle und dysmenorrhoeische Beschwerden.

D/A: TD als alkohol. Extr. (ethanol.-wässrig 40–60 % oder isopropanolisch-wässrig 60 %), entspr. mind. 40 mg Droge bzw. 10 mg Extr.

AM: Klimadynon® uno Filmtabl., 1 Tabl. enth. 6,5 mg Cimicifugarhizom-TE (Ethanol 60 %, 4,5–8,5:1), 1 × tgl. 1 Filmtabl.
Remifemin® Tabl., 1 Tabl. enth. 2,5 mg Cimicifugarhizom-TE (Isopropanol 40 %, 6–11:1), 2 × tgl. 1 Filmtabl.
Als Kombinationspräparat mit Johanniskraut:
Remifemin® plus Dragees, 1 Drg. enth. 0,25 mg Johanniskraut-TE, berechnet als Hypericin, 1 mg Cimicifugarhizom-TE, berechnet als 27-Deoxyactein, 2 × tgl. 1–2 Drg.
Generika mit entsprechenden TE im Handel.

5.4 Menorrhagie, Metrorrhagie

Menorrhagie: Verlängerte Blutungszeit (> 6 Tage). Ursache meist organisch durch z. B. Uterus myomatosus oder Uterus-Karzinom.
Metrorrhagie: Zusätzliche Blutung außerhalb des normalen Zyklus. Ursache ist oft eine Endometriose bzw. ein Endometrium-Karzinom.

5.4.1 Allgemeine Therapie

Ursachenbehandlung.

5.4.2 Phytotherapie

Nach Klärung der Ursache alleinige bzw. adjuvante Therapie mit Phytopharmaka möglich; sie wirken deutlich nebenwirkungsärmer als chemisch definierte Arzneimittel des gleichen Indikationsgebietes.

5.4.3 Arzneidrogen-Profile

Hirtentäschelkraut

Siehe auch ▸ Kap. 6.8.3/Wundbehandlungen, Verbrennungen.

AG: **Innerl.**: Bei Blutungsunregelmäßigkeiten wie Menorrhagie und Metrorrhagie.

D/A: **Innerl.**: TD 10–15,0 g Droge.
Tee: 2–3 TL/150 ml, 15 min, 2–4 × tgl. zwischen den Mahlzeiten.

AM: Menodoron® Tropfen, 1 g entspr, 25 g Tropfen, Mischung ohne weitere Angaben von Majoran, Eichenrinden, Hirtentäschelkraut, Schafgarbenblüten, Brennnesselblüten.

Keuschlammfrüchte, Mönchspfefferfrüchte

Agni casti fructus, *Vitex agnus-castus* L.

AG: Menorrhagie, Metrorrhagie; bei Regelanomalien.
Menstruationsstörungen infolge Gelbkörperinsuffizienz, PMS, Mastodynie.

W: Hemmung der Prolaktinsekretion (dopaminerge Wirkung).

KI: Schwangerschaft, Stillzeit.

UW: Es können juckende, urtikarielle Exantheme auftreten.

WW: Wirkungsabschwächung durch Dopaminrezeptor-Antagonisten möglich.

H: Verwendung als Teezubereitung nicht gebräuchlich.

D/A: TD 30–40 mg Droge in Form wässrig-ethanol. Extr.
Bei Amenorrhoe, Oligomenorrhoe: 40–45 Tr. 1 × tgl. über 6 Wochen.
Bei Fertilitätsstörungen, PMS: 40 Tr. 1 × tgl. über 3 Zyklen.
Fluidextr.: 1–2 g tgl.

AM: Agnolyt® Madaus Hartkapseln, 1 Kaps. enth. 4 mg Mönchspfefferfrüchte-TE (Ethanol 60 %, 7–13:1), morgens 1 Kaps.; Tropfen: 100 g enth. 9 g Mönchspfefferfrüchte-Tinktur (Ethanol 68 %, 1:5), morgens 40 Tr.
Agnucaston® Filmtabl., 1 Filmtabl. enth. 4 mg Mönchspfefferfrüchte-TE (Ethanol 70 %, 7–11:1), morgens 1 Filmtabl.
Generika mit entsprechenden TE im Handel.

B: R: Komm. E +, ESCOP +, WHO +

5.5 Fluor vaginalis

Unphysiologischer Scheidenausfluss aufgrund verschiedener chemischer (Spülung), mechanischer (IUP, Prolaps), infektiöser (bakteriell, viral, mykotisch) Ursachen. Weitere Ursachen sind Schwangerschaft, Uteruskarzinom. Oft mit Pruritus und Schmerzen verbunden.

5.5.1 Allgemeine Therapie

Therapie mit Milchsäurezäpfchen.

5.5.2 Phytotherapie

Adjuvante äußerliche Therapie in Form von Sitzbädern und Spülungen.

5.5.3 Arzneidrogen-Profile

Eichenrinde

Siehe auch ▸ Kap. 3.7.3/Diarrhoe.

AG: **Äußerl.:** Lokale Behandlung leichter Entzündungen im Mund-, Rachen-, Genital- und Analbereich sowie entz. Hauterkrankungen.

D/A: **Äußerl.:** Badezusatz: Teil-, Vollbad: 500,0 g/100 l Wasser.
Umschläge, Spüllösung: 20,0 g/1 l Wasser, 15–20 min aufkochen.

AM: FAM zurzeit nicht im Handel, Tee/NEM verfügbar.

Kamillenblüten

Siehe auch ▸Kap. 3.2.3/Gastritis.

AG: **Äußerl.**: Entzündungen im Haut-, Schleimhaut-, Anal-und Genitalbereich, Hämorrhoiden. Dysmenorrhoe, Fluor vaginalis.

D/A: Bad: 50,0 Droge mit 1 l Wasser heiß aufgießen, 15 min bedeckt ziehen lassen, abseihen und ins Bad geben.

AM: Kamillan® supra, 1 g Lsg. enth. 1 g Kamillenblütenextr. (Ethanol 52 %, 1:1,8–2,1), zur äußerl. Anw.: Sitzbäder, Umschläge, Spülungen, Waschungen, Teilbäder: 1–mehrmals tgl. ½–1 EL/1 l Wasser.
Kamillin Extern Robugen® Portionsbeutel, 1 Bad enth. 37,68 g Kamillenblütenextr., Teil- und Sitzbad: 20–40 ml/20–40 l Wasser (½ Portionsbtl.), 1–mehrmals tgl.; Vollbad: 80 ml/150 l Wasser (2 Portionsbtl.), 1 × tgl.; Umschläge, Spülungen, Waschungen: 20 ml/1 l Wasser (½ Portionsbtl.), 1–mehrmals tgl.
Kamillosan® Konzentrat, 1 g enth. 989, 1 mg Kamillenblütenextr., 1,9 mg Kamillenblütenöl; zur äußerl. Anw.: Umschläge, Waschungen, Spülungen: 1–mehrmals tgl. 45 ml/1 l Wasser; Sitzbäder, Teilbäder: 30 ml/1 l Wasser.
Kombinationspräparat:
Kamillan® Lösung, 1 ml enth. Mischextr. aus Kamillenblüten und Schafgarbenkraut; für Spülungen, Teilbäder und Umschläge, 7,5–15 ml/1 l Wasser.

5.6 Mastodynie

Schmerzhafte Mammaschwellung der 2. Zyklushälfte, oft Symptom des prämenstruellen Syndroms (PMS), kommt aber auch isoliert vor. Häufig psychosomatische Ursachen.

5.6.1 Allgemeine Therapie

Entspannungstherapie, gut sitzender BH, kühle Brustwickel, Kneipp-Therapie, ggf. Psychotherapie.

5.6.2 Phytotherapie

Oft als alleinige therapeutische Maßnahme wirksam.

5.6.3 Arzneidrogen-Profil

Keuschlammfrüchte, Mönchspfefferfrüchte

Siehe auch ▸ Kap. 5.4.3/Menorrhagie, Metrorrhagie.

AG: Mastodynie, PMS.

D/A: TD 30–40 mg Droge in Form wässrig-ethanol. Extr.
PMS: 40 Tr. 1 × tgl. über 3 Zyklen.
Fluidextr.: 1–2 g tgl.

AM: Agnolyt® Madaus Hartkapseln, 1 Kaps. enth. 4 mg Mönchspfefferfrüchte-TE (Ethanol 60 %, 7–13:1), morgens 1 Kaps.; Tropfen: 100 g enth. 9 g Mönchspfefferfrüchte-Tinktur (Ethanol 68 %, 1:5), morgens 40 Tr.
Agnucaston® Filmtabl., 1 Filmtabl. enth. 4 mg Mönchspfefferfrüchte-TE (Ethanol 70 %, 7–11:1), morgens 1 Filmtabl.
Generika mit entsprechenden TE im Handel.

5.7 Prämenstruelles Syndrom (PMS)

Das PMS tritt in der 2. Zyklushälfte auf, ca. 1 Woche vor der Menstruation in Form von Mastodynie, Kopfschmerz, Migräne, Reizbarkeit, depressiver Verstimmung, Unruhe, Unterleibs- und Kreuzschmerz und gastrointestinalen Symptomen.
Ursächlich kommen hormonelle Störungen und psychosomatische Faktoren in Betracht.

5.7.1 Allgemeine Therapie

Körperliche Aktivität, gesunde Lebensführung, Entspannungstherapie und ggf. Psychotherapie.

5.7.2 Phytotherapie

Das PMS lässt sich erfolgreich allein mit Phytopharmaka therapieren. Erforderlich ist eine Langzeittherapie über mindestens ein halbes Jahr. Schwere Formen bedürfen in der Regel der Therapie mit chemisch definierten Hormonpräparaten.

5.7.3 Arzneidrogen-Profile

Keuschlammfrüchte, Mönchspfefferfrüchte

Siehe auch ▸ Kap. 5.4.3/Menorrhagie, Metrorrhagie.

AG: Bei Regelanomalien, Mastodynie, PMS.

D/A: TD 30–40 mg Droge in Form wässrig-ethanol. Extr.
PMS: 40 Tr. 1 × tgl. über 3 Zyklen.
Fluidextr: 1–2 g tgl.

AM: Agnolyt® Madaus Hartkapseln, 1 Kaps. enth. 4 mg Mönchspfefferfrüchte-TE (Ethanol 60 %, 7–13:1), morgens 1 Kaps.; Tropfen: 100 g enth. 9 g Mönchspfefferfrüchte-Tinktur (Ethanol 68 %, 1:5), morgens 40 Tr.
Agnucaston® Filmtabl., 1 Filmtabl. enth. 4 mg Mönchspfefferfrüchte-TE (Ethanol 70 %, 7–11:1), morgens 1 Filmtabl.
Generika mit entsprechenden TE im Handel.

Traubensilberkerzenwurzelstock, Cimicifugawurzelstock

Siehe auch ▸ Kap. 5.10.3/Klimakterische Beschwerden.

AG: Klimakterische Beschwerden. Neurovegetative prämenstruelle und dysmenorrhoeische Beschwerden.

D/A: TD als alkohol. Extr. (ethanol.-wässrig 40–60 % oder isopropanolisch-wässrig 60 %), entspr. mind. 40 mg Droge bzw. 10 mg Extr.

AM: Klimadynon® uno Filmtabl., 1 Tabl. enth. 6,5 mg Cimicifugarhizom-TE (Ethanol 60 %, 4,5–8,5:1), 1 × tgl. 1 Filmtabl.
Remifemin® Tabl., 1 Tabl. enth. 2,5 mg Cimicifugarhizom-TE (Isopropanol 40 %, 6–11:1), 2 × tgl. 1 Filmtabl.
Als Kombinationspräparat mit Johanniskraut:
Remifemin® plus Dragees, 1 Drg. enth. 0,25 mg Johanniskraut-TE, berechnet als Hypericin, 1 mg Cimicifugarhizom-TE, berechnet als 27-Deoxyactein, 2 × tgl. 1–2 Drg.
Generika mit entsprechenden TE im Handel.

5.8 Sterilität der Frau

Unfruchtbarkeit, die ovariell, tubar, uterin, vaginal, hormonell und psychogen bedingt sein kann.

5.8.1 Allgemeine Therapie

Ursachenklärung, ggf. Psychotherapie.

5.8.2 Phytotherapie

Nur adjuvanter Therapieversuch bei Corpus-luteum-Insuffizienz mit Agnus castus.

5.8.3 Arzneidrogen-Profil

Keuschlammfrüchte, Mönchspfefferfrüchte

Siehe auch ▸ Kap. 5.4.3/Menorrhagie, Metrorrhagie.

AG: Bei Regelanomalien, Fertilitätsstörungen.

D/A: TD 30–40 mg Droge in Form wässrig-ethanol. Extr.
Bei Fertilitätsstörungen, PMS: 40 Tr. 1 × tgl. über 3 Zyklen.
Fluidextr.: 1–2 g tgl.

AM: Agnolyt® Madaus Hartkapseln, 1 Kaps. enth. 4 mg Mönchspfefferfrüchte-TE (Ethanol 60 %, 7–13:1), morgens 1 Kaps.; Tropfen: 100 g enth. 9 g Mönchspfefferfrüchte-Tinktur (Ethanol 68 %, 1:5), morgens 40 Tr.
Agnucaston® Filmtabl., 1 Filmtabl. enth. 4 mg Mönchspfefferfrüchte-TE (Ethanol 70 %, 7–11:1), morgens 1 Filmtabl.
Generika mit entsprechenden TE im Handel.

5.9 Hyperemesis gravidarum

Morgendliches Erbrechen mit Übelkeit in der Frühschwangerschaft, evtl. psychisch oder durch hohe HCG-Werte ausgelöst.

5.9.1 Allgemeine Therapie

Häufige kleine Mahlzeiten, feuchtwarme Leibwickel, ggf. Psychotherapie.

5.9.2 Phytotherapie

Teemischung

Rp.

Matricariae flos	20,0
Melissae folium	20,0
Menthae piperitae folium	20,0

5

M. f. spec.
D. S.: 2–3 TL/1 Tasse kochendes Wasser, aufgießen und 10 min ziehen lassen, abseihen, mehrmals tgl. warm trinken.

5.10 Klimakterische Beschwerden

Hormonelle Umstellung mit Östrogenmangel, vermehrte LH- und Progesteronausschüttung aus der Hypophyse.
Symptomatik in Form von Hitzewallungen, Stimmungslabilität, Depressionen, Schlafstörungen, Tachykardie, Gewichtszunahme, Pruritus vulvae, als Spätfolge Osteoporose möglich.

5.10.1 Allgemeine Therapie

Entspannungstherapie (autogenes Training, progressive Muskelrelaxation nach Jacobson), vitaminreiche Kost, ggf. Psychotherapie.

5.10.2 Phytotherapie

Als Alternative zur Therapie mit chemisch synthetischen Östrogen-Präparaten kann die alleinige Therapie mit sogenannten Phytoöstrogenen die Symptomatik lindern, nicht jedoch die Osteoporose verhindern.
Cimicifuga und zusätzlich Johanniskraut (▸ Kap. 8.2/Depressionen) zur Besserung der depressiven Stimmungslage.

5.10.3 Arzneidrogen-Profil

Traubensilberkerzenwurzelstock, Cimicifugawurzelstock

Cimicifugae rhizoma, *Cimicifuga racemosa* (L.) Nutt.

AG: Klimakterische Beschwerden. Neurovegetative prämenstruelle und dysmenorrhoeische Beschwerden.
W: Sowohl östrogenartig als auch östrogen-antagonistisch.
KI: Schwangerschaft, Stillzeit; **Cave:** hormonabhängige Tumoren.
UW: Gelegentlich Magen-Darm-Beschwerden.
WW: Keine bekannt.
H: Wirkungeintritt nach 2–3 Wochen.

D/A: TD als alkohol. Extr. (ethanol.-wässrig 40–60 % oder isopropanolisch-wässrig 60 %), entspr. mind. 40 mg Droge bzw. 10 mg Extr.

AM: Klimadynon® uno Filmtabl., 1 Tabl. enth. 6,5 mg Cimicifugarhizom-TE (Ethanol 60 %, 4,5–8,5:1), 1 × tgl. 1 Filmtabl.
Remifemin® Tabl., 1 Tabl. enth. 2,5 mg Cimicifugarhizom-TE (Isopropanol 40 %, 6–11:1), 2 × tgl. 1 Filmtabl.
Als Kombinationspräparat mit Johanniskraut:
Remifemin® plus Dragees, 1 Drg. enth. 0,25 mg Johanniskraut-TE, berechnet als Hypericin, 1 mg Cimicifugarhizom-TE, berechnet als 27-Deoxyactein, 2 × tgl. 1–2 Drg.
Generika mit entsprechenden TE im Handel.

B: R: Komm. E +, ESCOP +, WHO +

6 Dermatologische Erkrankungen

6 Dermatologische Erkrankungen

6.1 Sebostase, Seborrhoe

Sebostase: Verminderte Talgdrüsenproduktion, oft einhergehend mit Dyshydrosis, tritt meist in höherem Alter auf.

Seborrhoe: Gesteigerte Talgdrüsenproduktion im Zusammenhang mit Hyperhydrosis, häufig zusätzlich vegetative Dystonie. Tritt oft auf bei Morbus Parkinson, medikamentöser Therapie mit Tranquilizern und Neuroleptika. Ebenfalls vermehrtes Auftreten im Zusammenhang mit Rosacea und bei bakteriellen und mykotischen Infekten.

6.1.1 Allgemeine Therapie

Behandlung des Grundleidens, Hautpflege, bei Sebostase regelmäßiges Einfetten.

6.1.2 Phytotherapie

Phytotherapeutika wirken kausal, sie werden äußerlich angewendet. Alleinige äußerliche Therapie mit (z. B.) Kamillenölbad ausreichend.

6.1.3 Arzneidrogen-Profile

Kamillenblüten/-öl

Siehe auch ▸ Kap. 3.2.3/Gastritis.

AG: **Äußerl.:** Sebostase, Seborrhoe.

H: Kamillenöl wegen möglicher Reizwirkung nicht am Auge anwenden.

D/A: Zur Wundbehandlung, als medizinischer Hautschutz-, Hautpflegemittel in Salben, Cremes, Badezusätzen etc. in verschiedenen Konz.

AM: Hewekzem novo Heilsalbe N, 100 g Salbe enth. 1 g Öl, 1–mehrmals tgl. dünn auftragen
Bäder (Auswahl):
Kamillenbad N Ritsert®, 100 g (≙ 102 ml) enth. 125 mg Kamillenöl. Vollbad: 60 ml/150 l; Sitzbad: 20–30 ml/10–20 l; Hand-/Fußbad: 10–20 ml/5–10 l; Spülungen: 20 ml/1 l.
Kamillan® supra, 1 g Lsg. enth. 1 g Kamillenblüten-Extr. (Ethanol 52 %, 1:1,8–2,1), Sitz-, Teilbad, Waschungen, Spülungen: 7,5–20 ml/1 l Wasser, 1–mehrmals tgl.
Spitzner Balneo Kamille, 1 g enth. 1,5 mg äther. Öl, Ölbad, Sitzbäder: 5–10 ml/1 l Wasser, 1–mehrmals tgl.
Kamillosan® Wund- und Heilbad, 100 g enth. Kamillenblüten-Extr. (Ethanol 38,5 %, 1:4,0–4,5, standardisiert auf 50–150 mg äther. Öl), Umschläge, Spülungen, Teil-, Sitzbäder: 1 Messbecher/1 l Wasser, Vollbäder: 2 Messbecher.

Stiefmütterchenkraut

Violae cum flore herba, *Viola tricolor* L.

AG: Leichte seborrhoische Hauterkrankungen, Milchschorf bei Kindern.
W: Antiphlogistisch, cortisonähnlich.
KI: Keine bekannt.
UW: Keine bekannt.
WW: Keine bekannt.
D/A: Bis zu 4 TL/150 ml, 10 min, mehrmals tgl. für Umschläge.
AM: Befelka® Hautöl, als Öl in Kombination mit anderen äther. Ölen (Kamillenöl, Ringelblumenblütenöl, Johanniskrautöl, Stiefmütterchenkrautöl), mehrmals tgl. auf die zu behandelnde Hautpartie auftragen.
B: R: Komm. E +, ESCOP +

6.2 Psoriasis vulgaris

Chronische, schubweise verlaufende entz. Hauterkrankung mit Hyperproliferation der Epidermis bei genetischer Disposition (Genodermatose), auch psychische Faktoren können ätiologisch bedeutsam sein.

Es können auch Nägel und Gelenke befallen werden. Auslösende Faktoren sind mechanische, physikalische, chemische und entz. Reize.
Begünstigende Faktoren sind Abwehrschwäche, HIV-Infektion, Diabetes mellitus und die Einnahme bestimmter Medikamente (Resochin®, Lithium, Betablocker, Gold, NSAR, Chlorthalidon).

6.2.1 Allgemeine Therapie

Hautpflege, Schutz vor Austrocknung und Sonnenbrand, rückfettende Salben verwenden.
Vollwertkost, Verzicht auf Genussmittel, Klimatherapie, günstig wirkt sich die Kombination aus Sonne und Meer aus.

6.2.2 Phytotherapie

Bei leichteren Formen kommt die adjuvante Therapie mit äußerlichen Phytotherapeutika im Rahmen eines umfangreichen Therapiekonzepts in Betracht.

6.2.3 Arzneidrogen-Profile

Cayennepfefferfrüchte

Siehe auch ▸ Kap. 9.1.3/Degenerative Gelenk- und Wirbelsäulenerkrankungen.

AG: Pruritus unterschiedlicher Genese.

D/A: Nur zur äußerl. Anw. Halbfeste Zuber. entspr. 0,02–0,05 % Capsaicinoide, in flüssigen Zuber. entspr. 0,005–0,01 % Capsaicinoide, in Pflastern entspr. 10–40 µg Capsaicinoide/cm^2.

AM: Capsamol®-Salbe, 100 g Salbe enth. Cayennepfefferdickextr. (entspr. 50 mg Capsaicin), 2–4 × tgl. sehr dünn einreiben.
Finalgon® CPD Wärmecreme, 100 g Creme enth. Cayennepfefferdickextr. (entspr. 53 mg Capsaicin), 3 × tgl. dünn einreiben.

Mahonienrinde

Mahoniae cortex, *Mahonia aquifolium* L.

AG: In Form homöopathischer Zuber. mit 10% Urtinktur mit der Indikation „trockene Hautausschläge", z. B. bei Psoriasis zwischen den akuten Schüben.

W: Antiphlogistisch, antibakteriell, keratolytisch.

KI: Bei Schwangerschaft und Stillzeit strenge Indikationsstellung.

UW: In seltenen Fällen allergische Hautreaktionen möglich.

WW: Keine bekannt.

H: Kontakt von Salbe/Creme mit Augen oder Schleimhäuten vermeiden. Sichtbare Wirkung nach ca. 2 Wochen.

D/A: Verwendung als Teezubereitung nicht gebräuchlich.

AM: Rubisan® Salbe N/Creme, 10 g Creme/Salbe enth. 1 g Urtinktur, 2–3 × tgl. auf die betroffenen Hautareale dünn auftragen, leicht einmassieren.

B: T +

6.3 Neurodermitis (atopische Dermatitis)

Chronisch-rezidivierende, entzündliche, ekzematöse Hauterkrankung mit trockener Haut und Juckreiz, multifaktorieller Genese.

Mögliche Ursachen sind genetische Disposition, Umweltfaktoren, Nahrungseinflüsse, psychische Faktoren; es besteht Hyperreagibilität der Haut mit IgE-AK-Erhöhung.

6.3.1 Allgemeine Therapie

Hautpflege, Ölbäder, Hautkühlung, Kleidung aus Baumwolle, keine hohen Temperaturen, nicht zu viel Wasserkontakt, Klimatherapie, ggf. Nahrungsmittelallergene meiden, Entspannungstherapie, Psychotherapie.

6.3.2 Phytotherapie

Innerhalb eines vielfältigen Therapiekonzepts hat die Phytotherapie einen wichtigen Platz mit äußerlich und innerlich zu verabreichenden Arzneimitteln, die antiphlogistisch, juckreizstillend, adstringierend, antiallergisch und vor allem fettend wirken können. Ggf. kann im Intervall Cortison eingespart werden.

6.3.3 Arzneidrogen-Profile

Eichenrinde

Siehe auch ▸ Kap. 3.7.3/Diarrhoe.

AG: **Äußerl.:** Lokale Behandlung leichter Entzündungen im Mund-, Rachen-, Genital- und Analbereich sowie entz. Hauterkrankungen.

D/A: **Äußerl.:** Badezusatz: Teil-, Vollbad: 500,0 g/100 l Wasser.
Umschläge, Spül-, Gurgellösung: 20,0 g/1 l Wasser, 15–20 min aufkochen.

AM: FAM zurzeit nicht im Handel, Tee/NEM verfügbar.

Hamamelisblätter/-rinde, Zaubernussblätter/-rinde

Siehe auch ▸ Kap. 3.9.3/Hämorrhoiden.

AG: Lokale Haut- und Schleimhautentzündungen.

D/A: Aufguss für Umschläge: 1 EL klein geschnittene Droge mit 1 Tasse Wasser aufkochen, 15 min ziehen lassen, abseihen. Mit dem erkalteten Aufguss mehrfach tgl. Umschläge auflegen.
Bäder: 20,0 g Droge/250 ml Wasser, aufkochen, 15 min ziehen lassen, nach Abseihen dem Bad zugeben. 1 × tgl. baden.

AM: Hametum® Wund- und Heilsalbe, 1 g Salbe enth. 62,5 mg Blätter-, Zweigfrischdestillat (Ethanol 6 %, 1:1,12–2,08), je nach Bedarf mehrmals tgl. anwenden.
Hametum® Extrakt Flüssigkeit, 1 ml enth. 240 mg Blätter-, Zweigfrischdestillat (Ethanol 6 %, 1:1,12–2,08), 1–2 × tgl. verdünnt mit Wasser 1:3 baden bzw. waschen.

Kamillenblüten

Siehe auch ▸ Kap. 3.2.3/Gastritis sowie ▸ Kap. 5.1.3/Vulvitis, Kolpitis.

AG: **Äußerl.:** Entzündungen im Haut-, Schleimhaut-, Anal-und Genitalbereich, Hämorrhoiden.

D/A: Bad: 50,0 g Droge/10 l Wasser, heiß aufgießen, 15 min bedeckt ziehen lassen, abseihen und ins Bad geben.

AM: Kamillan® supra, 1 g Lsg. enth. 1 g Kamillenblütenextr. (Ethanol 52 %, 1:1,8–2,1), zur äußerl. Anw.: Sitzbäder, Umschläge, Spülungen, Waschungen, Teilbäder: 1–mehrmals tgl. 7,5–20 ml/1 l Wasser.

Kamillin Extern Robugen® Portionsbeutel, 1 Bad enth. 37,68 g Kamillenblütenextr., Teil- und Sitzbad: 20–40 ml/20–40 l Wasser (½ Portionsbtl.), 1–mehrmals tgl.; Vollbad: 80 ml/150 l Wasser (2 Portionsbtl.), 1 × tgl.; Umschläge, Spülungen, Waschungen: 20 ml/1 l Wasser (½ Portionsbtl.), 1–mehrmals tgl.
Kamillosan® Konzentrat, 1 g enth. 989,1 mg Kamillenblütenextr., 1,9 mg Kamillenblütenöl; zur äußerl. Anw.: Umschläge, Waschungen, Spülungen: 1–mehrmals tgl. 45 ml/1 l Wasser; Sitzbäder, Teilbäder: 30 ml/1 l Wasser.
Kombinationspräparat:
Kamillan® Lösung, 1 ml enth. Mischextr. aus Kamillenblüten und Schafgarbenkraut; für Spülungen, Teilbäder und Umschläge, 7,5–15 ml/1 l Wasser.

Nachtkerzenöl

Oenotherae oleum, *Oenothera biennis* L.

AG: Atopisches Ekzem.

W: Ausgleich des Mangels an γ-Linolensäure bei Atopikern.

KI: Kdr. < 1 J. In Schwangerschaft und Stillzeit strenge Indikationsstellung.

UW: Gelegentlich Übelkeit, Verdauungsstörungen, Kopfschmerzen. Selten Überempfindlichkeitsreaktionen.

WW: Auftreten von bislang nicht erkannten epileptischen Anfällen (Demaskierung), insbesondere bei schizophrenen Pat. bzw. bei epileptogener Komedikation.

H: Verwendung des nativen Öls nicht üblich, Anw. nur in Form von FAM (s. unten).

D/A: Therapeutischer Effekt erst ab 240–320 mg γ-Linolensäure pro Tag zu erwarten.

AM: Epogam® 500/1 000 mg Weichkapseln, 1 Kaps. enth. 500/1 000 mg Nachtkerzensamenöl, Erw. 4–6/2–3 Kaps. 2 × tgl., Kdr. 1–12 J. 2–4/1–2 Kaps. 2 × tgl.

B: R: WHO +

6.4 Akute und chronische Dermatitis, Ekzem

Unspezifische Hautentzündung, einhergehend mit Rötung, Schwellung, Pusteln, Bläschen, Erosionen, zum Teil nässend oder mit trockenen, schuppenden Herden.

Ursächlich kommen toxische, allergische und infektiöse Faktoren in Betracht.

6.4.1 Allgemeine Therapie

Kühle Umschläge, Klimatherapie, Vermeiden von Hautreizungen, vollwertige Ernähung, ggf. Psychotherapie.

6.4.2 Phytotherapie

In der Regel als äußerliche adjuvante Therapie, bei leichteren Formen als alleinige Therapie, auch im Wechsel mit chemisch-synthetischen Dermatika möglich.

6.4.3 Arzneidrogen-Profile

Ballonrebenkraut, Cardiospermumkraut

Cardiospermum herba, *Cardiospermum halicacabum* L.

AG: Pruritus, Dermatitis, Neurodermitis, allergisches Kontaktekzem, seborrhoisches Ekzem, Insektenstiche.

W: Antiphlogistisch und antiallergisch durch Reduktion von Entzündungsmediatoren, partielle Unterdrückung von Prostaglandinen und Leukotrienen. Juckreizstillend.

KI: Keine bekannt.

UW: In seltenen Fällen allergische Hautreaktionen möglich.

WW: Keine bekannt.

H: Bei Schwangerschaft und in der Stillzeit strenge Indikationsstellung. Kontakt von Salbe/Creme mit Augen oder Schleimhäuten vermeiden.

D/A: Anw. äußerl. als Salbe, Zuber. mit 10%iger Urtinktur.

AM: Dermaplant® Salbe, 10 g Salbe enth. 100 mg *Cardiospermum-halicacabum*-Urtinktur.

Halicar® Creme, Halicar® Salbe N, 1 g enth. 100 mg *Cardiospermum-halicacabum*-Urtinktur, Urtinktur 2–3 × tgl. auf die betroffenen Hautareale dünn auftragen, leicht einmassieren.

B: R: analoge Monografie der Komm. D +

Eichenrinde

Siehe auch ▸ Kap. 3.7.3/Diarrhoe.

AG: **Äußerl.**: Lokale Behandlung leichter Entzündungen im Mund-, Rachen-, Genital- und Analbereich sowie entz. Hauterkrankungen.

D/A: **Äußerl.**: Badezusatz: Teil-, Vollbad: 500,0 g/100 l Wasser. Umschläge, Spül-, Gurgellösung: 20,0 g/1 l Wasser, 15–20 min aufkochen.

AM: FAM zurzeit nicht im Handel, Tee/NEM verfügbar.

Hamamelisblätter/-rinde, Zaubernussblätter/-rinde

Siehe auch ▸ Kap. 3.9.3/Hämorrhoiden.

AG: Lokale Haut- und Schleimhautentzündungen.

D/A: Aufguss für Umschläge: 1 EL klein geschnittene Droge mit 1 Tasse Wasser aufkochen, 15 min ziehen lassen, abseihen. Mit dem erkalteten Aufguss mehrfach tgl. Umschläge auflegen.
Bäder: 20,0 g Droge/250 ml Wasser, aufkochen, 15 min ziehen lassen, nach Abseihen dem Bad zugeben. 1 × tgl. baden.

AM: Hametum® Wund- und Heilsalbe, 1 g Salbe enth. 62,5 mg Blätter-, Zweigfrischdestillat (Ethanol 6 %, 1:1,12–2,08), je nach Bedarf mehrmals tgl. anwenden.
Hametum® Extrakt Flüssigkeit, 1 ml enth. 240 mg Blätter-, Zweigfrischdestillat (Ethanol 6 %, 1:1,12–2,08), 1–2 × tgl. verdünnt mit Wasser 1:3 baden bzw. waschen.

Kamillenblüten

Siehe auch ▸ Kap. 3.2.3/Gastritis sowie ▸ Kap. 5.1.3/Vulvitis, Kolpitis.

AG: **Äußerl.**: Entzündungen im Haut-, Schleimhaut-, Anal- und Genitalbereich, Hämorrhoiden.

D/A: Bad: 50,0 g Droge in 1 l Wasser heiß aufgießen, 15 min bedeckt ziehen lassen, abseihen und ins Bad geben.

AM: Kamillan® supra, 1 g Lsg. enth. 1 g Kamillenblütenextr. (Ethanol 52 %, 1:1,8–2), zur äußerl. Anw.: Sitzbäder, Umschläge, Spülungen, Waschungen, Teilbäder: 1–mehrmals tgl. 7,5–20 ml/1 l Wasser.

Kamillin Extern Robugen® Portionsbeutel, 1 Bad enth. 37,68 g Kamillenblütenextr., Teil- und Sitzbad: 20–40 ml/20–40 l Wasser (½ Portionsbtl.), 1–mehrmals tgl.; Vollbad: 80 ml/150 l Wasser (2 Portionsbtl.), 1 × tgl.; Umschläge, Spülungen, Waschungen: 20 ml/1 l Wasser (½ Portionsbtl.), 1–mehrmals tgl.

Kamillosan® Konzentrat, 1 g enth. 989,1 mg Kamillenblütenextr., 1,9 mg Kamillenblütenöl; zur äußerl. Anw.: Umschläge, Waschungen, Spülungen: 1–mehrmals tgl. 45 ml/1 l Wasser; Sitzbäder, Teilbäder: 30 ml/1 l Wasser.

Kombinationspräparat:

Kamillan® Lösung, 1 ml enth. Mischextr. aus Kamillenblüten und Schafgarbenkraut; für Spülungen, Teilbäder und Umschläge, 7,5–15 ml/1 l Wasser.

6

Spitzwegerichkraut/-blätter

Siehe auch ▸ Kap. 2.6.3/Akute und chronische Bronchitis.

AG: **Äußerl:** Leichte entz. Prozesse der Haut.

Lokal: Entzündungen der Mund- und Rachenschleimhaut.

D/A: Äußerl/lokal: 1,5 g/150 ml, Kaltansatz, 1–2 h, 3–4 × tgl. für Umschläge, zum Spülen oder Gurgeln.

AM: Für diese Indikation kein FAM im Handel.

Teebaumöl

Melaleucae alternifoliae aetheroleum, *Melaleuca alternifolia* Cheel.

AG: Leichte bis mittelschwere Akne, Follikulitis, Furunkel, Hautmykosen.

W: Antiinflammatorisch, antimykotisch.

KI: Überempfindlichkeit gegen Teebaumöl.

UW: Allergische Hauterkrankungen, deutlich gehäuft bei Verwendung von überlagertem Teebaumöl.
WW: Keine bekannt.
H: Besonders auf Frische des Präparates bzw. korrekte Lagerung (luftdicht und dunkel) achten.
D/A: 2 × tgl. das Öl tropfenweise oder entspr. Zuber. direkt auf die betroffenen Hautpartien auftragen.
AM: Vestagel®, 1 g Gel enth. 10,5 mg Teebaumöl.
B: R: ESCOP +, WHO +

Walnussblätter

Juglandis folium, *Juglans regia* L.
AG: Oberflächliche Hautentzündungen, Hyperhidrosis.
W: Adstringierend durch hohen Gerbstoffanteil.
KI: Keine bekannt.
UW: Keine bekannt.
WW: Keine bekannt.
H: Eine evtl. vorhandene Walnussallergie tritt bei der Anw. von Zuber. aus Walnussblättern nicht in Erscheinung, da diese kein Nusseiweiß enthalten.
D/A: Umschläge und Teilbäder 1–2 × tgl., dabei jeweils 2–3 g Droge auf 100 ml Wasser.
AM: FAM zurzeit nicht im Handel, Tee/NEM verfügbar.
B: R: Komm. E +

Weiße Taubnesselblüten

Lamii albi flos, *Lamium album* L.
AG: **Innerl.:** Bei Katarrhen der oberen Luftwege, spez. zur Schleimlösung.
Äußerl.: Leichte, oberflächliche Entzündungen.
Lokal: Leichte Entzündungen im Mund-/Rachenbereich, unspezifischer Fluor albus.
W: Mucilaginös, schwach expektorierend.
KI: Keine bekannt.
UW: Keine bekannt.

WW: Keine bekannt.
D/A: **Innerl.:** TD 3,0 g Droge.
Tee: 2 TL/150 ml, 5 min, 3 × tgl. 1 Tasse.
Äußerl.: Für Sitzbad: 5,0 g Droge.
Lokal: Zum Spülen und Gurgeln: 1,0 g Droge/150 ml Wasser.
AM: FAM zurzeit nicht im Handel, Tee/NEM verfügbar.
B: R: Komm. E +

6.5 Candidamykose, Soor, Windeldermatitis

Durch Sprosspilze hervorgerufene Erkrankung von Haut oder Schleimhäuten, tritt bevorzugt auf bei Immunschwäche, Diabetes mellitus, hormonellen Störungen, begünstigt durch feuchte Wärme, Adipositas, starkes Schwitzen und Hautfalten.

Es imponieren flächenhaft gerötete und mazerierte weißlich schmierige Beläge, zum Teil Papeln und Pusteln mit Schuppung, dabei besteht Juckreiz.

6.5.1 Allgemeine Therapie

Hautpflege, Trockenhalten der befallenen Haut.
Therapie des Grundleidens, ballaststoffreiche Vollwertkost, Wechselbäder, Hauff'sche Bäder.

6.5.2 Phytotherapie

Äußerlich angewendete Phytopharmaka können adjuvant im Wechsel mit chemisch-synthetischen Antimykotika eingesetzt werden.

6.5.3 Arzneidrogen-Profil

Kamillenblüten

Siehe auch ▸ Kap. 3.2.3/Gastritis sowie ▸ Kap. 5.1.3/Vulvitis, Kolpitis.
AG: **Äußerl.:** Entzündungen im Haut-, Schleimhaut-, Anal- und Genitalbereich, Hämorrhoiden.
D/A: Bad: 50,0 g Droge/10 l Wasser, heiß aufgießen, 15 min bedeckt ziehen lassen, abseihen und ins Bad geben.

AM: Kamillan® supra, 1 g Lsg. enth. 1 g Kamillenblütenextr. (Ethanol, 52 %, 1:1,8–2,1), zur äußerl. Anw.: Sitzbäder, Umschläge, Spülungen, Waschungen, Teilbäder: 1–mehrmals tgl. 7,5–20 ml/1 l Wasser.
Kamillin Extern Robugen® Portionsbeutel, 1 Bad enth. 37,68 g Kamillenblütenextr., Teil- und Sitzbad: 20–40 ml/20–40 l Wasser (½ Portionsbtl.), 1–mehrmals tgl.; Vollbad: 80 ml/150 l Wasser (2 Portionsbtl.), 1 × tgl.; Umschläge, Spülungen, Waschungen: 20 ml/1 l Wasser (½ Portionsbtl.), 1–mehrmals tgl.
Kamillosan® Konzentrat, 1 g enth. 989,1 mg Kamillenblütenextr., 1,9 mg Kamillenblütenöl; zur äußerl. Anw.: Umschläge, Waschungen, Spülungen: 1–mehrmals tgl. 45 ml/1 l Wasser; Sitzbäder, Teilbäder: 30 ml/1 l Wasser.
Kombinationspräparat:
Kamillan® Lösung, 1 ml enth. Mischextr. aus Kamillenblüten und Schafgarbenkraut; für Spülungen, Teilbäder und Umschläge, 7,5–15 ml/1 l Wasser.

6.6 Warzen, spitze Kondylome

Erreger der Warzen sind humane Papillomviren.
Besondere Risiken sind Promiskuität, HIV-Infektion, Rauchen, Vitaminmangelernährung, Schwangerschaft.

6.6.1 Allgemeine Therapie

Vermeiden von Risiken.

6.6.2 Phytotherapie

Die äußerliche Behandlung mit Podophyllin ist auch in der Schulmedizin anerkannt.

6.6.3 Arzneidrogen-Profil

Podophyllwurzelstock/-harz, Fußblattwurzel/-harz

Podophylli peltati rhizoma, *Podophyllum peltatum* L.

AG: **Äußerl:** Condylomata acuminata; das Harz wird nur zur Entfernung von spitzen Kondylomen gebraucht; zur Behandlung von Ekzemen.
W: Antimitotische Wirkungen.
KI: Schwangerschaft, selbst bei äußerl. Anw.
UW: Vergiftung möglich.
WW: Keine bekannt.
H: Die behandelte Hautoberfläche sollte 25 cm^2 nicht überschreiten. Auch in der Schulmedizin anerkannt, keine klinischen Studien.
D/A: **Äußerl:** Droge bzw. Flüssigextr.: 1,5–3,0/g; Tinktur: 2,5–7,5 g. Harz (Podophyllin): Warzen: 5–25 % Lsg. oder Suspension; Ekzeme: 0,1 % in Salben.
AM: Condylox® Lösung Rp.!, 1 ml Lsg. enth. 5 mg Podophyllotoxin, 2 × tgl. an 3 aufeinander folgenden Tagen, genaue Anw. beachten, **Cave:** Einzeldosis.
Wartec® Creme Rp.!, 1 g Creme enth. 1,5 mg Podophyllotoxin, 2 × tgl. an 3 aufeinander folgenden Tagen, genaue Anw. beachten, **Cave:** Einzeldosis.
B: R: Komm. E +

6.7 Pruritus

Juckreiz durch äußere oder innere Einflüsse.
Häufiges Symptom bei verschiedenen Hauterkrankungen wie z. B. Neurodermitis, Urtikaria, Ekzem, Lichen ruber planum. Ferner bei mehreren internistischen Erkrankungen wie Diabetes mellitus, Leukämien, Morbus Hodgkin, Cholestase, Hyperthyreose, Urämie.

6.7.1 Allgemeine Therapie

Behandlung des Grundleidens. Hautkühlung, Verzicht auf Kratzen.

6.7.2 Phytotherapie

Äußerliche Anwendung entweder allein oder im Wechsel mit chemisch-synthetischen Antihistaminika.

6.7.3 Arzneidrogen-Profil

Ballonrebenkraut, Cardiospermumkraut

Siehe auch ▸Kap. 6.4.3/Akute und chronische Dermatitis, Ekzem.

AG: Pruritus.

D/A: Anw. äußerl. als Salbe, Zuber. mit 10%iger Urtinktur.

AM: Dermaplant® Salbe, 10 g Salbe enth. 100 mg *Cardiospermum-halicacabum*-Urtinktur.
Halicar® Creme, Halicar® Salbe N, 1 g enth. 100 mg *Cardiospermum-halicacabum*-Urtinktur, Urtinktur 2–3 × tgl. auf die betroffenen Hautareale dünn auftragen, leicht einmassieren.

6.8 Wundbehandlung, Verbrennungen

Hautschädigungen durch mechanische Einwirkungen.
Unterschieden werden:

- geschlossene Verletzungen wie Prellungen, Zerrungen, Verstauchungen, Hämatome,
- offene Verletzungen durch stumpfe oder spitze Gewalteinwirkung,
- infizierte Wunden und
- Verbrennungen.

Gradeinteilung der Verbrennungen:

- Grad I: Erythem, Schmerz, Schwellung,
- Grad II: wie 1, zusätzlich Blasenbildung,
- Grad III: Nekrosen, graufleckige Haut, dabei kein Schmerz.

6.8.1 Allgemeine Therapie

Haut- bzw. Wundpflege, Kühlen, Verbandswechsel, Lagerung, Mobilisierung, ggf. Druckverband bei Ulcus cruris.

6.8.2 Phytotherapie

Oberflächliche Wunden lassen sich allein mit Phytopharmaka gut behandeln, ebenso Verbrennungen 1. und 2. Grades und nässende Wunden. Bei infizierten Wunden leistet die Phytotherapie einen wertvollen Beitrag.

Auch bei Ulcus cruris werden Phytotherapeutika adjuvant eingesetzt. Die Behandlung ist immer äußerlich-lokal.

6.8.3 Arzneidrogen-Profile

Hamamelisblätter/-rinde, Zaubernussblätter/-rinde

Siehe auch ▸ Kap. 3.9.3/Hämorrhoiden.

AG: **Äußerl.:** Leichte entz. Prozesse der Haut.

D/A: Aufguss für Umschläge: 1 EL klein geschnittene Droge mit 1 Tasse Wasser aufkochen, 15 min ziehen lassen, abseihen. Mit dem erkalteten Aufguss mehrfach tgl. Umschläge auflegen.
Bäder: 20,0 g Droge/250 ml Wasser, aufkochen, 15 min ziehen lassen, nach Abseihen dem Bad zugeben, 1 × tgl. baden.

AM: Hametum® Wund- und Heilsalbe, 1 g Salbe enth. 62,5 mg Blätter-, Zweigfrischdestillat (Ethanol 6 %, 1:1,12–2,08), je nach Bedarf mehrmals tgl. anwenden.
Hametum® Extrakt Flüssigkeit, 1 ml enth. 240 mg Blätter-, Zweigfrischdestillat (Ethanol 6 %, 1:1,12–2,08), 1–2 × tgl. verdünnt mit Wasser 1:3 baden bzw. waschen.

Hirtentäschelkraut

Bursae pastoris herba, *Capsella bursa-pastoris* (L.)

Siehe auch ▸ Kap. 5.4.3/Menorrhagie, Metrorrhagie.

AG: **Innerl.:** Bei Blutungsunregelmäßigkeiten wie Menorrhagie und Metrorrhagie.
Äußerl.: Bei Nasenbluten, oberflächlichen, blutenden Hautververletzungen.

W: Vor allem das Flavonoidgemisch soll hämostyptisch wirken.

KI: Schwangerschaft.

UW: Keine bekannt.

WW: Keine bekannt.

D/A: **Innerl.:** TD 10–15,0 g Droge.
Tee: 3–5 g (2–3 TL)/150 ml, 15 min, 2–4 × tgl. zwischen den Mahlzeiten.
Äußerl.: 3–5 g (2–3 TL)/150 ml.

AM: FAM für äußerl. Anw. zurzeit nicht im Handel. Tee (z. B. für Umschläge) verfügbar.

B: R: Komm. E +

Johanniskrautöl

Hyperici herba oleum, *Hypericum perforatum* L.

AG: **Äußerl.**: Ölige Zuber. (Rotöl) zur Behandlung und Nachbehandlung von scharfen und stumpfen Verletzungen und Verbrennungen I. Grades, Myalgien.
Innerl.: Ölige Zuber. (Rotöl) bei dyspeptischen Beschwerden.

W: Bei äußerl. Anw. antiphlogistisch und bakterizid.

KI: Bekannte Überempfindlichkeit gegenüber „Rotöl".

UW: Photosensibilisierende Wirkung.

WW: Keine bekannt.

H: Extr. aus der ganzen blühenden Pflanze mit fettem Öl (z. B. Weizenkeimöl).

D/A: **Äußerl.**: Auftragung des unverdünnten Öls auch als Zuber. mit anderen fetten Ölen in unterschiedlicher Konz.

AM: Kombinationspräparat:
Befelka® Öl als Öl in Kombination mit anderen äther. Ölen (Kamillenöl, Ringelblumenblütenöl, Johanniskrautöl, Stiefmütterchenkrautöl in Olivenöl und Paraffin), möglichst oft auf die erkrankten Hautpartien auftragen, damit diese stets mit Öl bedeckt sind.

B: R: Komm. E +

Kamillenblüten

Siehe auch ▸Kap. 3.2.3/Gastritis.

AG: **Äußerl.**: Entzündungen im Haut-, Schleimhaut-, Anal- und Genitalbereich, Hämorrhoiden.

D/A: Bad: 50,0 g Droge/10 l Wasser, heiß aufgießen, 15 min bedeckt ziehen lassen, abseihen und ins Bad geben.

AM: Kamillan® supra, 1 g Lsg. enth. 1 g Kamillenblütenextr. (Ethanol 52 %, 1:1,8–2,1), zur äußerl. Anw.: Sitzbäder, Umschläge, Spülungen, Waschungen, Teilbäder: 1–mehrmals tgl. 7,5–20 ml/1 l Wasser.

Kamillin Extern Robugen® Portionsbeutel, 1 Bad enth. 37,68 g Kamillenblütenextr., Teil- und Sitzbad: 20–40 ml/20–40 l Wasser (½ Portionsbtl.), 1–mehrmals tgl.; Vollbad: 80 ml/150 l Wasser (2 Portionsbtl.), 1 × tgl.; Umschläge, Spülungen, Waschungen: 20 ml/1 l Wasser (½ Portionsbtl.), 1–mehrmals tgl.

Kamillosan® Konzentrat, 1 g enth. 989,1 mg Kamillenblütenextr., 1,9 mg Kamillenblütenöl; zur äußerl. Anw.: Umschläge, Waschungen, Spülungen: 1–mehrmals tgl. 45 ml/1 l Wasser; Sitzbäder, Teilbäder: 30 ml/1 l Wasser.

Kombinationspräparat:

Kamillan® Lösung, 1 ml enth. Mischextr. aus Kamillenblüten und Schafgarbenkraut; für Spülungen, Teilbäder und Umschläge, 7,5–15 ml/1 l Wasser.

6

Purpurfarbenes Sonnenhutkraut, Echinacea-purpurea-Kraut

Siehe auch ▸ Kap. 10.1.4/Abwehrschwäche und pathologische Leistungsschwäche, Immunmodulatoren.

AG: **Äußerl.:** Schlecht heilende, oberflächliche Wunden.

D/A: **Äußerl.:** Halbfeste Zuber. mit mind. 15 % Presssaft.

AM: **Äußerl.:** Echinacin® Madaus Salbe, 100 g enth. 16 g Presssaft aus frischem, blühendem Purpursonnenhutkraut (1,7–2,5:1), 2–3 × tgl. 1–2 cm langer Salbenstrang, ab 12 J., dünn und gleichmäßig auftragen.

Ringelblumenblüten, Calendulablüten

Calendulae flos, *Calendula officinalis* L.

AG: **Innerl.:** Bei Magenleiden, wie Magen- und Darm-Ulzera, Gastritis und Spasmen des Gastrointestinaltrakts.

Lokal: Bei entz. Veränderungen der Mund- und Rachenschleimhaut.

Äußerl.: Entzündungen der Haut, Wunden, auch mit schlechter Heilungstendenz, Ulcus cruris.

W: Entzündungshemmend, granulationsfördernd und allgemein wundheilend bei topischer Anw.

KI: Bekannte Überempfindlichkeit gegenüber Korbblütlern.

UW: Sensibilisierung möglich.

WW: Keine bekannt.

H: Vorsicht bei der Applikation selbsthergestellter Salbe mit Schweineschmalz- und Hammeltalggrundlagen (Haltbarkeit!); Kontakt von Salbe/Creme mit Augen oder Schleimhäuten vermeiden.

D/A: **Lokal:** 2 g (6 TL)/150 ml, 10 min, mehrmals tgl. spülen oder gurgeln bzw. für Umschläge.

In Salben 2–5,0 g Droge/100,0 g Salbengrundlage.

AM: Calendumed® Salbe N/Creme/Gel, 10 g enth. 1 g Urtinktur, 3 × tgl. auf die betroffenen Hautareale dünn auftragen, leicht einmassieren.

Calendula-Essenz® 20 %, äußerl., 10 g enth. 4 g Urtinktur, Wundverbände und Spülungen: 1–2 TL/250 ml Wasser, für Mundspülungen ½ TL/100 ml warmes Wasser.

B: R: Komm. E +, ESCOP +, WHO +

7 Neurologische Erkrankungen

7 Neurologische Erkrankungen

7.1 Spannungskopfschmerz

Konstanter beidseitiger Kopfschmerz unterschiedlicher Lokalisation mit typischerweise abendlicher Schmerzzunahme. Manchmal bestehen Licht- oder Geräuschüberempfindlichkeit, neurologische Ausfälle fehlen. Dauer 30 min bis mehrere Tage. Bei letztlich ungeklärter Ursache bestehen Zusammenhänge mit psychosozialem Stress, Depressionen, muskulärer Überlastung und Schlafmangel.

7.1.1 Allgemeine Therapie

Stressabbau. Auf regelmäßigen und ausreichenden Schlaf achten. Ausgewogenes körperliches Training, ggf. Krankengymnastik zur Haltungsschulung und Muskeldetonisation. Entspannungsverfahren. Kneippanwendungen wie Arm- oder Rückengüsse. Akupunktur. Konsum von Alkohol und Nikotin vermeiden.

7.1.2 Phytotherapie

Zur äußerlichen alleinigen medikamentösen Therapie steht ätherisches Pfefferminzöl zur Verfügung. Bei innerlicher Anwendung sollten Phytotherapeutika wegen ihrer vergleichsweise geringen Wirksamkeit nur adjuvant zum Einsatz kommen.

7.1.3 Arzneidrogen-Profil

Pfefferminzöl

Siehe auch ▸Kap. 2.1.3/Viraler Infekt der oberen Luftwege.

AG: Kopfschmerzen vom Spannungstyp, neuralgiforme Beschwerden.

D/A: Mind. 10%ige ethanol. Lsg., mehrmals tgl. auf Stirn und Schläfen einreiben.

AM: China-Oel® (reines Öl), einige Tr. vorsichtig auf Stirn und Schläfen einreiben.
Euminz® Lösung, 1 ml enth. 81 mg Pfefferminzöl in Ethanol 96 %, bei leichten bis mittelschweren Kopfschmerzen mit Hilfe des Applikators auf Stirn und Schläfen auftragen.

7.2 Migräne

Vorwiegend bei Frauen anfallsweise auftretender Halbseitenkopfschmerz, oft verbunden mit Übelkeit, Erbrechen, Lichtscheu und Geräuschempfindlichkeit sowie vegetativen Störungen wie Schwitzen, Durchfall und Tachykardien. Selten weitergehende neurologische Erscheinungen. Gelegentlich Anfallsbeginn mit visuellen Erscheinungen. Ursachen weitgehend unbekannt. Als Anfallsauslöser gelten u. a. verschiedene Lebensmittel (Schokolade, Käse), Genussgifte wie Alkohol und Nikotin, Medikamente wie Antikonzeptiva, körperliche und psychische Belastungen sowie klimatische Einflüsse.

7.2.1 Allgemeine Therapie

Individuell bekannte Auslöser soweit wie möglich vermeiden. Regelmäßige Anwendung von Entspannungsverfahren, ggf. Psychotherapie. Tagesablauf regulieren, auf ausreichenden Schlaf achten. Versuch mit Akupunktur, Hydrotherapie nach Kneipp und manueller Lymphdrainage. Im Anfall möglichst Reizabschirmung.

7.2.2 Phytotherapie

Zur Therapie des Anfalles stehen keine ausreichend wirksamen Phytotherapeutika zur Verfügung. Zur Anfallsprophylaxe können Pestwurzwurzelstockpräparate mit Erfolg eingesetzt werden.

7.2.3 Arzneidrogen-Profil

Pestwurzwurzelstock

Petasitidis rhizoma, *Petasites hybridus* L., Gaertn., Mey. et Scherb.

AG: Migräne.
Adjuvant bei akuten krampfartigen Schmerzen im Magen-Darm-Bereich und der ableitenden Harnwege, insbesondere bei Steinleiden.

W: Keine bekannt.

KI: Schwangerschaft und Stillzeit, vorbestehende Leberschäden.

UW: Leberschädigend, kanzerogene Wirkungen mit genotoxischem Mechanismus möglich.

WW: Keine bekannt.

H: Gemäß der Empfehlung der Kommission E sollte die Anwendungsdauer wegen des Gehalts an leberschädigenden und kanzerogenen Pyrrolizidinalkaloiden nicht mehr als 4–6 Wochen pro Jahr betragen. Zum Zeitpunkt der Erstellung der Monographie durch die Kommission standen noch keine pyrrolizidinfreien Extr. zur Verfügung. Diese Stoffe sind durch spezielle Pflanzenzüchtungen und Extraktionsverfahren in FAM mittlerweile gar nicht mehr oder nur noch bis max. 0,001 % enthalten. Somit dürfte die zeitliche Beschränkung nicht mehr notwendig sein. Wegen fehlender Zulassungen sind gegenwärtig keine FAM über Apotheken zu beziehen, dennoch erfolgt hier die Abhandlung, da es sich nach Ansicht der Autoren um eine wichtige Droge handelt.

D/A: TD 4,5–7,0 g Droge.

AM: FAM zurzeit nicht im Handel, Tee/NEM verfügbar.

B: R: Komm. E +
T: + (Migräne)

7.3 Neuralgien

Intermittierend oder attackenweise auftretender heller reißender Schmerz im Versorgungsgebiet eines sensiblen Nerven. Neuralgien treten u. a. auf bei Diabetes mellitus mit peripherer Polyneuropathie, im Zustand nach abgelaufener Gürtelrose, in Form einer Trigeminusneuralgie oder aus unbekannter Ursache.

7.3.1 Allgemeine Therapie

Wegen des häufig chronischen Verlaufs mit schweren Schmerzzuständen ggf. psychotherapeutische Unterstützung in Form einer Verhaltenstherapie oder Schmerzbehandlung sinnvoll. Entspannungstherapie. Zusätzlich Hydrotherapie nach Kneipp. Akupunktur oder TENS-Therapie.

7.3.2 Phytotherapie

Bei dieser Indikation kommen Phytotherapeutika nur äußerlich zur alleinigen oder adjuvanten Anwendung. Dabei bedient man sich entweder des Kühlungseffekts mit lokal anästhesierender Wirkung der ätherischen

Öle oder der Schmerzlinderung durch die sogenannte Counterirritation nach Applikation hautreizender Stoffe.

7.3.3 Arzneidrogen-Profile

Cayennepfefferfrüchte

Siehe auch ▸ Kap. 9.1.3/Degenerative Gelenk- und WS-Erkrankungen.

AG: Diabetische Polyneuropathie, Postzoster-Neuralgie.

D/A: Nur zur äußerl. Anw. Halbfeste Zuber. entspr. 0,02–0,05 % Capsaicinoide, in flüssigen Zuber. entspr. 0,005–0,01 % Capsaicinoide, in Pflastern entspr. 10–40 µg Capsaicinoide/cm^2.

AM: Capsamol®-Salbe, 100 g Salbe enth. Cayennepfefferdickextr. (entspr. 50 mg Capsaicin), 2–4 × tgl. sehr dünn einreiben.
Finalgon® CPD Wärmecreme, 100 g Creme enth. Cayennepfefferdickextr. (entspr. 53 mg Capsaicin), 3 × tgl. dünn einreiben.
Hansaplast® med Lokale Schmerz-Therapie ABC Wärmepflaster, 1 Pflaster (308 cm^2) enth. 395,4–551,7 mg Cayennepfefferdickextr. (Ethanol 80 %, 4–7:1, entspr. 11 mg Capsaicin), max. 1 Pflaster/Tag 4–12 h, vor Anw. eines neuen Pflasters mind. 12 h abwarten.
Rheumaplast® 4,8 mg wirkstoffhaltiges Pflaster, 1 Pflaster (216 cm^2) enth. 112–167 mg Cayennepfefferdickextr. (Ethanol 80 %, 4–7:1, entspr. 4,8 mg Capsaicin), auf die unverletzte Haut über dem schmerzenden Gelenk kleben und 2 bis max. 4 Tage belassen. Bei Bedarf Therapie nach frühestens 2 Wochen wiederholen.

Fichtennadelöl

Piceae aetheroleum, *Picea abies* (L.) Karsten.

AG: **Äußerl.:** Neuralgiforme Schmerzen, rheumatische Schmerzen und Verspannungszustände. Katarrhalische Infekte der Atemwege.
Innerl.: Katarrhalische Infekte der Atemwege.

W: Enth. äther. Öl. Über kältesensitive A-δ-Fasern vermittelter zentral schmerzstillender Effekt.

KI: Asthma bronchiale, Keuchhusten. Keine äußerl. Anw. bei großflächigen Hautschäden.

UW: Reizerscheinungen an Haut und Schleimhäuten. Verstärkung von Bronchospasmen möglich.

WW: Keine bekannt.

H: Insbesondere bei Neuralgien wegen günstigem Nutzen/Risiko-Verhältnis gute Alternative oder Ergänzung zu chemisch determinierten Analgetika.

D/A: **Inhalation:** Einige Tr. in heißes Wasser geben.
Äußerl.: Einige Tr. mehrfach tgl. in die betroffenen Hautpartien einreiben.

AM: FAM sind nicht erhältlich. Die angegebenen Dosierungen gelten für das reine äther. Öl. Bäder mit Fichtennadelölzusatz im Handel.

B: R: Komm. E +

Minzöl

Menthae arvensis aetheroleum, *Mentha arvensis* L.

AG: **Äußerl.:** Myalgien und neuralgiforme Beschwerden.
Innerl.: Funktionelle Magen-Darm-Beschwerden mit Meteorismus. Katarrhe der Atemwege.

W: Ätherischöl-Droge. Über kältesensitive A-δ-Fasern vermittelter zentral schmerzstillender Effekt.

KI: **Innerl.:** Gallensteinleiden, Gallenblasenentzündungen, Verschluss der Gallenwege, schwere Lebererkrankungen.
Äußerl.: Kontakt mit Schleimhäuten, verletzter Haut und Augen vermeiden.
Bei Sgl. und Klkdr. nicht im Bereich des Gesichts anwenden.

UW: Magenbeschwerden, Hautreizungen.

WW: Keine bekannt.

H: Insbesondere bei Neuralgien wegen günstigem Nutzen/Risiko-Verhältnis gute Alternative oder Ergänzung zu chemisch determinierten Analgetika.
Verwendung auch bei Juckreiz.

D/A: **Äußerl.:** Mehrmals tgl. einige Tr. auf der betroffenen Hautpartie verreiben.
Innerl.: TD 3–6 Tr.
Zur Inhalation: Mehrmals tgl. 3–4 Tr. in heißes Wasser geben.

AM: JHP Rödler® Tropfen, 1 g Öl enth. 950 mg Minzöl, die betroffenen Stellen mehrmals tgl. mit wenigen Tr. einreiben, bei Neuralgien im Kopfbereich mehrmals tgl. 2 Tr. auf Stirn, Schläfen oder Nacken auftragen.
Minzoel Bombastus® reines Öl, Dosierung s. o.

B: R: Komm. E +

Pfefferminzöl

Siehe auch ▶ Kap. 2.1.3 /Viraler Infekt der oberen Luftwege.

AG: **Äußerl.:** Muskel-, Nerven- und Kopfschmerzen.

D/A: **Äußerl.:** Muskel-, Nerven- und Kopfschmerzen vom Spannungstyp, neuralgiforme Beschwerden. Schnupfen und Husten. Mind. 10 %ige ethanol. Lsg. mehrmals tgl. auf Stirn und Schläfen einreiben.

AM: Euminz® äußerlich, 1 ml Lsg. enth. 81 mg Pfefferminzöl, mit Hilfe des Applikators gleichmäßig auf Stirn und Schläfen auftragen, bei Bedarf mehrmals tgl. im Abstand von 15 min.
Reines äther. Öl (100 %).

7.4 Encephalomyelitis disseminata

Chronisch entzündliche Autoimmunerkrankung des ZNS mit sehr heterogenem Verlauf und im MRT nachweisbaren disseminierten Entzündungsherden im Bereich des ZNS. Die klinischen Symptome betreffen insbesondere Augen, motorische Nerven, Blasen-Mastdarm-Funktion sowie seelische Verfassung (Depressionen, Müdigkeit).

7.4.1 Allgemeine Therapie

Unbedingt fachärztliche Behandlung erforderlich. Die Therapie erfolgt je nach Erkrankungsstadium und Dynamik mit unterschiedlichen Immunsupressiva oder Immunmodulatoren. Unterschieden werden Therapien im Schub, zur Schubprophylaxe, immunmodulatorische Therapien sowie symptomatische Therapien.

7.4.2 Phytotherapie

Zur symptomatischen Therapie schwerer Spastiken kann Cannabis eingesetzt werden.

7.4.3 Arzneidrogen-Profil

Cannabis (Hanf)

Siehe auch ▶ Kap. 11.3.1/Maligne Tumorerkrankungen.

AG: Schmerzhafte Spastiken bei Multipler Sklerose.

D/A: 100 Mikroliter Spray (entspr. einem Sprühstoß) enth.: 2,7 mg Δ9-Tetrahydrocannabinol (THC) und 2,5 mg Cannabidiol (CBD). Um die optimale Dosis zu erreichen, wird eine Titrationsphase benötigt. Die Anzahl und der Zeitpunkt der Sprühstöße ist von Pat. zu Pat. unterschiedlich (siehe Packungsbeilage).

AM: E: Präparat Sativex® Spray erstattungsfähig bei schmerzhaften Spastiken bei Multipler Sklerose.
Cannabis sativa L. (THC-Chemotyp) Blätter-/Blüten-Dickextr., eingestellt; Auszugsmittel: Kohlendioxid, flüssig; 3,8–4,4 mg entspricht Δ9-Tetrahydrocannabinol-Gesamtgehalt 2,7 mg.
Cannabis sativa L. (CBD-Chemotyp) Blätter-/Blüten-Dickextr., eingestellt; Auszugsmittel: Kohlendioxid, flüssig; 3,5–4,2 mg entspricht Cannabidiol 2,5 mg.

7.5 Reisekrankheit

Entsteht durch starke Reizung des Vestibularapparats und dazu widersprüchlichen visuellen Informationen. Über die folgende Reizung vegetativer Stammhirnzentren kommt es zur typischen Symptomatik mit Übelkeit, Erbrechen, Schwindel, Schweißausbruch, Hypotonie und Blässe.

7.5.1 Allgemeine Therapie

Für frische Luft sorgen. Möglichst weit entfernte Objekte fixieren, nicht lesen, schreiben o. Ä. Vor und während der Reise nur kleine, fettarme Mahlzeiten konsumieren.

7.5.2 Phytotherapie

Die Therapie bzw. Prophylaxe der Reisekrankheit mit Zubereitungen aus Ingwerwurzelstock hat sich in Studien gegenüber der mit Diphenhydramin als gleichwertig erwiesen.

7.5.3 Arzneidrogen-Profil

Ingwerwurzelstock

Zingiberis rhizoma, *Zingiber officinale* Roscoe.

AG: Verhütung der Symptome der Reisekrankheit. Dyspeptische Beschwerden.

W: Antiemetisch über zentrale serotoninantagonistische Wirkungen. Reflektorische Steigerung der Speichel- und Magensaftproduktion. Steigerung von Tonus und Peristaltik des Darmes.

KI: Schwangerschaft wegen fehlender Erfahrungen.

UW: Keine bekannt.

WW: Keine bekannt.

H: Mit Diphenhydramin vergleichbare Wirkstärke in Studien belegt. Verdauungsbeschwerden und Appetitlosigkeit sollten mit geschmacklich erfassbaren Zuber. wie Tees oder Tinkturen therapiert werden.

D/A: TD 2–4,0 g Droge, Zuber. entspr.
Tee: gemäß St.-Zul. 1 TL Droge mit kochendem Wasser übergießen, 10 min, mehrere Tassen vor Reiseantritt trinken.
Dyspesie: 0,5–1 g (⅓ TL)/150 ml, 5 min, 2–4 × tgl. 1 Tasse.
Tinktur (1:5): gemäß St.-Zul. ½ Std. vor Reiseantritt 20 Tr. in Wasser einnehmen.
Dyspesie: 3 × tgl. 20 Tr. in Wasser 30 min vor den Mahlzeiten.

AM: Zintona® Kapseln, 1 Kaps. enth. 250 mg Ingwerwurzelstockplv., Erw. und Kdr. > 6 J. 2 Kaps. 30 min vor Reiseantritt, dann 2 Kaps. alle 4 h.

Ingwer Kapseln Grünwalder®, 1 Kaps. enth. 250 mg Ingwerwurzelstockplv., Dosierung s. o.

B: R: Komm. E +, ESCOP +, WHO +

7.6 Schwindel

Unterschieden werden gerichteter oder systematischer, ungerichteter oder unsystematischer sowie Lagerungsschwindel. Mit Abstand am häufigsten ist der ungerichtete oder unsystematische Schwindel. Mögliche Ursachen können zerebrale Durchblutungsstörungen durch Arteriosklerose, Hyper- oder Hypotonie oder durch Herzrhythmusstörungen sein. Der gerichtete oder systematische Schwindel entsteht oft als Folge von Mikro- oder Makrozirkulationsstörungen des Innenohrs oder durch Tumore im Kleinhirnbrückenwinkel. Lagerungsschwindel wird u. a. durch Stenosen der extrakranialen hirnversorgenden Gefäße oder durch Fremdkörper im Bogengangsystem des Innenohrs, sogenannte Otolithen, verursacht. Alle Formen können mit oder ohne Ohrgeräusche (Tinnitus) auftreten.

7.6.1 Allgemeine Therapie

Je nach Genese steht die Beseitigung der Ursachen im Vordergrund. Unter physiotherapeutischer Anleitung Durchführung eines Schwindeltrainings. Bei dem sogenannten benignen paroxysmalen Lagerungsschwindel Therapieversuch mit Lagerungstraining modifiziert nach Brandt und Daroff.

7.6.2 Phytotherapie

Je nach Genese können Phytotherapeutika zur alleinigen oder adjuvanten medikamentösen Therapie des Schwindels dienen. In klinischen Studien konnte eine Beschwerdebesserung unter Therapie mit Ginkgo-Präparaten beobachtet werden. Zur Erzielung der vollen Wirkung sollte die Einnahme der Präparate in der Regel über mehrere Wochen durchgeführt werden.

7.6.3 Arzneidrogen-Profil

Ginkgoblätter

Siehe auch ▶ Kap. 1.8.3/Demenzielle Syndrome.

AG: Schwindel, Tinnitus.

D/A: 120–240 mg TE pro Tag.

AM: **Tabletten:**

Kaveri® 120 mg, 1 Filmtabl. enth. 120 mg TE (Aceton 60 %, 35–67:1), 2 × tgl. 1 Filmtabl.

Rökan® novo 120 mg, 1 Filmtabl. enth. 120 mg TE (Aceton 60 %, 35–67:1), 2 × tgl. 1 Filmtabl.

Tebonin® intens/konzent, 1 Filmtabl. enth. 120 mg/240 mg TE (Aceton 60 %, 35–67:1), 2 × tgl. 1/0,5 Filmtabl.

Tropfen:

Kaveri® 40, 1 ml ≙ 20 Tr. enth. 40 mg TE (Aceton 60 %, 35–67:1), 3 × tgl. 20–40 Tr.

Rökan® Tropfen 40 mg, 1 ml ≙ 20 Tr. enth. 40 mg TE (Aceton 60 %, 35–67:1), 3 × tgl. 20–40 Tr.

Tebonin® forte, 1 ml ≙ 20 Tr. enth. 40 mg TE (Aceton 60 %, 35–67:1), 3 × tgl. 20–40 Tr.

Generika mit entsprechenden TE im Handel.

7.7 Tinnitus

Störende ein- oder beidseitige Ohrgeräusche, meist als Pfeifen oder Rauschen. Mögliche Ursachen sind Mikrozirkulationsstörungen im Innenohrbereich, psychische Anspannungen (Stress) oder Bewegungsstörungen im HWS-Bereich.

7.7.1 Allgemeine Therapie

Entspannungsverfahren, Psychotherapie, ggf. manualtherapeutische Intervention.

7.7.2 Phytotherapie

Positive Erfahrungen liegen für die Anwendung von Ginkgo-Präparaten vor. Wichtig ist ein möglichst frühzeitiger Therapiebeginn.

7.7.3 Arzneidrogen-Profil

Ginkgoblätter

Siehe auch ▸ Kap. 1.8.3/Demenzielle Syndrome.

AG: Tinnitus, Schwindel.

D/A: 120–240 mg TE pro Tag.

AM: **Tabletten:**

Kaveri® 120 mg, 1 Filmtabl. enth. 120 mg TE (Aceton 60 %, 35–67:1), 2 × tgl. 1 Filmtabl.

Rökan® novo 120 mg, 1 Filmtabl. enth. 120 mg TE (Aceton 60 %, 35–67:1), 2 × tgl. 1 Filmtabl.

Tebonin® intens/konzent, 1 Filmtabl. enth. 120 mg/240 mg TE (Aceton 60 %, 35–67:1), 2 × tgl. 1/0,5 Filmtabl.

Tropfen:

Kaveri® 40, 1 ml ≙ 20 Tr. enth. 40 mg TE (Aceton 60 %, 35–67:1), 3 × tgl. 20–40 Tr.

Rökan® Tropfen 40 mg, 1 ml ≙ 20 Tr. enth. 40 mg TE (Aceton 60 %, 35–67:1), 3 × tgl. 20–40 Tr.

Tebonin® forte, 1 ml ≙ 20 Tr. enth. 40 mg TE (Aceton 60 %, 35–67:1), 3 × tgl. 20–40 Tr.

Generika mit entsprechenden TE im Handel.

8 Psychische und Psychosomatische Erkrankungen

8 Psychische und Psychosomatische Erkrankungen

8.1 Schlafstörungen

Zu unterscheiden sind Änderungen der Schlafdauer wie Hyper- oder Hyposomnien, des Schlafprofils wie z. B. Fehlen der REM-Schlafphasen und qualitative Änderungen wie Schlafwandeln. Die Genese kann funktionell, organisch, psychose- oder altersbedingt sein. Die funktionellen Störungen haben entweder exogene Ursachen, beispielsweise Schichtarbeit, lautes Schlafumfeld, Helligkeit oder sind psychoreaktiv bedingt durch psychische Belastungen wie Trauer, Depressionen oder Angst. Organische Schlafstörungen sind durch Erkrankungen wie Schmerzen, ZNS-Affektionen, Blutdruckschwankungen, Hyperthyreosen oder Hypoglykämien, durch Pharmaka wie Psychostimulanzien, Sympathomimetika, Theophyllin, Antihypertensiva oder Nootropika, durch Genussmittel wie Nikotin, Kaffee und Tee oder durch Drogen ausgelöst. Schlafstörungen im Alter sind häufig multifaktorieller Genese, wobei insbesondere psychoreaktive und organische Komponenten eine Rolle spielen. Physiologischerweise kommt es im Alter zu einer Änderung der Schlafstruktur mit kürzerer Schlafdauer, Zunahme flacherer Schlafstadien und häufigem Erwachen. Psychiatrisch bedingte Schlafstörungen finden sich bei endogener Depression, Manien und Schizophrenien.

8.1.1 Allgemeine Therapie

Aufklärung über die jeweiligen Zusammenhänge. Das Ausmaß der Störung wird vom Patienten meist stark überschätzt!

Schlafhygiene: Regelmäßige Zeiten einhalten, kein Tagesschlaf, täglich körperliche Aktivität, Meiden von Alkohol, Nikotin und anderen psychotropen Substanzen, geeignete Schlafumgebung. Rechtzeitiges abendliches „Abschalten", z. B. kein spätes Fernsehen. Bett nur zum Schlafen benutzen und nicht zum Grübeln, Fernsehen o. Ä. Bei Schlaflosigkeit auch mitten in der Nacht aufstehen und z. B. Hausarbeiten verrichten.

Entspannungsverfahren wie Autogenes Training oder Progressive Muskelentspannung nach Jacobson.

8.1.2 Phytotherapie

Unter Berücksichtigung des Nutzen/Risiko-Verhältnisses erscheint der Einsatz von Phytotherapeutika bei Schlafstörungen als sehr sinnvoll. Dabei ist die Wirksamkeit der Baldrianwurzel am besten belegt. In klinischen Studien konnte unter Therapie mit Baldrian eine Normalisierung des Schlafprofils mit Zunahme der REM-Schlafphasen beobachtet werden. **Achtung:** Fertigpräparate, insbesondere Tropfen, sind häufig unterdosiert. Empfohlen wird eine Dosis von mind. 600 mg Trockenextrakt pro Tag.

Bei der Anwendung von Schlaftees ist zu beachten, dass es besonders bei älteren Patienten durch die vermehrte Flüssigkeitsbelastung zu Durchschlafstörungen wegen Harndrang kommen kann.

8.1.3 Arzneidrogen-Profile

Baldrianwurzel

Valerianae radix, *Valeriana officinalis* L.

AG: **Innerl.:** Schlafstörungen, nervöse Unruhezustände.
Äußerl.: Zur Muskelentspannung, als mildes Sedativum in Bädern.

W: Im Tierexperiment zentral dämpfend und muskelrelaxierend. Benzodiazepinähnlicher Einfluss auf das GABA-System. In klinischen Studien normalisiert sich das Schlafprofil, die Schlaflatenz verkürzt sich, die Tagesbefindlichkeit und die Schlafqualität verbessern sich.

KI: Schwangerschaft und Stillzeit sowie bei Kindern <3 J. (fehlende Erfahrungen).

UW: Beeinträchtigung des Reaktionsvermögens möglich. Selten gastrointestinale Beschwerden. Bei längerer Anw. gelegentlich Kopfschmerzen, Unruhezustände, Schlaflosigkeit.

WW: Keine bekannt.

H: Volle Wirkung oft erst nach mehrwöchiger Therapie! Gute Alternative zu synthetischen Sedativa. Zur Anw. sollten nur Zuber. aus *Valeriana officinalis* L. kommen, da andere Arten, z. B. *Valeriana edulis* Nutt. ex Torr. et Gray ssp. *procera* (mexikanischer Baldrian), einen hohen Gehalt (bis 8 %) an potenziell mutagenen Valepotriaten haben können.

D/A: TD 15,0 g Droge.
Extr.: 600 mg TE (Ethanol 70 %)/Tag.
Tee: 1 TL (ca. 4 g)/ca. 150 ml kochendes Wasser, aufgießen, 10–15 min ziehen lassen, vor dem Schlafengehen 1 Tasse trinken.
Tinktur: 15–20 Tr. vor dem Schlafengehen.

AM: Baldriparan® stark für die Nacht, 1 überzogene Tabl. enth. 441,35 mg Baldrianwurzel-TE (Ethanol 70 %, 6,0–7,4:1), Erw. und Kdr. > 12 J. 1 überzogene Tabl. 1 h vor dem Schlafengehen.
Euvegal® Balance 500 Filmtabl., 1 Filmtabl. enth. 500 mg Baldrianwurzel-TE (Ethanol 62 %, 3–6:1), Erw. 1–2 Filmtabl. 30–60 min vor dem Schlafengehen; falls erforderlich, am frühen Abend 1 Tabl. zusätzlich.
Kombinationspräparate:
Allunapret® Filmtabl., 1 Tabl. enth. 187 mg Baldrianwurzel-TE, 41,88 mg Hopfenzapfen-TE, bis zu 3 × tgl. 1 Tabl.
Baldrian-Dispert® Nacht zum Einschlafen, 1 Tabl. enth. 200 mg Baldrianwurzel-TE (Ethanol 70 %, 4–7:1), 68 mg Hopfenzapfen-TE (Ethanol 40 %, 4–8:1), Erw. und Kdr. > 12 J. 1 Tabl. 30–60 min vor dem Einschlafen; falls erforderlich, am frühen Abend 1 Tabl. zusätzlich.
Kytta®-Sedativum Dragees, überzogene Tabl., 1 Tabl. enth. 150 mg Baldrianwurzel-TE (Ethanol 70 %, 3–6:1), 30 mg Hopfenzapfen-TE (Ethanol 40 %, 4–8:1), 80 mg Passionsblumen-TE (Ethanol 50 %, 4–7:1), bis zu 3 × tgl. 1 Tabl., Kdr. > 3 J. bis zu 2 × tgl. 1 überzogene Tabl.

B: R: Komm. E +, ESCOP +, WHO +
L: + (bei Schlafstörungen)

Hopfenzapfen

Lupuli strobulus, *Humulus lupulus* L.

AG: Schlafstörungen, Unruhe- und Angstzustände, Nervosität.

W: Sedativ, fördert die Schlafbereitschaft. 2-Methyl-3-buten-2-ol erzeugt im Tierversuch einen anhaltenden tiefen Narkoseschlaf. Hopfenbittersäuren wirken antibakteriell/antimykotisch und magensaftstimulierend.

KI: Keine bekannt.
UW: Bei bestimmungsgemäßem Gebrauch keine bekannt.
WW: Keine bekannt.
H: Schwächer wirksam als Baldrian.
Gut geeignet in Kombination mit anderen schlaffördernden Drogen.
D/A: ED 0,5 g Droge; als Schlafmittel ED 1–2,0 g Droge.
Tee: 1–2 g Droge (2–4 TL), mit kochendem Wasser aufgießen, 15 min ziehen lassen, etwa 30 min vor dem Schlafengehen oder mehrmals tgl. trinken.
Teemischungen: ▸ Kap. 8.1.4.
AM: Klosterfrau® Hopfen Beruhigungs-Dragees, 1 überzogene Tabl. enth. 125 mg Hopfenzapfen-TE.
Kombinationspräparate:
Allunapret® Filmtabl., 1 Filmtabl. enth. 187 mg Baldrianwurzel-TE, 41,88 mg Hopfenzapfen-TE, bis zu 3 × tgl. 1 Tabl.
Baldrian-Dispert® Nacht zum Einschlafen, 1 Tabl. enth. 200 mg Baldrianwurzel-TE (Ethanol 70 %, 4–7:1), 68 mg Hopfenzapfen-TE (Ethanol 40 %, 4–8:1), Erw. und Kdr. > 12 J. 1 Tabl. 30–60 min vor dem Einschlafen; falls erforderlich, am frühen Abend 1 Tabl. zusätzlich.
Kytta®-Sedativum Dragees, überzogene Tabl., 1 Tabl. enth. 150 mg Baldrianwurzel-TE (Ethanol 70 %, 3–6:1), 30 mg Hopfenzapfen-TE (Ethanol 40 %, 4–8:1), 80 mg Passionsblumen-TE (Ethanol 50 %, 4–7:1), bis zu 3 × tgl. 1 Tabl., Kdr. > 3 J. bis zu 2 × tgl. 1 überzogene Tabl.
B R: Komm. E +, ESCOP +, WHO +

Lavendelblüten/-öl

Lavandulae flos/aetheroleum, *Lavandula angustifolia* Miller.
AG: **Innerl.:** Einschlafstörungen, Unruhezustände. Funktionelle Oberbauchbeschwerden.
Äußerl.: Funktionelle (hypotone) Kreislaufstörungen.
W: Aromatikum. Sedativ und karminativ.
Äußerl. hyperämisierend.
KI: Keine bekannt; bei großflächigen Hautschäden keine äußerl. Anw.

UW: Keine bekannt.
WW: Keine bekannt.
H: Schwächer wirksam als Baldrian.
Gut geeignet in Kombination mit anderen schlaffördernden Drogen.
Äußerl. Wirkung eher gering. Bäder können als sinnvolle Ergänzung anderer Therapieansätze genutzt werden.
D/A: **Innerl.:** TD 3–4,5 g Droge.
Tee: 1–1,5 g (1–2 TL)/150 ml, 3 Tassen tgl., insbesondere vor dem Schlafengehen.
Öl: 1–4 Tr. auf Würfelzucker vor dem Schlafengehen einnehmen.
Äußerl.: Als Vollbad: 100,0 g Droge mit 2 l Wasser überbrühen, 5 min ziehen lassen, den Aufguss abseihen und einem Vollbad zugeben.
AM: Lasea® Kapseln, 1 Kaps. enth. 80 mg Öl, 1 × tgl. 1 Kaps.
B: R: Komm. E +, ESCOP +, WHO +

Melissenblätter

Melissae folium, *Melissa officinalis* L.
AG: Schlafstörungen. Funktionelle Magen-Darm-Beschwerden.
W: Im Tierexperiment beruhigend, außerdem choleretisch und karminativ.
In vitro auch antiviral und antioxidativ.
KI: Keine bekannt.
UW: Keine bekannt.
WW: Keine bekannt.
H: Schwächer wirksam als Baldrian.
Gut geeignet in Kombination mit anderen Drogen mit sedierender Wirkung.
D/A: **Innerl.:** TD bis zu 15,0 g Droge auf mehrere Einzeldosen verteilt.
Tee: 1,5–4,5 g Droge (3–7 TL)/150 ml kochendes Wasser, aufgießen, 10–15 min, mehrmals tgl. 1 Tasse trinken.
Teemischungen: ▸ Kap. 8.1.4.
Äußerl.: Bad: 10,0 g Droge/2 l heißes Wasser, aufgießen, 5 min ziehen lassen, abseihen, auf ein Vollbad geben.

AM: SEDadult® Flüssigkeit, 6 ml Saft enth. 641,4 ml Melissenblätterdickextr., 2–3 × tgl. 6 ml.
Kombinationspräparate:
Baldriparan® Zur Beruhigung überzogene Tabl., 1 Tabl. enth. 95 mg Baldrianwurzel-TE (Ethanol 70 %, 6,0–7,4:1), 15 mg Hopfenzapfen-TE (Methanol 45 %, 7,7–9,5:1), 85 mg Melissenblätter-TE (Wasser, 5,0–6,2:1), bis zu 3 × tgl. 2 Tabl.
Sedariston® Tropfen, 1 ml ≙ 27 Tr. enth. ethanol. (55 %) Extr. (jeweils 0,186 ml) aus Johanniskraut, Baldrianwurzel, Melissenblätter, 3 × tgl. 20 Tr. in Flüssigkeit einnehmen.

B: R: Komm. E +, ESCOP +, WHO +

Passionsblumenkraut

Passiflorae herba, *Passiflora incarnata* L.

AG: Nervöse Unruhezustände.

W: Spasmolytisch, anxiolytisch, sedativ (insbesondere tierexperimentell belegt).

KI: Keine bekannt.

UW: Keine bekannt.

WW: Keine bekannt.

H: Sinnvoll auch in Kombination mit anderen sedierenden Drogen.

D/A: TD 4–8,0 g Droge.
Tee: 2 g Droge (1 TL)/150 ml kochendes Wasser, aufgießen, 10–15 min, mehrmals tgl. und 30 min vor dem Schlafengehen 1 Tasse trinken.
Teemischungen: ▸ Kap. 8.1.4.

AM: Hoggar® Balance überzogene Tabl., 1 Tabl. enth. 425 mg Passionsblumen-TE (Ethanol 50 %, 5–7:1), 2–3 × tgl. 1 Tabl.
Pascoflair® überzogene Tabl., 1 Tabl. enth. 425 mg Passionsblumen-TE (Ethanol 50 %, 5–7:1), 2–3 × tgl. 1 Tabl.
VALVERDE® Passiflor forte 425 mg Beruhigungsdragees, 1 überzogene Tabl. enth. 425 mg Passionsblumen-TE (Ethanol 50 %, 5–7:1), 2–3 × tgl. 1 Tabl.

Kombinationspräparate:
Kytta®-Sedativum Dragees, überzogene Tabl., 1 Tabl. enth. 150 mg Baldrianwurzel-TE (Ethanol 70 %, 3–6:1), 30 mg Hopfenzapfen-TE (Ethanol 40 %, 4–8:1), 80 mg Passionsblumen-TE (Ethanol 50 %, 4–7:1), bis zu 3 × tgl. 1 Tabl., Kdr. > 3 J. bis zu 2 × tgl. 1 überzogene Tabl.
Moradorm® S, 1 Filmtabl. enth. 240 mg Baldrianwurzel-TE (Methanol 45 %, 4–7:1), 98 mg Passionsblumen-TE (Methanol 60 %, 5–7:1), 80 mg Hopfenzapfen-TE (Methanol 40 %, 4–8:1), 5–2 × tgl. 1 Tabl., auch eine Intervallbehandlung wird empfohlen.

B: R: Komm. E +, ESCOP +, WHO +

8.1.4 Teemischungen

Beruhigungstee Bombastus®

1 g Tee enth. 380 mg Baldrianwurzel, 250 mg Pfefferminzblätter, 200 mg Melissenblätter, 150 mg Hopfenzapfen (PZN 03924791).
D. S.: 1 TL/150 ml, 10 min ziehen lassen, abseihen, 2–3 Tassen tgl. und 1 Tasse vor dem Schlafengehen trinken.

8

Beruhigungstee III

1 g Tee enth. 300 mg Baldrianwurzel, 150 mg Lavendelblüten, 200 mg Melissenblätter, 250 Pfefferminzblätter, 50 mg Kamillenblüten, 50 mg Ringelblumenblüten (PZN 03962219).
D. S.: 1 TL/150 ml, 10 min ziehen lassen, abseihen, 2–3 Tassen tgl. und 1 Tasse vor dem Schlafengehen trinken.

H & S Schlaf- und Nerventee (loser Tee)

1 g Tee enth. 300 mg Baldrianwurzel, 300 mg Melissenblätter, 200 mg Hopfenzapfen, je 50 mg Rosmarinblätter, Anis, Ringelblumenblüten, Bitterorangenblüten (PZN 10355230).
D. S.: 1 TL/150 ml, 10 min ziehen lassen, abseihen, 2–3 Tassen tgl. und 1 Tasse vor dem Schlafengehen trinken.

8.2 Depressionen

Die Genese kann organisch, endogen oder psychogen sein. Häufige Symptome sind: Niedergeschlagenheit, Antriebsmangel, psychomotorische Hemmung, Interessenlosigkeit, Konzentrationsstörungen, Reizbarkeit, sozialer Rückzug, beeinträchtigtes Selbstvertrauen, Schlafstörungen, ständige Müdigkeit, Appetitlosigkeit, Gewichtsverlust, Libidoverlust, diffuse Schmerzen. Typisch für die endogene Depression ist das „Morgentief". Je nach Anzahl der vorhandenen Symptome kann eine Einstufung der Depression als leicht, mittel oder schwer vorgenommen werden:

- Leicht: Vorhandensein von mind. 2 der o.g. Symptome, die meisten Alltagsaktivitäten können bewältigt werden.
- Mittel: Vorhandensein von mind. 4 der o.g. Symptome, Alltagsaktivitäten können nur unter großen Schwierigkeiten fortgesetzt werden.
- Schwer: Vorhandensein mehrerer der o.g. Symptome in schwerer Form, häufige Suizidgedanken und -handlungen, meist Vorliegen einiger somatischer Symptome.

8.2.1 Allgemeine Therapie

Gegenüber dem Patienten gesprächsbereit sein, möglichst den „Kontakt" zum Patienten halten, bei Suizidalität Krisenintervention. Aktivierendes Therapieangebot mit Sport, Tanzen o. Ä., möglichst in Gruppen und im Freien. Evtl. aktivierende Kneipptherapie. Für geeignete Patienten Gesprächstherapie.

8.2.2 Phytotherapie

Bei der Behandlung leichter bis mittlerer Depressionen werden Johanniskrautextrakte eingesetzt. In zahlreichen klinischen Studien ließ sich gegenüber trizyklischen Antidepressiva eine vergleichbare Wirkung erzielen. Die Rate unerwünschter Arzneimittelwirkungen liegt bei Johanniskrautpräparaten gegenüber synthetischen Antidepressiva etwa um den Faktor 10 niedriger. Die Dosierung sollte zu Therapiebeginn bei etwa 900 mg Trockenextrakt/Tag liegen, nach Wirkungseintritt reicht oft auch die halbe Menge.

8.2.3 Arzneidrogen-Profil

Johanniskraut

Hyperici herba, *Hypericum perforatum* L.

AG: Leichte bis mittlere Depressionen.

W: Wiederaufnahmehemmung von Noradrenalin, 5-Hydroxytryptamin und Dopamin. MAO-Hemmung, α_2-Blockade, Downregulation von β-Rezeptoren.

KI: Schwangerschaft und Stillzeit (fehlende Erfahrungen).

UW: Photosensibilisierung v. a. bei hellhäutigen Menschen möglich. Selten Magen-Darm-Beschwerden.

WW: Wirkungsabschwächung einer Cumarintherapie mit Anstieg des Quick-Werts bzw. Abfall des INR-Werts möglich. Wegen Induktion des Cytochrom-P-450 Wirkungsabschwächung bzw. -steigerung zahlreicher weiterer Medikamente möglich (z. B. Digoxin, Amitriptylin, orale Kontrazeptiva, Theophyllin).

H: Antidepressive Wirkung erst nach dreiwöchiger Therapie zu erwarten.
Bei der angegebenen Indikation sehr gute Alternative zu synthetischen Antidepressiva. Wirkung bei leichteren und mittleren Depressionen entspricht der von trizyklischen Antidepressiva.

D/A: 900 mg TE.

AM: Felis® 425 Kapseln, 1 Kaps. enth. 425 mg Johanniskraut-TE (Ethanol 60 %, 3,5–6,0:1), 2 × tgl. 1 Kaps.
Jarsin® 300 mg/450 mg überzogene Tabl., 1 Filmtabl. enth. 300/450 mg Johanniskraut-TE (Methanol 80 %, 3–6:1), 3 × tgl. 1 Filmtabl./2 × tgl. 1 Filmtabl., jeweils mit etwas Flüssigkeit.
Laif® 900 mg (Rp.!) Filmtabl., 1 Tabl. enth. 900 mg Johanniskraut-TE (Ethanol 80 %, 3–6:1), 1 × tgl. 1 Tabl.
Weitere FAM sowie Generika im Handel.

B: R: Komm. E +, ESCOP +, WHO +
L: + (bei unipolarer Depression)
E: Verordnungsfähig zu Lasten der GKV zur Behandlung der mittelschweren Depression.

8.3 Angststörungen

Es gibt verschiedene Formen von Angststörungen: Panikattacken, generalisierte Angststörungen, frei flottierende Angst und Phobien (Angst vor bestimmten Objekten oder Situationen). Symptome sind u. a. Unruhe, Schweißausbruch, Herzjagen, Luftnot, Schwindel, Zittern. Angststörungen sind weit verbreitet. Es sollte versucht werden, die Ursachen der Angst zu klären.

8.3.1 Allgemeine Therapie

Bei geeigneten Patienten ist eine psychotherapeutische Behandlung, insbesondere Verhaltenstherapie sinnvoll. Ggf. Unterstützung durch Entspannungstherapie-Verfahren, wie autogenes Training, progressive Muskelrelaxation nach Jacobson oder Meditation. Ergänzung durch Bewegungstherapie und entspannende Kneipp-Anwendungen.

8.3.2 Phytotherapie

Zur Behandlung leichter bis mittlerer Angststörungen wurden bisher Phytopharmaka mit Kava-Kava-Extrakten mit Erfolg eingesetzt. Wegen mehrerer ernster Zwischenfälle u. a. mit zum Teil tödlich verlaufendem Leberversagen wurden im Sommer 2002 sämtliche Kava-Kava-Phytotherapeutika in Deutschland im Verlauf des Stufenplanes zurückgerufen. Inzwischen ist eine Therapie mit Kava-Kava-Präparaten grundsätzlich wieder möglich – mit Rezeptpflicht und unter strengen Sicherheitsauflagen (ausführliche Beratung des Patienten hinsichtlich Behandlungsdauer und Dosierung, Aufklärung über NW und WW sowie engmaschige klinische Überwachung hinsichtlich Lebertoxizität).
Auch Baldrian kann bei dieser Indikation erfolgversprechend eingesetzt werden.

8.3.3 Arzneidrogen-Profile

Baldrianwurzel

Siehe auch ▸ Kap. 8.1.3/Schlafstörungen.

AG: **Innerl.**: Schlafstörungen, nervöse Unruhezustände.

D/A: TD 15,0 g Droge.
Tinktur: 15–20 Tr. vor dem Schlafengehen.
Extr.: 600 mg TE (Ethanol 70 %)/Tag.
Tee: 1 TL (2–3 g)/ca. 150 ml kochendes Wasser, aufgießen, 10–15 min ziehen lassen und vor dem Schlafengehen 1 Tasse trinken.

AM: Baldriparan® stark für die Nacht, 1 überzogene Tabl. enth. 441,35 mg Baldrianwurzel-TE (Ethanol 70 %, 6,0–7,4:1), Erw. und Kdr. > 12 J. 1 überzogene Tabl. 1 h vor dem Schlafengehen.

Euvegal® Balance 500 Filmtabl., 1 Filmtabl. enth. 500 mg Baldrianwurzel-TE (Ethanol 62 %, 3–6:1), Erw. 1–2 Filmtabl. 30–60 min vor dem Schlafengehen, falls erforderlich, am frühen Abend 1 Tabl. zusätzlich.

Kombinationspräparate:

Allunapret® Filmtabl., 1 Tabl. enth. 187 mg Baldrianwurzel-TE (Methanol 45 %, 5–8:1), 41,88 mg Hopfenzapfen-TE (Methanol 45 %, 7–10:1), bis zu 3 × tgl. 1 Tabl.

Baldrian-Dispert® Nacht zum Einschlafen, 1 Tabl. enth. 200 mg Baldrianwurzel-TE (Ethanol 70 %, 4–7:1), 68 mg Hopfenzapfen-TE (Ethanol 40 %, 4–8:1), Erw. und Kdr. > 12 J. 1 Tabl. 30–60 min vor dem Einschlafen; falls erforderlich, am frühen Abend 1 Tabl. zusätzlich.

Kytta®-Sedativum Dragees, überzogene Tabl., 1 Tabl. enth. 150 mg Baldrianwurzel-TE (Ethanol 70 %, 3–6:1), 30 mg Hopfenzapfen-TE (Ethanol 40 %, 4–8:1), 80 mg Passionsblumen-TE (Ethanol 50 %, 4–7:1), bis zu 3 × tgl. 1 Tabl., Kdr. > 3 J. bis zu 2 × tgl. 1 überzogene Tabl.

Kava-Kava-Wurzelstock

Kava-Kava rhizoma, Piperis methystici rhizoma, *Piper methysticum* G. Forst.

AG: Nervöse Angst-, Spannungs- und Unruhezustände.

W: Angstlösend, den Benzodiazepinen vergleichbar.

KI: Vorbestehende Leberschädigung.
Akute Suizidalität (mögliche Antriebssteigerung).

UW: Selten allergische Hautreaktionen, leichte Akkomodationsstörungen, leichte gastrointestinale Störungen.
Einzelfälle von Leberversagen.

WW: Verstärkung der Wirkung von zentral wirksamen Substanzen wie Alkohol, Barbiturate, Psychopharmaka. **Cave:** β-Blocker, Antidepressiva.

H: Wirksamkeit der Droge wissenschaftlich gut belegt, auch traditionell sehr bewährt. Somit bei der angegebenen Indikation nach Ansicht der Autoren sehr gute Alternative zu Benzodiazepinen.

D/A: TD 2 × 60 mg bis 2 × 120 mg Kavapyrone.
AM: FAM zurzeit nicht im Handel.
B: R: Komm. E +, ESCOP +, WHO +

9 Erkrankungen und Schmerzzustände des Bewegungsapparats

9 Erkrankungen und Schmerzzustände des Bewegungsapparats

9.1 Degenerative Gelenk- und Wirbelsäulenerkrankungen

Chronisch fortschreitende Zerstörung von Gelenkknorpel und -kapsel, in späteren Stadien auch der gelenknahen Knochen. Auftreten von zunächst belastungsabhängigen Schmerzen, im weiteren Verlauf auch Ruheschmerz. Zunehmender Funktionsverlust bis zur Einsteifung der betroffenen Gelenke. Prinzipiell können alle Gelenke betroffen sein, klinisch relevant sind v. a. Arthrosen in den Hüft- und Kniegelenken sowie im Bereich der Wirbelsäule.

Ursachen: genetische Disposition, Übergewicht, Fehlbelastungen (z. B. durch einseitige belastende Tätigkeiten in Sport oder Beruf, angeborene oder erworbene Gelenkfehlstellungen), vorausgegangene Gelenkentzündungen oder Gelenkbrüche.

Typisch ist der sogenannte „Anlaufschmerz", der sich bei fortgesetzter Belastung zunächst bessert, um dann wieder stetig zuzunehmen.

9.1.1 Allgemeine Therapie

Bei Adipositas möglichst Gewichtsreduktion. Bewegungsübungen unter dosierter Belastung oder Entlastung der betroffenen Gelenke. Wärmeanwendungen (Fangopackungen, heiße Rolle), Elektrotherapie, Ultraschall. Bei sogenannter „aktivierter Arthrose" mit Zeichen der akuten Entzündung Kälteanwendungen. Laktovegetabile Vollwertkost.

9.1.2 Phytotherapie

Je nach Ausmaß der Beschwerden können Phytotherapeutika allein oder adjuvant mit guten Erfolgsaussichten bei gegenüber herkömmlicher Therapie mit NSAR deutlich geringerer Nebenwirkungsrate eingesetzt werden. Zur Linderung akuter Schmerzzustände sind Phytotherapeutika weniger gut geeignet, da die maximale Wirksamkeit oft erst nach dreiwöchiger Therapie erreicht wird. Je nach Beschwerdebild kommen pflanzliche Interna, Externa oder deren Kombinationen zum Einsatz. Die verwendeten Drogen wirken entweder direkt analgetisch oder lokal hyperämisierend und damit reflektorisch auf tiefer liegende Gewebestrukturen.

9.1.3 Arzneidrogen-Profile

Cayennepfefferfrüchte

Capsici fructus acer, *Capsicum frutescens* L.

AG: Schmerzhafte Muskelverspannungen im Schulter-Arm-Bereich sowie im Wirbelsäulenbereich. Diabetische Polyneuropathie, Postzoster-Neuralgie. Pruritus unterschiedlicher Genese.

W: Lokal hyperämisierend. Über sog. Counter-Irritant-Effect lokal analgetisch und juckreizstillend.

KI: Geschädigte Haut. Überempfindlichkeit gegen Paprikzubereitungen.

UW: Selten Überempfindlichkeitsreaktion. Bei längerer Anw. am gleichen Ort (>6 Wochen oder in hoher Dosierung oder als Pflaster schon nach 4 Tagen) Schädigung sensibler Nerven möglich.

WW: Keine bekannt.

H: Keine zusätzliche Wärmebehandlung am gleichen Ort. Schleimhaut- und insbesondere Augenkontakt vermeiden.

D/A: Nur zur äußerl. Anw. Halbfeste Zuber. entspr. 0,02–0,05 % Capsaicinoide, in flüssigen Zuber. entspr. 0,005–0,01 % Capsaicinoide, in Pflastern entspr. 10–40 µg Capsaicinoide/cm².

AM: Capsamol®-Salbe, 100 g Salbe enth. Cayennepfefferdickextr. (entspr. 50 mg Capsaicin), 2–4 × tgl. sehr dünn einreiben.
Finalgon® CPD Wärmecreme, 100 g Creme enth. Cayennepfefferdickextr. (entspr. 53 mg Capsaicin), 3 × tgl. dünn einreiben.
Hansaplast® med Lokale Schmerz-Therapie ABC Wärmepflaster, 1 Pflaster (308 cm²) enth. 395,4–551,7 mg Cayennepfefferdickextr. (Ethanol 80 %, 4–7:1, entspr. 11 mg Capsaicin), max. 1 Pflaster/Tag 4–12 h, vor Anw. eines neuen Pflasters mind. 12 h abwarten.
Rheumaplast® 4,8 mg wirkstoffhaltiges Pflaster, 1 Pflaster (216 cm²) enth. 112–167 mg Cayennepfefferdickextr. (Ethanol 80 %, 4–7:1, entspr. 4,8 mg Capsaicin), auf die unverletzte Haut über dem schmerzenden Gelenk kleben und 2 bis max. 4 Tage belassen. Bei Bedarf Therapie nach frühestens 2 Wochen wiederholen.

B: R: Komm. E +, ESCOP +

Heublumenblüten

Graminis flos, diverse Poaceen und andere Wiesenpflanzen.

AG: Lokale Wärmetherapie bei degenerativen Erkrankungen des rheumatischen Formenkreises.

W: Lokal hyperämisierend. Analgetisch über die zugeordneten spinalen Neurone.

KI: Offene Hautverletzungen. Akute rheumatische Schübe, akute Entzündungen. Bekannte Allergie gegen Heublumen.

UW: Selten allergische Reaktionen.

WW: Keine bekannt.

H: Heublumensack aus hygienischen Gründen nur einmal verwenden.

D/A: Heublumensack als feucht-heiße Kompresse 1–2 × tgl. äußerl. anwenden, Liegedauer 30–60 min. Heusack vorher im Wasserdampf erhitzen und auf ca. 42 °C abkühlen lassen.

AM: FAM nicht im Handel, sinnvolle Alternative:
Florapress® Heublumen-Kompressen.

B: R: Komm. E +

Teufelskrallenwurzel, südafrikanische

Harpagophythi radix, *Harpagophytum procumbens* (Burch) DC.

AG: Adjuvant bei degenerativen Erkrankungen des Bewegungsapparats. Appetitlosigkeit, Dyspepsie.

W: Antiphlogistisch und schwach analgetisch durch Beeinflussung der Prostaglandinsynthese. Hemmung der Kollagenaseaktivität. Bitterstoffdroge (Bitterwert bis 12 000).

KI: Ulcus ventriculi sive duodeni.

UW: Keine bekannt.

WW: Keine bekannt.

H: Chronische Beschwerden sprechen besser auf die Therapie mit Teufelskrallenwurzeln an als akute. Gute Ergänzung oder Alternative zu NSAR.

D/A: Degenerative Erkrankungen: 4,5 g Droge/Tag als Tee, 1,5 g (⅓ TL)/150 ml, 8 h (!) ziehen lassen, 3 × tgl. 1 Tasse.
Besser FAM mit 800–2 400 mg TE/Tag, entspr. 50–100 mg Harpagosid.
Appetitlosigkeit: 0,5–1 g (¼ TL)/150 ml, 8 h (!) ziehen lassen, 3 × tgl. 1 Tasse vor den Mahlzeiten.

AM: Feste Arzneiformen:
Jucurba® forte 480 mg Filmtabl., 1 Filmtabl. enth. 480 mg TE (Ethanol 60 %, 4,4–5:1), 2 × tgl. 1 Filmtabl.
Rheuma-Sern® Kaps., 1 Kaps. enth. 400 mg TE (Wasser, 1,5–2,5:1), 3 × tgl. 2 Kaps.
Rivoltan® Teufelskralle 480 mg Filmtabl. enth. 480 mg TE (Ethanol 60 %, 4–5:1), 2 × tgl. 1 Filmtabl.
Teltonal® Teufelskralle 480 mg Filmtabletten, 1 Filmtabl. enth. 480 mg TE (Ethanol 60 %, 4,4–5:1), 2 × tgl. 1 Filmtabl.
Weitere Präparate sowie Generika mit entsprechenden Teufelskrallenwurzel-TE im Handel.

B: R: Komm. E +, ESCOP +, WHO +

Weidenrinde

Salicis cortex, *Salix alba* L., *Salix purpurea* L., *Salix fragilis* L.

AG: Rheumatische Beschwerden, Kopfschmerzen. Fieberhafte Erkrankungen.

W: Verschiedene Inhaltsstoffe werden in der Leber zu Salicylsäure metabolisiert. Diese hemmt die Synthese der Prostaglandine. E_1 und E_2. Dadurch Entfaltung antipyretischer, antiphlogistischer und analgetischer Wirkung.

KI: Überempfindlichkeit gegen Salicylate.

UW: Evtl. allergische Reaktion. Magenbeschwerden.

WW: Keine bekannt.

H: Thrombozytenaggregation wird nicht gehemmt.
Bisher wurden keine Magen-Darm-Blutungen unter der Therapie beobachtet. Wirkstärke entspricht der niedrigdosierter NSAR-Präparate.

D/A: TD 6–12,0 g Droge entspr. 60–120 mg Gesamtsalicin.
Tee: 2–3 g (1 TL)/150 ml, Kaltansatz, 5 min zum Sieden erhitzen, 3–5 × tgl. 1 Tasse.

AM: Weidenrinde Schmerzdragees, überzogene Tabletten, 1 Tabl. enth. 500 mg Weidenrindeplv., bei Schmerzen 1 × 2 Tabl., bis 8 Tabl./Tag.

B: R: Komm. E +, ESCOP +, WHO +

9.2 Entzündlich-rheumatische Gelenkerkrankungen

Heterogene Krankheitsgruppe, bei der es zu akuten oder chronischen Entzündungen in einzelnen oder mehreren Gelenken mit den typischen Zeichen Rötung, Schwellung, Überwärmung, Schmerzen und Funktionseinschränkung kommt. Ursächlich kommen u. a. bakterielle und virale Infektionen, Autoimmunvorgänge wie bei der chronischen Polyarthritis, Stoffwechselerkrankungen wie bei der Gicht oder auch eine „Aktivierung“ einer bestehenden Arthrose in Betracht. Bei der chronischen Polyarthritis als wichtiger Untergruppe kommt es zu einem typischen Muster mit symmetrischem Befall vor allem der Fingergrundgelenke, schubweisem Verlauf und Morgensteifigkeit.

9.2.1 Allgemeine Therapie

Intensive Physiotherapie stellt die Basismaßnahme der nichtmedikamentösen Therapie dar. Im akuten Schub Kühlung der betroffenen Gelenke, assistierte Bewegungsübungen unter Entlastung. In nicht akuten Phasen Wärmetherapie und überwiegend aktive Bewegungstherapie. Möglichst auf Dauer laktovegetabile Vollwertkost, zwischendurch evtl. zeitlich begrenzte Rohkostdiäten.

9.2.2 Phytotherapie

Phytotherapeutika sollten in diesem Indikationsbereich wegen ihrer vergleichbar geringen Wirkstärke nur adjuvant eingesetzt werden. Häufig können jedoch durch Therapie mit Phytotherapeutika NSAR eingespart und die damit verbundenen Nebenwirkungen verringert werden. Oral anzuwendende Phytopharmaka erreichen erst nach mehrwöchiger Therapiedauer ihre volle Wirksamkeit.

9.2.3 Arzneidrogen-Profile, innerliche Anwendung

Brennnesselkraut/-blätter

Urticae herba/-folium, *Urtica dioica* L., *Urtica urens* L.

AG: **Innerl.:** Rheumatische Beschwerden.
Miktionsbeschwerden bei Prostataadenom Stadium I–II, Durchspülungstherapie bei entz. Erkrankungen der ableitenden Harnwege, vorbeugend bei Nierengrieß.
Äußerl.: Adjuvant bei rheumatischen Beschwerden.

W: Diuretisch (aquaretisch), v. a. über osmotische Wirkung bei hohem Mineralstoffgehalt. Antiphlogistisch durch Hemmung der Leukotrien- und Prostaglandinsynthese sowie Hemmung der Sekretion von TNF-α und Interleukin-1-β.

KI: Für Durchspülungstherapie: Ödeme in Folge einer Herz- oder Nierenleistungsschwäche.

UW: Keine bekannt.

WW: Keine bekannt.

H: Bei der Anw. sind Frischpflanzenpresssäfte wegen ihres hohen Wirkstoffgehalts besonders zu empfehlen. Bei mehreren Untersuchungen von Schmerzpat. konnten unter Therapie mit Brennnesselzubereitungen NSAR eingespart werden.

D/A.: Mittlere TD: 8–12 g Droge.
Tee: 1 TL/150 ml, nach 20 min abseihen, mehrmals tgl. 1 Tasse trinken.
Tinktur/Spiritus (1:10): Rp. Spiritus urticae oder Tinctura urticae 100,0 g, mehrmals tgl. 10–20 Tr. über den schmerzenden Gelenken einreiben.

AM: Rheuma-Hek® forte 600 mg Filmtabl., 1 Tabl. enth. 600 mg Brennnessel-blätter-TE (Ethanol 50 %, 8–10:1), Erw. und Kdr. > 12 J. 2 × tgl. 1 Kaps.
Natu lind® 600 mg überzogene Tabl., 1 Tabl. enth. 600 mg Brennnesselblätter-TE (Ethanol 50 %, 8–10:1), Erw. und Kdr. > 12 J. 2 × tgl. 1 Kaps.

B: R: Komm. E +, ESCOP +

Guajakholz

Guajaci lignum, *Guajacum officinale* L.

AG: Adjuvant bei rheumatischen Beschwerden.

W: Antiphlogistisch durch Hemmung der Cyclooxygenase.

KI: Keine bekannt.

UW: Keine bekannt.

WW: Keine bekannt.

H: Bei chronischer Polyarthritis können unter Therapie mit dieser Droge oftmals NSAR eingespart werden.

D/A: Mittlere TD: 4,5 g Droge, Zuber. entspr.

AM: FAM zurzeit nicht im Handel, Tee/NEM verfügbar.

B: R: Komm. E +

Herbstzeitlosensamen/-knollen/-blüten

Colchici semen/-tuber/-flos, *Colchicum autumnale* L.

AG: Akuter Gichtanfall. Familiäres Mittelmeerfieber.

W: Mitosehemmer, dadurch Unterbrechung der zum Gichtanfall führenden Reaktionskette im Gelenk.

KI: Schwangerschaft. Vorsicht bei alten und geschwächten Pat. sowie bei Vorliegen von Herz-, Nieren- und gastrointestinalen Erkrankungen.

UW: Bauchschmerzen, Übelkeit, Erbrechen, Durchfälle, Leukopenie. Seltener Magen- und Darmbluten. Bei längerer Anw. Hautveränderungen, Agranulozytose, aplastische Anämie, Myopathie, Alopezie.

WW: Keine bekannt.

H: Das Hauptalkaloid Colchicin ist stark toxisch (Letaldosis bei Erw. ca. 20 mg) und führt bereits in therapeutischer Dosierung häufig zu unerwünschten Wirkungen (geringe therapeutische Breite). Keine Wiederholung der Behandlung eines Gichtanfalles mit Colchicin innerhalb von 3 Tagen. Bei Dauertherapie (familiäres Mittelmeerfieber) ist die laufende Kontrolle von Blutbild, Leber- und Nierenfunktion erforderlich. Verwendung als Droge nicht gebräuchlich, FAM mit standardisierten Extr. bevorzugen.
Beim akuten Gichtanfall schnell- und hochwirksam.

D/A: Max. TD: 8 mg Colchicin.

AM: Colchicum-Dispert® überzogene Tabl., Rp.!, 1 Tabl. enth. Herbstzeitlosensamen-TE (Dichlormethan, 50–150:1 entspr. 0,5 mg Gesamtalkaloide, berechnet als Colchicin), im Anfall 2 Tabl., danach 1–3 Tabl. alle 1–2 h bis zum Abklingen der Schmerzen; die Tagesdosis darf 16 Tabl. nicht überschreiten; eine Gesamdosis pro Gichtanfall von 12 mg Colchicin (24 Tabl.) darf nicht überschritten werden.

Colchysat® Bürger Tropfen, Rp.!, 1 ml entspr. 25 Tr. enth. 0,384–0,547 ml Herbstzeitlosenblüten-Extr. (Ethanol 96 %, 1:15–25) entspr. 0,5 mg Colchicin, im akuten Gichtanfall als Initialdosis 50 Tr. (≙ ca. 1 mg Colchicin), danach 1–2 × 25 Tr. alle 1–2 h bis zum Abklingen der Schmerzen; die Tagesdosis darf 400 Tr. (≙ ca. 8 mg Colchicin) nicht überschreiten; eine Gesamdosis pro Gichtanfall von 12 mg Colchicin (600 Tr.) darf nicht überschritten werden.

B: R: Komm. E +
E.

Weihrauch, Indischer

Olibanum indicum, *Boswellia serrata* Roxb.

AG: Chronische Polyarthritis, rheumatoide Arthritis. Remissionsbehandlung bei Colitis ulcerosa und Morbus Crohn.

W: Antiphlogistisch, analgetisch, immunsuppressiv.

KI: Keine bekannt.

UW: Allergische Reaktionen, gastrointestinale Beschwerden.

WW: Keine bekannt.

H: In Deutschland entspr. FAM zurzeit noch nicht zugelassen, Bezug über Apotheken aus anderen Ländern möglich.

D/A: 400 bis 1 200 mg standardisierter TE in 3 Einzelgaben, für die Therapie chronisch-entz. Darmerkrankungen ist möglicherweise eine Dosis bis 3 600 mg TE pro Tag erforderlich.

AM: FAM zurzeit nicht im Handel, Tee/NEM verfügbar.

B: R: ESCOP +

9.2.4 Arzneidrogen-Profile, äußerliche Anwendung

Arnikablüten

Arnicae flos, *Arnica montana* L.

AG: Traumatische Ödeme, Hämatome, Distorsionen und Prellungen.
Rheumatische Muskel- und Gelenkbeschwerden.
Entzündungen im Mund- und Rachenbereich.
Furunkulose und Entzündungen als Folge von Insektenstichen und oberflächlichen Venenentzündungen.

W: Antiphlogistisch u.a. durch Hemmung der Freisetzung verschiedener Entzündungsmediatoren.
Analgetisch, antiseptisch und antimykotisch.
Hyperämisierend, haut- und schleimhautreizend.

KI: Bekannte Allergie gegen Arnika und andere Korbblütler.

UW: Bei längerer Anw. Ekzeme, bei Anw. auf geschädigter Haut oder in zu hohen Konz. ödematöse Dermatitis.

WW: Keine bekannt.

H: Nur zur äußerl. Anw.
Unverdünnte Arnikatinktur nur zu kleinflächigen Pinselungen einsetzen.
Traditionell häufig erfolgreich eingesetzte Droge.

D/A: Salbe: max. 20–25 % Tinktur oder max. 15 % fettes Arnika-Öl.
Für Umschläge: Tinktur 3–10-fach mit Wasser verdünnt.
Für Mundspülungen: Tinktur 10-fach verdünnt.

AM: DOC Arnika Creme, 1 g Creme enth. 215 mg Arnikatinktur (Ethanol 70 %), 2–3 × tgl. auf die zu behandelnde Stelle auftragen und leicht einmassieren (3 cm Strang/10 × 10 cm^2 Fläche).
Kneipp® Arnika Salbe S, 1 g Creme enth. 100 mg Arnikablüten öliger Extr. (Sonnenblumenöl, 1:3,5–4,5), 2 × tgl. bei akuten Entzündungen Salbenumschläge messerdick auftragen, nicht einmassieren.
Arnika-Essenz, 1 g enth. 600 mg Arnica montana ex planta tota (Urtinktur), bei unverletzter Haut für Umschläge 1 EL auf ¼ l Wasser.

B: R: Komm. E +, ESCOP +, WHO +
L: + (bei Halsschmerzen)

Brennnesseltinktur/-spiritus

Siehe auch ▸Kap. 9.2.3/Entzündlich-rheumatische Gelenkerkrankungen, innerliche Anwendung.

AG: **Äußerl.:** Adjuvant bei rheumatischen Beschwerden.

D/A: Tinktur/Spiritus (1:10): Rp. Spiritus urticae oder Tinctura urticae 100,0 g, mehrmals tgl. 10–20 Tr. über den schmerzenden Gelenken einreiben.

AM: FAM zurzeit nicht im Handel, Tee/NEM verfügbar.

Campher

Siehe auch ▸Kap. 1.3.3/Hypotonie.

AG: **Äußerl.:** Muskelrheumatismus.

D/A: **Äußerl.:** Salben, Linimente: 10–20 % (max 25 %).
Campherspiritus (nach DAB): 9,5–10,5 %.

AM: Lindofluid® 0,5 g/100 g, 1 g Lsg. enth. 5 mg Campher (racem.), ab 6 J., 4 × tgl. auftragen und ggf. einmassieren.
Camphoderm® N 10 %, 1 g Emulsion enth. 100 mg Campher (racem.), ab 15 J., 3–5 × tgl. auftragen und einreiben, max. TD 40 g Emulsion (entspr. 4 000 mg Campher).

Cayennepfefferfrüchte

Siehe auch ▸Kap. 9.1.3/Degenerative Gelenk- und Wirbelsäulenerkrankungen.

AG: Schmerzhafte Muskelverspannungen im Schulter-Arm-Bereich sowie im Wirbelsäulenbereich.

D/A: Nur zur äußerl. Anw. Halbfeste Zuber. entspr. 0,02–0,05 % Capsaicinoide, in flüssigen Zuber. entspr. 0,005–0,01 % Capsaicinoide, in Pflastern entspr. 10–40 µg Capsaicinoide/cm^2.

AM: Capsamol®-Salbe, 100 g Salbe enth. Cayennepfefferdickextr. (entspr. 50 mg Capsaicin), 2–4 × tgl. sehr dünn einreiben.
Finalgon® CPD Wärmecreme, 100 g Creme enth. Cayennepfefferdickextr. (Ethanol 80 %, 4–7:1) (entspr. 53 mg Capsaicin), 3 × tgl. dünn einreiben.

Hansaplast® med Lokale Schmerz-Therapie ABC Wärmepflaster, 1 Pflaster (308 cm^2) enth. 395,4–551,7 mg Cayennepfefferdickextr. (Ethanol 80 %, 4–7:1, entspr. 11 mg Capsaicin), max. 1 Pflaster/Tag 4–12 h, vor Anw. eines neuen Pflasters mind. 12 h abwarten.
Rheumaplast® 4,8 mg wirkstoffhaltiges Pflaster, 1 Pflaster (216 cm^2) enth. 112–167 mg Cayennepfefferdickextr. (Ethanol 80 %, 4–7:1, entspr. 4,8 mg Capsaicin), auf die unverletzte Haut über dem schmerzenden Gelenk kleben und 2 bis max. 4 Tage belassen. Bei Bedarf Therapie nach frühestens 2 Wochen wiederholen.

9.3 Posttraumatische Schwellungszustände

Posttraumatische Schwellungszustände stellen häufige Komplikationen nach Sport- oder Alltagsverletzungen sowie nach chirurgischen Eingriffen dar.

9.3.1 Allgemeine Therapie

Behandlungsziel ist die Verhinderung stärkerer Schwellungszustände bzw. die möglichst rasche Resorption vorhandener Schwellungen. Dadurch werden Schmerzen reduziert und Heilungsverzögerungen entgegengewirkt. Bei Sport- oder Alltagsverletzungen soll möglichst unmittelbar nach dem „PECH"-Schema vorgegangen werden: Pause, Eis, Kompression, Hochlagerung.

9.3.2 Phytotherapie

Phytotherapeutika können als alleinige Therapie, in Kombination mit physikalischen Maßnahmen oder auch in Kombination mit chemisch determinierten Medikamenten eingesetzt werden.

9.3.3 Arzneidrogen-Profile

Beinwellwurzel/-kraut/-blätter

Symphyti radix/-herba/-folium, *Symphytum officinale* L.

AG: Prellungen, Zerrungen, Verstauchungen.

W: Durch den Gerbstoffgehalt keimhemmend. Antiödematös, durchblutungsfördernd.

KI: Schwangerschaft und Stillzeit, Kdr. < 2 J.
Nicht intakte Haut.

UW: Keine bekannt.

WW: Keine bekannt.

H: Traditionell besonders bewährte Droge mit ausgeprägt abschwellendem Effekt. Anwendungsdauer wegen möglicherweise in geringen Mengen enth. Pyrrolizidinalkaloide nicht länger als 4–6 Wochen/Jahr.

D/A: Zuber. zur äußerl. Anw. auf intakter Haut, max. 100 µg toxische Pyrrolizidinalkaloide pro Tag.

AM: Kytta-Plasma® f Paste, 100 g enth. 30 g Beinwellwurzelfluidextr. (Ethanol 60 %, 1:2), 1–2 × tgl. bis zu 5 h als Umschlag anwenden, warme Umschläge nicht > 2 h.
Kytta-Schmerzsalbe®, 100 g Creme enth. 35 g Beinwellwurzelfluidextr. (Ethanol 60 %, 1:2), 2–4 × tgl. einen Cremestrang von 4–18 cm auftragen und einmassieren; auch als Cremeverband zu verwenden.
Traumaplant® Creme, 100 g enth. 10 g Beinwellkrautzubereitung (Ethanol 30 %, 2–3:1), 1–mehrmals tgl. auf die Haut über dem erkrankten Gewebe auftragen. Als Salbenverband geeignet.

B: R: Komm. E +, ESCOP +

Bromelain aus Ananas

Bromelainum ex Ananas comosus, *Ananas comosus* L.

AG: Akute posttraumatische und postoperative Schwellungszustände v. a. der Nase und NNH. Verdauungsbeschwerden bei exokriner Pankreasinsuffizienz.

W: Verdauungsfördernd. Antiödematös, Verlängerung der Prothrombin- und Blutungszeit, Thromozytenaggregationshemmung. Wundheilungsfördernd, analgetisch.

KI: Überempfindlichkeit gegen Bromelain, Blutungsneigung.

UW: Gelegentlich Magenbeschwerden, Durchfall.

WW: Verstärkung der Blutungsneigung bei gleichzeitiger Therapie mit Antikoagulanzien und Thrombozytenaggregationshemmern möglich. Erhöhung der Plasmaspiegel von Tetracyclin.

H: Es handelt sich um einen Einzelstoff aus der Ananaspflanze. Der Konsum von frischer Ananas ist nicht ausreichend, da die therapeutisch notwendige Bromelaindosierung nicht erreicht wird. NEM sind ebenfalls häufig unterdosiert.

D/A: TD Erw. 80–320 mg Rohbromelain (entspr. 200–800 FIP-Einheiten) in 2–3 Einzeldosen. Bei Fehlen von Langzeitstudien empfohlene Anwendungsdauer 8–10 Tage.

AM: Bromelain POS® magensaftresistente Tabl., 1 Tabl. enth. 56,25–95 mg Bromelain entspr. 500 FIP-Einheiten, 1–2 × tgl. 1 Tabl.

B: R: Komm. E +

10 Abwehrschwäche, pathologische Leistungsschwäche

10 Abwehrschwäche, pathologische Leistungsschwäche

Die häufig vorherrschende Symptomatik besteht in nachlassender allgemeiner Leistungsfähigkeit, oft verbunden mit Konzentrationsschwäche und Müdigkeit. Es kommt zu gehäuft oder verlängert auftretenden Infekten meist der oberen oder unteren Luftwege, im Urogenital- oder Hautbereich. Rekonvaleszenz oder hohes Lebensalter können ebenso Ursachen sein wie parallel bestehende akute oder chronische Krankheitszustände, belastende Faktoren der allgemeinen Lebensführung wie z. B. Schlafmangel, körperlicher oder psychischer Stress, Alkohol- und Drogenmissbrauch, Mangelernährung oder Bewegungsmangel. Echte primäre Immunmangelsyndrome sind selten.

10.1 Allgemeine Therapie

Möglichst Vollwerternährung. Für ausreichenden Schlaf sorgen, Alkoholrestriktion, Stressabbau. Der Konstitution angemessene Kneipptherapie, z. B. mit Wassertreten, Wechsel- und Blitzgüssen. Evtl. Vitamin- und Spurenelementsubstitution.

10.2 Phytotherapie

Die zur Verfügung stehenden Phytopharmaka werden in **Adaptogene** (▸Kap. 10.3) und **Immunmodulatoren** (▸Kap. 10.4) unterschieden. Adaptogene erhöhen die allgemeine Belastbarkeit des Organismus gegenüber unterschiedlichsten Stresssoren und sind z. B. in Rekonvaleszenzphasen angezeigt. Immunmodulatoren hingegen stimulieren die unspezifischen körpereigenen Abwehrkräfte gegen Krankheitserreger. Adaptogene werden bei entsprechender Indikation oft als alleinige medikamentöse Maßnahme eingesetzt, da hier chemisch-synthetische Alternativen fehlen. Immunmodulatoren werden je nach Indikation ebenfalls als alleinige medikamentöse Maßnahme oder auch adjuvant eingesetzt. In jedem Fall sollte die Dauer der ununterbrochenen Anwendung zeitlich begrenzt werden, bei Adaptogenen auf 2–3 Monate und bei Immunmodulatoren auf 2 Wochen.

10.3 Arzneidrogen-Profile: Adaptogene

Ginsengwurzel

Ginseng radix, *Panax ginseng* C. A. Mey.

AG: Als Tonikum bei Müdigkeit und Schwächegefühl, Nachlassen der Leistungs- und Konzentrationsfähigkeit sowie in der Rekonvaleszenz.

W: Zentral aktivierend. Steigerung der muskulären und zerebralen Leistungsfähigkeit. Stimulation unterschiedlicher Abwehrzellen. Tierexperimentell Erhöhung der Widerstandsfähigkeit gegen physikalische, chemische und biologische exogene Noxen.

KI: Keine bekannt.

UW: Keine bekannt.

WW: Keine bekannt.

H: Seit mehreren tausend Jahren bekannte und bewährte Heilpflanze, deren Wirksamkeit auch in zahlreichen aktuellen Studien belegt ist.

D/A: In Zuber.: TD 1–2,0 g Droge mit mind. 10 mg Gesamtginsenosiden.

Tee: 3 g (1 TL)/150 ml kochendes Wasser, aufgießen, 5–10 min bedeckt ziehen lassen, 1–3 × tgl. 1 Tasse.

AM: Ardey-aktiv Pastillen, 1 Pastille enth. 100 mg Ginsengwurzel-TE (Ethanol 30 %, 3–4,5:1), tgl. 1 (max. 4) Pastillen, ab 12 J.

Orgaplasma® überzogene Tabl., 1 Tabl. enth. 125 mg Ginsengwurzel-TE (Ethanol 30 %, 3–4,5:1), 2 × tgl. 2 Tabl., ab 12 J.

Sovita med® Ginseng Kapseln K, 1 Kaps. enth. 220 mg Ginsengwurzel-TE (Ethanol 50 %, 3,6–5,5:1), 2 × tgl. 1 Kaps.

Weitere Präparate mit entsprechenden Ginsengwurzel-TE im Handel.

B: R: Komm. E +, WHO +

Kolasamen

Colae semen, *Cola nitida* Schott et Endl.

AG: Geistige und körperliche Ermüdung.

W: Enth. Methylxanthine, die in niedriger Dosierung zu einer Senkung des Sympathikotonus und in höherer Dosierung über Freisetzung von Calcium zu einer gesteigerten Kontraktionsbereitschaft der glatten und Skelettmuskulatur führen. Aquaretisch über gesteigerte Nierendurchblutung und Natriurese.

KI: Ulcus ventriculi sive duodeni. Hyperthyreose. Epilepsie.

UW: Einschlafstörungen, Übererregbarkeit, nervöse Unruhezustände, Magenbeschwerden.

WW: Wirkungsverstärkung durch Psychoanaleptika oder koffeinhaltige Getränke.

H: Wirkung mit der von Kaffee vergleichbar.

D/A: TD 2–6,0 g Droge, 0,25–0,75 g Extr., 2,5–7,5 g Fluidextr., 10–30,0 g Tinktur, 60–180,0 g Wein.
Kolawein: Rp. Vinum colae EB 6 500 ml, morgens und mittags je 1 Likörglas voll einnehmen.

AM: FAM zurzeit nicht im Handel, Tee/NEM verfügbar.

B: R: Komm. E +

Mateblätter

Mate folium, *Ilex paraguariensis* De Saint-Hilaire.

AG: Geistige und körperliche Ermüdung.

W: Enth. Methylxanthine, die in niedriger Dosierung zu einer Senkung des Sympathikotonus und in höherer Dosierung über Freisetzung von Calcium zu einer gesteigerten Kontraktionsbereitschaft der glatten und Skelettmuskulatur führen. Aquaretisch über gesteigerte Nierendurchblutung und Natriurese.

KI: Keine bekannt.

UW: Bei empfindlichen Personen Magenbeschwerden.

WW: Keine bekannt.

H: Als Lebensmittel im Verkehr.
Milder als Kaffee oder Kolasamen.

D/A.: Mittlere TD 3,0 g Droge.
Tee: 1–2 TL/150 ml, 5–10 min, morgens und mittags 1 Tasse trinken.

AM: FAM zurzeit nicht im Handel, Tee/NEM verfügbar.

B: R: Komm. E +

Pollen

Pollinae, verschiedene Blütenpflanzen.

AG: Als Roborans zur Kräftigung bei Schwächezuständen und Appetitlosigkeit.
W: Unbekannt.
KI: Pollenallergie.
UW: Selten Magen-Darm-Beschwerden.
WW: Keine bekannt.
H: Als Lebensmittel im Verkehr.
D/A: TD 30–40,0 g Droge, zusammen mit Joghurt, Saft o. Ä. einzunehmen. Bei mikronisierten Pollen TD 3–4,0 g in Hartgelatinekaps.
AM: FAM zurzeit nicht im Handel, Tee/NEM verfügbar.
B: R: Komm. E +

Rosenwurzwurzel

Rhodoliae roseae radix, *Rhodolia rosea* L.

AG: Steigerung der geistigen und körperlichen Leistungsfähigkeit.
W: Beeinflussung des Stoffwechsels von Neurotransmittern wie Acetylcholin, Noraderenalin und Serotonin. Langfristig schützender Effekt auf Zellen des ZNS.
KI: Keine bekannt.
UW: Keine bekannt.
WW: Keine bekannt.
H: Sinnvoll ist eine Langzeittherapie über mind. 3 Monate. Auch eine Verbesserung des Langzeitgedächtnisses wird beschrieben.
D/A: Erw. erhalten 1 × tgl. 200 mg eines standardisierten Extr. möglichst in der ersten Tageshälfte.
AM: Vitango® Filmtabl., 1 Tabl. enth. 200 mg Rosenwurzwurzel-TE (Ethanol 60 %, 1,5–5:1), Erw. > 18 J. 2 × tgl. 1 Tabl.
B: T: +

Taigawurzel

Eleutherococci radix, *Eleutherococcus senticosus* Maxim.

AG: Als Tonikum zur Kräftigung bei Müdigkeits- und Schwächegefühl, nachlassender Leistungs- und Konzentrationsfähigkeit sowie in der Rekonvaleszenz.

W: Eiweißanabole Wirkung. Weiterhin u.a. Zunahme immunkompetenter Zellen im peripheren Blutbild.

KI: Bluthochdruck.

UW: Keine bekannt.

WW: Keine bekannt.

H: Sollte, wie die übrigen Adaptogene auch, nicht länger als 3 Monate ohne Unterbrechung eingenommen werden.
Für Sgl. und Klkdr. wegen fehlender Erfahrungen nicht geeignet.
Wirkungen vergleichbar mit denen von Ginseng, Droge aber weniger gut erforscht.

D/A: TD 2–3,0 g Droge, Zuber. entspr. für Teeaufgüsse und wässrig-ethanol. Auszüge.

AM: Eleu Curarina® Tropfen enth. reinen Wurzelfluidextr. (Ethanol 35 %, 1:1), 2 × tgl. 30 Tr. nach den Mahlzeiten mit etwas Flüssigkeit verdünnt oder auf Zucker.
Eleu-Kokk® Dragees 65 mg, überzogene Tabl., 1 Tabl. enth. 65 mg Eleutherococcuswurzel-TE (Ethanol 40 %, 14–25:1), ab 12 J., 2 × tgl. 1 Tabl.
Weitere FAM und Generika mit entsprechenden TE im Handel.

B: R: Komm. E +, ESCOP +, WHO +

10

10.4 Arzneidrogen-Profile: Immunmodulatoren

Blassfarbene Kegelblumenwurzel, Echinacea-pallida-Wurzel

Echinaceae pallidae radix, *Echinacea pallida* Nutt.

AG: Adjuvant bei grippalen Infekten.

W: Unspezifische Stimulation der Aktivität verschiedener Abwehrzellreihen.

KI: System- und Autoimmunerkrankungen wie Leukosen, Lymphome, Kollagenosen, Multiple Sklerose, AIDS, HIV-Infektion, Tuberkulose, Slow-Virus-Erkrankungen.

UW: Keine bekannt.

WW: Keine bekannt.

H: Anwendungsdauer bei fehlenden Erfahrungen und aus theoretischen Erwägungen nicht länger als 8 Wochen.

D/A: TD in Zuber. entspr. 900 mg Droge.
Tinktur (1:5 mit 50%igem Ethanol), 3–4 × tgl. 30–40 Tr.

AM: Lymphozil® Lutschtabletten, 1 Tabl. enth. 30 mg *Echinacea-pallida*-Wurzel-TE (Ethanol 50 %, 4–8:1), 3 × tgl. 1 Lutschtabl.
Kombinationspräparat:
Esberitox® Tabl., 1 Tabl. enth. 3,2 mg Misch-TE (Ethanol 30 % 4–9:1) aus Färberhülsenwurzelstock, Purpursonnenhutwurzel, Blassfarbener Sonnenhutwurzel, Lebensbaumspitzen- und -Blättern (4,92:1,85:1,85:1), ab 4 J. 1–6 Tabl., auch zum Lutschen.

B: R: Komm. E +, WHO +

Purpurfarbenes Sonnenhutkraut, Echinacea-purpurea-Kraut

Echinaceae purpureae herba, *Echinacea purpurea* L. Moench

AG: **Innerl.:** Unterstützende Behandlung bei rezidivierenden Infekten der Atemwege und der ableitenden Harnwege.
Äußerl.: Schlecht heilende, oberflächliche Wunden.

W: Unspezifische Aktivierung des Immunsystems mit Steigerung der Phagozytoserate, Erhöhung der Produktion der T-Helferzellen sowie von Zytokinen und TNF.
Lokal Fibroblastenaktivierung und Hemmung der Hyaluronidase.

KI: **Innerl.:** Überempfindlichkeit gegen Korbblütler. System- und Autoimmunerkrankungen wie Leukosen, Lymphome, Kollagenosen, Multiple Sklerose, AIDS, HIV-Infektion, Tuberkulose.

UW: Selten allergische Reaktionen.

WW: Keine bekannt.

H: Anwendungsdauer nicht länger als 2 Wochen, danach Behandlungspause von mind. 2 Wochen. Möglichst frühzeitiger Beginn der Therapie bei Auftreten der ersten Symptome. Verwendung als Teedroge nicht gebräuchlich.
Unter Therapie kann eine verkürzte Krankheitsdauer bzw. ein abgeschwächter Verlauf erwartet werden.

D/A: **Innerl.:** TD 6–9 ml Presssaft, Zuber. entspr.
Äußerl.: Halbfeste Zuber. mit mind. 15 % Presssaft.

AM: **Innerl.:**
Echinacin® Capsetten Madaus Lutschtabletten, 1 Tabl. enth. 88,5 mg getrockneten Purpursonnenhutkrautpresssaft (31,5–53,6:1), je nach Alter 2–4 × tgl. 1 Lutschpastille, von 6 J. bis Erw.
Echinacin® Liquidum Madaus, 1 g enth. 800 mg Purpursonnenhutkrautpresssaft (1,7–2,5:1), 3 × tgl. 1,25–2,5 ml ab 4 J., Tr. mit Flüssigkeit einnehmen.
Echinacin® Madaus Saft, 5 g enth. 117 mg getrockneten Purpursonnenhutkrautpresssaft (31,5–53,6:1), 3 × tgl. 2,5–5 ml, ab 4 J.
Esberitox® mono Tropfen, 1 g Tropfen enth. 640 mg Purpursonnenhutkrautpresssaft (1–2:1), 3 × tgl. 4 ml unverdünnt, ab 12 J.
Weitere FAM und Generika mit entspr. Extr. im Handel. 10
Kombinationspräparat:
Esberitox® Tabl., s. o.
Äußerl.:
Echinacin® Madaus Salbe, 100 g enth. 16 g Presssaft aus frischen, blühendem Purpursonnenhutkraut (1,7–2,5:1), 2–3 × tgl. 1–2 cm langer Salbenstrang, ab 12 J., dünn und gleichmäßig auftragen.

B: R: Komm. E +, ESCOP +, WHO +
L: + (Husten)

Taigawurzel

Siehe auch ▶ Kap. 10.3/Abwehrschwäche, pathologische Leistungsschwäche, Adaptogene.

AG: Als Tonikum zur Kräftigung bei Müdigkeits- und Schwächegefühl, nachlassender Leistungs- und Konzentrationsfähigkeit sowie in der Rekonvaleszenz.

D/A: TD 2–3,0 g Droge, Zuber. entspr. für Teeaufgüsse und wässrig-ethanol. Auszüge.

AM: Eleu Curarina® Tropfen enth. reinen Wurzelfluidextr. (Ethanol 35 %, 1:1), 2 × tgl. 30 Tr. nach den Mahlzeiten mit etwas Flüssigkeit verdünnt oder auf Zucker.

Eleu-Kokk® Dragees 65 mg, überzogene Tabl., 1 Tabl. enth. 65 mg Eleutherococcuswurzel-TE (Ethanol 40 %, 14–25:1), ab 12 J., 2 × tgl. 1 Tabl.

Weitere FAM und Generika mit entspr. TE im Handel.

11 Maligne Tumorerkrankungen

11 Maligne Tumorerkrankungen

11.1 Allgemeine Therapie

Bei der Behandlung maligner Tumore wird je nach Tumorart, Erkrankungsstadium und Gesamtzustand des Patienten zwischen primär kurativem und palliativem Behandlungsansatz unterschieden. Art und Intensität der Behandlung erfolgt nach den von den Fachgesellschaften beschlossenen Leitlinien bzw. im Rahmen von Studien. Neben der direkt auf das Tumorleiden zielenden Therapie sind adjuvante Maßnahmen oft von erheblicher Bedeutung. Dazu gehören psychotherapeutische Behandlung und auch klassisch naturheilkundliche Verfahren wie Phytotherapie, Ernährungstherapie, Physiotherapie, Hydrotherapie und Ordnungstherapie.

11.2 Phytotherapie

Phytotherapeutika kommen bei dieser Indikation adjuvant zum Einsatz. In mehreren Studien konnte eine Steigerung der Lebensqualität von Tumorpatienten durch eine adjuvante Phytotherapie nachgewiesen werden.

11.3 Arzneidrogen-Profile

Cannabis (Hanf)

Cannabis sativae indicae summitates et resina, *Cannabis sativa* L.

AG: Adjuvant in der Schmerztherapie, wenn Opioide nicht befriedigend wirksam sind. Schmerzhafte Spastiken bei Multipler Sklerose. Adjuvant in der Tumortherapie bei Brechreiz.

W: Hauptwirkstoff: Tetrahydrocannabinol (THC). Psychotrop, euphorisierend, sedierend, muskelrelaxierend, spasmolytisch, analgetisch, antiemetisch.

KI: Schwere depressive Episoden, Suizidgefahr, Gravidität, Stillzeit.

UW: Antriebsmangel, Reizhusten, Hypertonie, Koordinationsstörungen, Verminderung der Muskelkraft. Nach Absetzen Entzugssymptome wie Angst, Unruhe, Schlaflosigkeit, Muskelzittern, verstärkte Reflexe.

WW: Keine gleichzeitige Einnahme von Antidepressiva.

H: Cannabis gilt als Einstiegsdroge für härtere Drogen wie z. B. Heroin.
Zulassung in Deutschland als FAM bei schmerzhaften Spastiken bei Multipler Sklerose. Eine abschließende Bewertung bei weiteren Indikationen steht noch aus.

D/A: TD 5 bis 15 g THC als Kaps. oder Tabl.
100 Mikroliter Spray (entspr. einem Sprühstoß) enth.: 2,7 mg Δ9-Tetrahydrocannabinol (THC) und 2,5 mg Cannabidiol (CBD). Um die optimale Dosis zu erreichen, wird eine Titrationsphase benötigt. Die Anzahl und der Zeitpunkt der Sprühstöße ist von Pat. zu Pat. unterschiedlich (s. Packungsbeilage).

AM: Rezeptursubstanz Dronabinol zur Herstellung von individuellen Rezepturen, Betäubungsmittel.
Cannabis sativa L. (THC-Chemotyp) Blätter-, Blüten-Dickextr., eingestellt; Auszugsmittel: Kohlendioxid, flüssig; 3,8–4,4 mg entspricht Δ9-Tetrahydrocannabinol-Gesamtgehalt 2,7 mg.
Cannabis sativa L. (CBD-Chemotyp) Blätter-, Blüten-Dickextr., eingestellt; Auszugsmittel: Kohlendioxid, flüssig; 3,5–4,2 mg entspricht Cannabidiol 2,5 mg.

B: R: Aufgrund positiver Studien Zulassung als Medikament in mehreren Ländern.
E: Präparat Sativex® Spray erstattungsfähig bei schmerzhaften Spastiken bei Multipler Sklerose.

Mistelkraut

Visci albi herba, *Viscum album* L.

AG: Palliativtherapie im Sinne einer unspezifischen Reiztherapie bei malignen Tumoren. Zur Segmenttherapie bei degenerativ entz. Gelenkserkrankungen.

W: Mistellektine wirken über die Steigerung der Interleukin- und Zytokinproduktion zytostatisch und immunstimulierend. Bei der Segmenttherapie kommt es nach intrakutaner Injektion zur Bildung lokaler Entzündungen und in der Folge zur Auslösung kutiviszeraler Reflexe.

KI: Eiweißüberempfindlichkeit, System- und Autoimmunerkrankungen wie Leukosen, Lymphome, Kollagenosen, Multiple Sklerose, AIDS, HIV-Infektion, Tuberkulose, Slow-Virus-Erkrankungen. Hirndruck bei zerebralen Metastasen. Kdr. < 12 J.

UW: Schüttelfrost, hohes Fieber, Kopfschmerzen, pectanginöse Beschwerden, orthostatische Kreislaufstörungen, allergische Reaktionen.

WW: Keine bekannt.

H: Zur allopathischen Therapie sollten nur Lektin-standardisierte Präparate verwendet werden. Im Gegensatz zu den hier nicht besprochenen Mistel-Präparaten, wie z. B. ABNOBAviscum®, Eurixor®, Helixor® A/M/P, Iscador® M/P/Qu, Vysorel® A/M/P Stärke 60, die der anthroposophischen Medizin zuzurechnen sind, spielt es hierbei nur eine untergeordnete Rolle, aus welcher Viscum-Art die Präparate hergestellt sind. Die Therapie sollte stets nur genau nach Herstellerangaben erfolgen, da zu hohe Dosen immunsuppressiv oder auch direkt zytotoxisch wirken können. Unter Misteltherapie kann insbesondere eine Verbesserung der subjektiven Lebensqualität erwartet werden.

D/A: Nach Herstellerangaben.

AM: Lektinol® Injektionslösung, 0,5 ml enth. 0,02–0,07 mg wässrigen Auszug (1:1,1–1,5) aus unverholzten Mistelzweigen und Blättern, entspr. 15 ng aktivem Mistellektin, bestimmt als Mistellektin I, Vortestung i. c. mit 0,1 ml Lektinol® (1:100, mit isotoner Kochsalzlösung) auf Allergie gegen Mistelextr. Therapiedosis 2,5 μl/kg KG 2 × wöchentlich im Abstand von 3–4 Tagen s. c. über mind. 3 Monate, 1 Monat Pause.

B: R: Komm. E +
L: + (kolorektales Karzinom)
E: Erstattungsfähig zu Lasten der GKV zur palliativen Therapie bei malignen Tumoren zur Verbesserung der Lebensqualität.

12 Hormon- und Stoffwechelstörungen

12 Hormon- und Stoffwechselstörungen

Therapie gynäkologischer Hormonstörungen: ▸ Kap. 5/Gynäkologische Erkrankungen.
Therapie von Fettstoffwechselstörungen: ▸ Kap. 1.6/Hyperlipidämie.
Therapie der Gicht: ▸ Kap. 9.2/Entzündlich-rheumatische Gelenkerkrankungen.

12.1 Hyperthyreose

12.1.1 Allgemeine Therapie

Ursächliche Therapie soweit möglich. Vermeidung von exzessiver Iodzufuhr.

12.1.2 Phytotherapie

Die phytotherapeutische Behandlung dient der symptomatischen Therapie der leichten Hyperthyreose. Dabei lassen sich vegetative Beschwerden wie Unruhezustände, Tachykardien und Schlafstörungen günstig beeinflussen.

12.1.3 Arzneidrogen-Profile

Herzgespannkraut

Siehe auch ▸ Kap. 1.2.3/Funktionelle Herzbeschwerden.

AG: Adjuvant im Rahmen einer Hyperthyreose.

D/A: Mittlere TD 4,5 g Droge.

AM: Kombinationspräparat:
Oxacant® Sedativ mit Weißdorn, Melisse, Baldrian, 1 Tabl. enth. 10,5 mg TE (Ethanol 40 %, 5,6–13,2:1), 3 × 1 Tabl.

Wolfstrappkraut

Lycopi herba, *Lycopus europaeus* L.

AG: Leichte Form der Hyperthyreose. Mastodynie.

W: Antithyreotrop durch Hemmung der TSH-Stimulation, Hemmung der peripheren T_4-Konversion, Senkung des Prolaktinspiegels.

KI: Hypothyreose, euthyreote Struma.

UW: Volumenzunahme der Schilddrüse möglich.

WW: Keine bekannt.

H: Abruptes Absetzen nach Langzeittherapie vermeiden. Unter laufender Therapie Schilddrüsen-Szintigrafie evtl. nicht aussagekräftig.

D/A: TD wässrig-ethanol. Extr. entspr. 20 mg Droge, genaue Dosierung nach Wirkung.

AM: Thyreogutt® mono Tabl., 1 Tabl. enth. 0,825 mg Wolfstrappkraut-TE (Ethanol 30 %, 7,5–11:1), 3 × tgl. 1 Tabl., ab 12 J.
Thyreogutt® mono Tropfen, 1 g Tr. (≙ 23 Tr.) enth. 1,898 mg Wolfstrappkraut-TE (Ethanol 30 %, 7,5–11:1), 3 × tgl. 9–10 Tr., ab 12 J.

B: R: Komm. E +

13 Erkrankungen im Kindesalter

13 Erkrankungen im Kindesalter

Für den Einsatz in der Kinderheilkunde eignen sich Phytopharmaka bei verschiedensten Indikationen in besonderer Weise. Dies liegt vor allem an der überwiegend sehr guten Verträglichkeit und Nebenwirkungsarmut der pflanzlichen Heilmittel. Der im Vergleich zu chemisch definierten Medikamenten verzögerte und sanftere Wirkungseintritt entspricht oft den speziellen Bedürfnissen des kindlichen Organismus. Die hohe Akzeptanz der Phytopharmaka auch bei den Eltern sorgt meist für eine entsprechend gute Compliance. Bei den folgenden Indikationen der Kinderheilkunde erscheint der Einsatz pflanzlicher Heilmittel besonders sinnvoll.

In der Literatur finden sich keine gesicherten Angaben zur Dosierung von Teezubereitungen für Kinder. Für die in diesem Kapitel beschriebenen Drogen gelten bei der Teezubereitung, soweit nicht anders vermerkt, folgende Empfehlungen der Autoren:

- Kinder > 12 J. erhalten die Erw.-Dosis,
- Kinder von 6–12 J. erhalten ⅔ der Erw.-Dosis,
- Kinder < 6 J. erhalten ½ der Erw.-Dosis,
- für Säuglinge sollte die Dosierung individuell festgelegt werden.

Die angegebenen Höchstdosierungen gelten für Kinder ab 12 Jahren.

13.1 Krampfhusten

Das Therapieziel besteht hierbei in einer Linderung des Hustenreizes mit Verminderung von Intensität und Frequenz der Hustenattacken. In vielen Fällen, z. B. bei Keuchhusten, wird die Phytotherapie nur adjuvant neben einer antibiotischen Therapie zum Einsatz kommen.

Phytotherapeutische Empfehlung: Efeublätter, Sonnentaukraut, Thymiankraut.

Efeublätter

Siehe auch ▸ Kap. 2.6.3/Akute und chronische Bronchitis.

AG: Bei chronisch-entz. Bronchialerkrankungen zur symptomatischen Behandlung. Katarrhe der Atemwege, Keuchhusten und Bronchitis.

D/A: TD 0,3 g Droge.
Anw. nur in Form von standardisierten FAM sinnvoll.

AM: Hedelix® Husten Brausetabletten, 1 Brausetabl. enth. 50 mg Efeublätter-TE (Ethanol 30 %, 4–8:1), ab 6 J., 2 × tgl. ½ Brausetabl., ab 12 J. 2 × 1 Brausetabl.
Hedelix® Hustensaft, 5 ml enth. 40 mg Efeublätterextr. (Ethanol 50 %, 2,2–2,9:1), 1–4 × tgl. 2,5 ml, je nach Alter, ab 10 J. 3 × tgl. 5 ml.
Prospan® Tropfen, 100 g enth. 2 g Blätter-TE (Ethanol 30 %, 5–7,5:1); Erw., Kdr. > 10 J. 24 Tr., Kdr. 4–10 J. 16 Tr., Kdr. 1–4 J. 12 Tr., je 3 × tgl.
Prospan® Hustensaft, 100 ml enth. 0,7 g Blätter-TE (Ethanol 30 %, 5–7,5:1); Erw. 5 ml, Jgl. 5 ml, je 3 × tgl., Schulkdr. 5 ml, Sgl., Klkdr. 2,5 ml, 2 × tgl.
Prospan® Hustenliquid, 1 Btl. (5 ml) enth. 35 mg Blätter-TE (Ethanol 30 %, 5–7,5:1), 2–3 × tgl. 1 Btl., ab 6 J.

Sonnentaukraut

Siehe auch ▸ Kap. 2.7.3/Pertussis.

AG: Bei Affektionen der Atemwege, inbesondere bei Krampf- und Reizhusten.

D/A: Mittlere TD 3 g Droge.
2–10 g (3–12 TL)/150 ml, je nach Naphthochinongehalt, 10 min, 3–4 × tgl. 1 Tasse.

AM: FAM zurzeit nicht im Handel, Tee/NEM verfügbar.

Thymiankraut

Siehe auch ▸ Kap. 2.6.3/Akute und chronische Bronchitis.

AG: **Innerl./Äußerl.:** Symptome der Bronchitis und des Keuchhustens, Katarrhe der oberen Luftwege.

D/A: **Innerl.:** TD für Erw. 10,0 g Droge, Kdr. entspr. weniger.
Tee: 1–2 g (1–2 TL)/150 ml, 10–15 min, mehrmals tgl. 1 Tasse.
Lokal: Zum Spülen und Gurgeln, Dosierung ebenso.

AM: Aspecton® Hustentropfen, 1 ml Tr. (≙ 27 Tr.) enth. 423 mg Thymiankraut-Dickextr. (NH_3-Lsg., Glycerol, Ethanol, Wasser, 1,7–2,5:1), 2–3 × tgl. 10–15 Tr., ab 2–12 J.
Bronchicum® Thymian Lutschtabletten, 1 Tabl. enth. 11,25 mg Thymiankraut-TE (NH_3-Lsg., Glycerol, Ethanol, Wasser, 2,5–5:1), mehrmals tgl. 1–2 Pastillen langsam im Munde zergehen lassen.
GeloBronchial® Saft, 5 ml Sirup enth. 936 mg Thymianfluidextr. (gemäß DAB, 1–2:2,5), 3–4 × tgl. 5–7,5 ml, 2–12 J.
Soledum® Hustentropfen, 1 g Tr. enth. 980 mg Thymianfluidextr. (gemäß DAB, 1–2:2,5), 3 × tgl. 6–22 Tr. von 0–12 J.
Soledum® Hustensaft, 5 g Sirup enth. 750 mg Thymianfluidextr. (gemäß DAB, 1–2:2,5), 3 × tgl. 1,25–5 ml von 0 bis 12 J.

13.2 Bronchiale Verschleimung

Therapieziel ist hierbei die Verflüssigung zähen Bronchialschleims, um ein leichteres Abhusten und damit eine verbesserte bronchiale Clearance zu ermöglichen.

Phytotherapeutische Empfehlung: Primelblüten, -wurzel, Spitzwegerichkraut.

Primelblüten/-wurzel

Siehe auch ▸ Kap. 2.6.3/Akute und chronische Bronchitis.

AG: Katarrhe der Luftwege, Expektorans bei Husten und Bronchitis.

D/A: Blüten TD 2–4,0 g Droge.
Wurzel TD 0,5–1,5 g Droge.
Tee Blüten: 1 TL/150 ml, 10–15 min, 1–mehrmals tgl. 1 Tasse.
Tee Wurzel: 1TL/150 ml, 10–15 min, 1–3 × tgl. 1 Tasse.

AM: Bronchicum® Saft, 5 ml (≙ 1 ML) enth. 18,45 mg Primelwurzeldickextr. (Wasser, 6–10:1), 127,7 mg Thymiankrautdickextr. (Methanol 25 %, 5–7:1), 2–4 × tgl. 5 ml.
Phytobronchin® Saft, 5 ml enth. 116,1 mg Primelwurzeldickextr. (Ethanol 55 %, 1–2:1), 774,2 mg Thymiankrautfluidextr. (gemäß DAB, 1–2:2,5), 3–4 × tgl. 3–7,5 ml.
Sinupret® Saft, 1 g Sirup enth. 345 mg Mischextr. aus Enzianwurzel, Eisenkraut, Sauerampferkraut, Holunderblüten, Primelblüten (1:3:3:3:3) (Ethanol 59 %, 1:38,5), ab 2 J., 3 × tgl. 2,1–7 ml.

Spitzwegerichkraut/-blätter

Siehe auch ▸ Kap. 2.6.3/Akute und chronische Bronchitis.

AG: **Innerl.:** Katarrhe der Atemwege.

D/A: **Innerl.:** 1,5 g (1 TL)/150 ml, 10–15 min, 2–4 × tgl. 1 Tasse; TD 3–6 g.

AM: Bronchosern® Sirup, 5 ml (≙ 1 ML) enth. 1,25 g Spitzwegerichblätterfluidextr. (Ethanol 20 %, 1:1), 3 × tgl. 2,5–7,5 ml.
Broncholind® Hustensaft, 5 ml, enth. 600 mg Spitzwegerichblätterfluidextr. (Ethanol 20 %, 1:1), 3 × tgl. 5–15 ml.

13.3 Erkältungskrankheiten

Durch eine geeignete Therapie sollen in erster Linie die unangenehmen Symptome wie Abgeschlagenheit und Gliederschmerzen gelindert sowie der Krankheitsverlauf möglichst abgekürzt werden.
Phytotherapeutische Empfehlung: Lindenblüten, Mädesüßblüten, -kraut, Purpursonnenhutkraut.

Lindenblüten

Siehe auch ▸ Kap. 2.1.3/Viraler Infekt der oberen Luftwege.

AG: Erkältungskrankheiten und damit verbundener Reizhusten.

D/A: TD für Erw. 2–4,0 g Droge, Kdr. entspr. weniger.
Tee: 1 TL feingeschnittene Droge/1 Tasse kochendes Wasser, aufgießen, 15 min ziehen lassen.
Ab Klkdr.-Alter mehrfach tgl. 1 Tasse möglichst heiß trinken, evtl. süßen.

AM: Lindenblüten-Tee im Filterbtl., mehrmals tgl. 1 Filterbtl. mit 1 Tasse kochendem Wasser übergießen und 10 min zugedeckt ziehen lassen.

Mädesüßblüten/-kraut

Siehe auch ▸ Kap. 2.1.3/Viraler Infekt der oberen Luftwege.

AG: Adjuvant bei Erkältungskrankheiten.

D/A: TD für Erw. 2,3–3,5 g Mädesüßblüten bzw. 4–5,0 g Mädesüßkraut, Kdr. entspr. weniger.
Tee: 1 EL geschnittene Droge/1 Tasse kochendes Wasser, aufgießen, 15 min ziehen lassen.
Ab Klkd.-Alter mehrfach tgl. 1 Tasse möglichst heiß trinken, evtl. süßen.

AM: FAM sind nicht im Handel. Die Droge kann als Teeverordnung in der Apotheke bezogen werden.

Purpurfarbenes Sonnenhutkraut, Echinacea-purpurea-Kraut

Siehe auch ▸ Kap. 10.4/Abwehrschwäche und pathologische Leistungsschwäche, Immunmodulatoren.

AG: **Innerl.:** Unterstützende Behandlung bei rezidivierenden Infekten der Atemwege.

D/A: TD in Zuber. entspr. 900 mg Droge.
Tinktur (1:5 mit 50 %igem Ethanol) 3–4 × tgl. 30–40 Tr.

AM: Echinacea ratiopharm® Liquid alkoholfrei, 1 g Lsg. enth. 37,5 mg Purpursonnenhutkrauttrockenpresssaft (22–65:1), ab 6 J. 3–4 × tgl. 2–3 ml.
Echinacin® Capsetten Madaus Lutschpastillen, 1 Pastille enth. 88,5 mg Purpursonnenhutkrauttrockenpresssaft (31,5–53,6:1), Kdr. ab 6 J. 2–4 × tgl. 1 Lutschpastille.

13.4 Dyspeptische Beschwerden

Von dyspeptischen Beschwerden können Kinder aller Altersgruppen betroffen sein, besonders beeinträchtigt sind aber in der Regel Säuglinge und Kleinkinder. Da in dieser Altersgruppe auch die Differenzialdiagnose der Beschwerden besondere Schwierigkeiten bereiten kann, soll bei anhaltenden oder sehr ausgeprägten Beschwerden immer fachärztlicher Rat eingeholt werden.

Phytotherapeutische Empfehlung: Fenchelfrüchte, Kamillenblüten, Melissenkraut, Pfefferminzblätter.

Fenchelfrüchte/-öl

Siehe auch ▸Kap. 3.2.3/Gastritis.

AG: Leichte krampfartige Magen-Darm-Beschwerden, Völlegefühl, Blähungen.

D/A: Tee: 2,5 g Droge (1 TL, frisch zerkleinert)/150 ml, 10–15 min, 2–3 × tgl. 1 Tasse.
Öl: 2–5 Tr. nach jeder Mahlzeit, reines Öl bei Sgl. und Klkdr. nicht anwenden.

AM: Fenchelhonig SN Painex®, 5 g Sirup enth. 2,5 mg bitteres Fenchelöl, ab 1 J. 2–3 × tgl. 5 ml (≙ 3,25 mg Bitteres Fenchelöl).

Kamillenblüten

Siehe auch ▸Kap. 3.2.3/Gastritis.

AG: **Innerl.:** Entzündungen und Spasmen im Gastrointestinaltrakt.

D/A: **Innerl.:** TD 10–15,0 g Droge, Kdr. entspr. weniger.
Tee: 3 g (3 TL)/150 ml, 10–15 min, 3–4 × tgl. 1 Tasse, Kdr. entspr. weniger.

AM: Kamillin Konzentrat Robugen®, 1 ml Lsg. enth. 958 mg Kamillenblütenfluidextr. (Ethanol 48 %, 1:1,7–2,6), ab 6 J. 3–4 × tgl. 13–30 Tr. jeweils/150 ml warmes Wasser einnehmen.
Kamillosan®, 1 g Konzentrat enth. 989,1 mg Kamillenblütenextr. (Ethanol 38,5 %, 1:4,0–4,5), 1,9 mg Kamillenblütenöl, ab 6 J. 3–5 ml 4 × tgl./150 ml warmes Wasser einnehmen.

Melissenblätter

Siehe auch ▸Kap. 8.1.3/Schlafstörungen.

AG: Funktionelle Magen-Darm-Beschwerden.

D/A: TD für Erw. bis zu 15,0 g Droge, auf Einzeldosen verteilt, Kdr. entspr. weniger.
Tee: 1,5–4,5 g (3–7 TL)/150 ml, 10–15 min, mehrmals tgl. 1 Tasse trinken.
AM: Keine Monopräparate im Handel.

Pfefferminzblätter

Siehe auch ▶ Kap. 3.4.3/Dyspepsie.
AG: **Innerl.:** Krampfartige Beschwerden im Magen-Darm-Bereich sowie der Gallenblase und Gallenwege. Colon irritabile. Mundschleimhautentzündungen.
D/A: TD 3–6,0 g Droge, Kdr. entspr. weniger.
Tee: gemäß St.-Zul. 1,5 g (2–3 TL)/150 ml, 10 min, 3–4 × tgl. 1 Tasse.
AM: Kombinationspräparat:
Iberogast® (Angelikawurzel, Kamillenblüten, Kümmel, Mariendistelfrüchte, Melissenblätter, Pfefferminzblätter, Schöllkraut, Süßholzwurzel, Bittere Schleifenblumen) 3 × tgl. 10–20 Tr. in ½ Glas lauwarmes Wasser.

13.5 Appetitlosigkeit

Phasenweise auftretende Appetitlosigkeit wird bei Kindern sehr häufig beobachtet und bedarf in der Regel keiner speziellen Therapie. Oftmals ist eine entsprechende Aufklärung der Eltern erforderlich. Sorgfältig abzugrenzen sind echte Essstörungen, wie z. B. die Anorexia nervosa, die so schnell wie möglich einer fachgerechten Therapie zugeführt werden sollte. Bei gegebener Therapieindikation, z. B. in Phasen der Rekonvaleszenz, kann durch geeignete Phytopharmaka eine Appetitsteigerung erreicht werden.
Phytotherapeutische Empfehlung: Pomeranzenschalen, Tausendgüldenkraut.

Pomeranzenschalen

Siehe auch ▶ Kap. 3.1.3/Appetitlosigkeit.
AG: Appetitlosigkeit, Verdauungsbeschwerden.

D/A: TD 4–6,0 g Droge, Kdr. entspr. weniger.
Tee: 2 g Droge/150 ml kochendes Wasser, aufgießen, abgedeckt 10 min ziehen lassen, vor den Mahlzeiten jeweils 1 Tasse trinken, nach Bedarf süßen. Besonders geeignet ist der Pomeranzensirup (Sirupus Aurantii corticis).
Sirup (Sirupus Aurantii amari) 3 × tgl. 1 TL in warmem Wasser gelöst 30 min vor den Mahlzeiten.
AM: Kombinationspräparate:
Carminativum-Hetterich® Balance (Pomeranzenschalen, Fenchel, Kamillenblüten, Kümmel, Pfefferminzblätter).
Amara® Pascoe Tropfen, Mischtinktur (1:5) aus Chinarinde, Enzianwurzel, Pomeranzenschale, Zimtrinde (5:2:2:1).

Tausendgüldenkraut

Siehe auch ▸Kap. 3.1.3/Appetitlosigkeit.
AG: Appetitlosigkeit, dyspeptische Beschwerden.
D/A: TD 6,0 g Droge, Kdr. entspr. weniger.
Tee: gemäß St.-Zul. 2 g (1 TL)/150 ml, 10–15 min, 2–3 × tgl. 1 Tasse lauwarm 30 min vor den Mahlzeiten.
Tinktur (Centaurii tinct. 1:5): 3 × tgl. 10–20 Tr. in warmem Wasser oder auf Zucker vor den Mahlzeiten.
AM: FAM zurzeit nicht im Handel, Tee/NEM verfügbar.

13.6 Blähungen

Blähungen im Kindesalter stellen vor allem für Säuglinge ein Problem dar und bereiten dann oft auch in der Differenzialdiagnose Schwierigkeiten. Die Beschwerden können durch konsequente Anwendung geeigneter Phytotherapeutika deutlich gelindert werden.
Phytotherapeutische Empfehlung: Kümmelfrüchte/-öl.

Kümmelfrüchte/-öl

Siehe auch ▸Kap. 3.4.3/Dyspepsie.
AG: Dyspeptische Beschwerden wie leichte krampfartige Beschwerden im Magen-Darm-Bereich, Blähungen und Völlegefühl.

D/A: **Innerl.:** TD für Kdr. 0,75–3,0 g Droge bzw. 1–3 Tr. Kümmelöl.
Tee: gemäß St.-Zul. 0,5–2,5 g (½ TL, frisch zerkleinert)/150 ml, 10–15 min, 1–3 × tgl. 1 Tasse.
Öl: gemäß St.-Zul. 3 × tgl. 1–2 Tr. auf Zucker, in Milch oder Wasser zu den Mahlzeiten.
Äußerl.: In Verdünnung 1:10 mit Olivenöl mehrfach tgl. 10–15 Tr. auf dem Bauch einmassieren.

AM: FAM zurzeit nicht im Handel, Tee/NEM verfügbar.

13.7 Durchfälle

Das Therapieziel besteht hierbei in einer möglichst raschen Reduktion der Stuhlfrequenz sowie einer Verfestigung des Stuhles, um die besonders für Säuglinge und Kleinkinder gefährlichen Elektrolyt- und Flüssigkeitsverluste so gering wie möglich zu halten.
Phytotherapeutische Empfehlung: Heidelbeerfrüchte.

Heidelbeerfrüchte

Siehe auch ▸ Kap. 3.7.3/Diarrhoe.

AG: Unspezifische akute Durchfallerkrankungen.

D/A: TD 20–60,0 g Droge, Kdr. entspr. weniger, für Sgl. als Teeabkochung geeignet.
Getrocknete Früchte: Mehrmals tgl. 1 EL der ganzen Beeren kauen.

AM: Schwarzbeere Kapseln® Aalborg, 1 Kaps. enth. 400 mg Vaccinium myrtillus D1.
Durchfalltee Bombastus® Teebeutel, 1 Teebtl. enth. 2,5 g getr. Heidelbeeren.

13.8 Verstopfung

Als Folge von Schwankungen im Flüssigkeitshaushalt sowie durch Fehlernährung und Bewegungsmangel kann es bei Säuglingen und Kindern zu Verstopfung kommen. Das Therapieziel besteht in einer kurzfristigen Beschwerdelinderung und einer langfristigen, möglichst schonenden, aber nachhaltigen Normalisierung von Stuhlfrequenz und -konsistenz.
Phytotherapeutische Empfehlung: Leinsamen.

Leinsamen

Siehe auch ▸ Kap. 3.8.3/Obstipation.

AG: **Innerl.:** Habituelle Obstipation, Colon irritabile, Divertikulitis.

D/A.: TD 45,0 g Droge, 1–3 × tgl. 1 EL zusammen mit mind. 150 ml Flüssigkeit zwischen den Mahlzeiten einnehmen.

AM: Linusit® Darmaktiv Sachet, 1–2 × tgl. 1 Portionsbtl. mit jeweils ca. 150 ml Wasser zwischen den Mahlzeiten einnehmen.

13.9 Nervosität, Unruhezustände

Das Therapieziel besteht hierbei in einer möglichst schonenden und nebenwirkungsarmen Beeinflussung des Grundtonus der betroffenen Kinder. Die Behandlung soll in der Regel über einen Zeitraum von mehreren Monaten durchgeführt werden.

Phytotherapeutische Empfehlung: Baldrianwurzel, Melissenblätter.

Baldrianwurzel

Siehe auch ▸ Kap. 8.1.3/Schlafstörungen.

AG: **Innerl.:** Schlafstörungen, nervöse Unruhezustände.
Äußerl.: Zur Muskelentspannung, als mildes Sedativum in Bädern.

D/A: TD 15,0 g Droge, Kdr. entspr. weniger.

AM: Baldriparan® stark für die Nacht, 1 überzogene Tabl. enth. 441,35 mg Baldrianwurzel-TE (Ethanol 70 %, 6,0–7,4:1), Kdr. > 12 J. 1 überzogene Tabl. 1 h vor dem Schlafengehen.
Euvegal® Balance 500 Filmtabl., 1 Filmtabl. enth. 500 mg Baldrianwurzel-TE (Ethanol 62 %, 3–6:1), Kdr. > 12 J. 1 Filmtabl. 30–60 min vor dem Schlafengehen; falls erforderlich, am frühen Abend 1 Tabl. zusätzlich.
Kombinationspräparate:
Allunapret® Filmtabl., 1 Tabl. enth. 187 mg Baldrianwurzel-TE (Methanol 45 %, 5–8:1), 41,88 mg Hopfenzapfen-TE (Methanol 45 %, 7–10:1), Kdr. > 12 J. bis zu 3 × tgl. 1 Tabl.

Baldrian-Dispert® Nacht zum Einschlafen, 1 Tabl. enth. 200 mg Baldrianwurzel-TE (Ethanol 70 %, 4–7:1), 68 mg Hopfenzapfen-TE (Ethanol 40 %, 4–8:1), Kdr. > 12 J. 1 Tabl. 30–60 min vor dem Einschlafen; falls erforderlich, am frühen Abend 1 Tabl. zusätzlich.
Kytta®-Sedativum Dragees, überzogene Tabl., 1 Tabl. enth. 150 mg Baldrianwurzel-TE (Ethanol 70 %, 3–6:1), 30 mg Hopfenzapfen-TE (Ethanol 40 %, 4–8:1), 80 mg Passionsblumen-TE (Ethanol 50 %, 4–7:1), bis zu 3 × tgl. 1 Tabl., Kdr. > 3 J. bis zu 2 × tgl. 1 überzogene Tabl.

Melissenblätter

Siehe auch ▸ Kap. 8.1.3/Schlafstörungen.

AG: Schlafstörungen.

D/A: TD 1,5–4,5 g (3–7 TL)/150 ml, 10–15 min, mehrmals tgl. 1 Tasse.

AM: Kombinationspräparat:
Euvegal® 320/160 mg Filmtabl., 1 Tabl. enth. 320 mg Baldrianwurzel-TE (Ethanol 70 %, 3–6:1), 160 ml Melissenblätter-TE (Ethanol 30 %, 4–6:1), ab 6 J. 1–2 × 1 Tabl.

13.10 Schleimhautaffektionen im Mund- und Rachenraum

Schleimhautaffektionen im Mund- und Rachenraum treten häufig als Begleitphänomen verschiedener, meist viraler Infektionen auf und können durch Auftreten heftiger Schmerzen zu erheblicher Belastung der Patienten führen. Zeitweise wird als Folge die Nahrungs- und Flüssigkeitsaufnahme verweigert. Im Rahmen der Therapie sollte eine Schmerzlinderung und möglichst rasche Abheilung erreicht werden.

Phytotherapeutische Empfehlung: Isländisches Moos, Kamillenblüten.

Isländisches Moos

Siehe auch ▸ Kap. 2.2.3/Pharyngitis, Laryngitis, Tracheitis.

AG: Schleimhautreizungen im Mund- und Rachenraum.

D/A: 2–4 g (1–2 TL)/150 ml, 10 min, mehrmals tgl. 1 Tasse, TD 4 bis 6 g Droge.

AM: Isla® Pastillen in verschiedenen Geschmacksrichtungen, 1 Pastille enth. 80 mg Isländisch-Moos-Extr. (Wasser, 0,4–0,8:1), bei Bedarf mehrmals tgl. 1–2 Pastilllen lutschen.
Aspecton® Halstabletten Anis enth. 20 mg Isländisch Moos TE (7:1), ab 4 J. bis zu 10 × tgl. 1 Pastille.
Broncholind® Isländisch Moos Halstabl. enth. 45 mg Isländisch-Moos-Extr. (1:6–8), ab 6 J., max. 3/Tag.

Kamillenblüten

Siehe auch ▸ Kap. 3.2.3/Gastritis.

AG: **Äußerl.:** Entzündungen im Haut- und Schleimhautbereich.

D/A: Als Tee, Extr. oder Tinktur für Pinselungen, Spülungen und zum Gurgeln.
Tee: 1 EL Droge/150 ml kochendes Wasser, aufgießen, 10 min bedeckt ziehen lassen, abseihen. Nach Abkühlung mehrfach tgl. gurgeln oder spülen.

AM: Kamillosan®, 1 g Konzentrat enth. 989,1 mg Kamillenblütenextr. (Ethanol 38,5 %, 1:4,0–4,5), 1,9 mg Kamillenblütenöl, 3 × tgl. 5 ml auf ein Glas warmes Wasser zum Mundspülen oder Gurgeln, unverdünnt für Pinselungen mehrfach tgl.

13.11 Kopfschmerzen vom Spannungstyp

Spannungskopfschmerzen stellen bei Kindern ein zunehmendes Problem dar. Durch eine geeignete Therapie sollen die Beschwerden gelindert werden ohne einer Gewöhnung an den Konsum von Schmerzmitteln Vorschub zu leisten.

Phytotherapeutische Empfehlung: Pfefferminzöl.

Pfefferminzöl

Siehe auch ▸ Kap. 3.4.3/Dyspepsie.

AG: **Äußerl.:** Myalgien, neuralgiforme Beschwerden.

D/A: Ab Schulkindalter mehrfach tgl. 1–2 Tr. im Schläfenbereich verreiben.

AM: Euminz® äußerlich, 1 ml Lsg. enth. 81 mg Pfefferminzöl, mit Hilfe des Applikators gleichmäßig auf Stirn und Schläfen auftragen, bei Bedarf mehrmals tgl. im Abstand von 15 min.

13.12 (Windel-)Dermatitis

Je nach Ausprägung des Befundes kommen hier Phytotherapeutika adjuvant oder als alleinige Therapie zur Anwendung. Solange die betroffenen Hautpartien noch feucht sind, werden therapeutisch Bäder, Waschungen und Umschläge angewandt, nach Abtrocknung dann Cremes oder Pasten.

Phytotherapeutische Empfehlung: Kamillenblüten, Zaubernussblätter/-rinde.

Hamamelisblätter/-rinde, Zaubernussblätter/-rinde

Siehe auch ▸ Kap. 3.9.3/Hämorrhoiden.

AG: Lokale Haut- und Schleimhautentzündungen.

D/A: Aufguss für Umschläge: 1 EL klein geschnittene Droge/1 Tasse Wasser, aufkochen, 15 min ziehen lassen, abseihen. Mit dem erkalteten Aufguss mehrfach tgl. Umschläge auflegen.
Bäder: 20,0 g Droge/250 ml Wasser, aufkochen, 15 min ziehen lassen, nach Abseihen dem Bad zugeben. 1 × tgl. baden.

AM: Hametum® Wund- und Heilsalbe, 1 g Salbe enth. 62,5 mg Blätter-, Zweigfrischdestillat (Ethanol 6 %, 1:1,12–2,08), je nach Bedarf mehrmals tgl. anwenden.
Hametum® Extrakt Flüssigkeit, 1 ml enth. 240 mg Blätter-, Zweigfrischdestillat (Ethanol 6 %, 1:1,12–2,08), 1–2 × tgl. verdünnt mit Wasser 1:3 baden bzw. waschen.

Kamillenblüten

Siehe auch ▸ Kap. 3.2.3/Gastritis.

AG: **Äußerl.:** Entzündungen im Haut-, Schleimhaut-, Anal-und Genitalbereich.

D/A: Bäder: Für Sgl. 25,0 g Droge/1 l kochendes Wasser, aufgießen, 15 min bedeckt ziehen lassen und zusammen mit 10 ml standardisierter Kamillenlösung dem Bad zugeben, 1 × tgl. baden. Für ältere Kdr. doppelte Menge verwenden und 1–2 × tgl. baden.

AM: Kamillin Extern Robugen® Lösung, 1 Btl. enth. 37,68 g Kamillenblütenextr., 100 ml enth. 94,2 g (Isopropanol 48 %, 1:2,0–2,8), Sgl./Kdr.-Bad ¼–½ Portionsbtl. (10–20 ml) auf 10–20 l Wasser, mehrmals tgl.

13.13 Prellungen, Stauchungen, Zerrungen

Stumpfe Verletzungen stellen im Kindesalter ein außerordentlich häufiges Phänomen dar. Das Ziel einer effektiven Therapie besteht vor allem im Erreichen einer raschen Beschwerdelinderung. Hierfür sollten geeignete Externa möglichst unmittelbar nach Auftreten der Verletzung zur Anwendung kommen.

Phytotherapeutische Empfehlung: Arnikablüten.

Arnikablüten

Siehe auch ▶ Kap. 9.2.4/Entzündlich-rheumatische Gelenkerkrankungen, äußerliche Anwendung.

AG: Traumatische Ödeme, Hämatome, Distorsionen und Prellungen.

D/A: Umschläge: 2,0 g Blüten/100 ml kochendes Wasser, aufgießen, 10 min ziehen lassen, nach Abkühlung mehrfach tgl. Umschläge auf die betroffenen Stellen. Alternativ: Einreibungen oder Umschläge mit Arnika-Tinktur 1:10 mit Wasser verdünnt.

AM: Kneipp® Arnika Salbe S Creme, 1 g enth. 100 mg Arnikablütenextr. (Sonnenblumenöl 1:3,5–4,5), mehrmals tgl. leicht einmassieren.

Arnika-Tinktur (Ethanol 70 %, 1:10), bei unverletzter Haut für Umschläge 1 EL auf ¼ l Wasser.

14 Erkrankungen im Alter

14 Erkrankungen im Alter

Aufgrund der deutlich eingeschränkten Verträglichkeit von chemisch-synthetischen Arzneimitteln bei älteren Patienten infolge verminderter Nieren- und Leberfunktionsleistungen können Phytopharmaka wegen ihrer deutlich besseren Verträglichkeit bzw. Nebenwirkungsarmut oft eine gute Alternative zu chemisch definierten Arzneimitteln darstellen. Aufgeführt werden einige Standarddrogen bzw. deren Phytotherapeutika, die an anderer Stelle schon ausführlich besprochen wurden.

14.1 Chronische Herzinsuffizienz

In den Stadien I und II NYHA kann eine alleinige bzw. adjuvante Behandlung mit Weißdornblättern erfolgen.

Granatapfelfrucht

Siehe auch ▸ Kap. 1.1.3/Herzinsuffizienz.

AG: Herzinsuffizienz im Stadium I bis II NYHA, Altersherz.

D/A: 3 × tgl. 20 ml Presssaft.

AM: FAM zurzeit nicht im Handel, Tee/NEM verfügbar.

Weißdornblätter mit Blüten

Siehe auch ▸ Kap. 1.1.3/Herzinsuffizienz.

AG: Herzinsuffizienz NYHA I und II.

D/A: 160–900 mg Extr. pro Tag.

AM: Bomacorin®, 1 Filmtabl. enth. 450 mg TE (Ethanol 45 %, 4–7:1), 2 × tgl. 1 Filmtabl.
Crataegutt® novo, 1 Filmtabl. enth. 450 mg TE (Ethanol 45 %, 4–6,6:1), 2 × tgl. 1 Filmtabl.
Esbericard® novo, 1 Dragee enth. 175 mg TE (Ethanol 45 %, 4–7:1), 2 × tgl. 1–2 Tabl.
Generika mit entsprechenden TE im Handel.

14.2 Periphere arterielle Verschlusskrankheit (pAVK)

Frühzeitiger Einsatz von *Ginkgo biloba* im Stadium I ist sinnvoll.

Ginkgoblätter

Siehe auch ▸Kap. 1.8.3/Demenzielle Syndrome.

AG: Verbesserung der schmerzfreien Gehstrecke bei pAVK im Stadium II.

D/A: 120–240 mg TE pro Tag.

AM: **Tabletten:**

Kaveri® 120 mg, 1 Filmtabl. enth. 120 mg TE (Aceton 60 %, 35–67:1), 2 × tgl. 1 Filmtabl.

Rökan® novo 120 mg, 1 Filmtabl. enth. 120 mg TE (Aceton 60 %, 35–67:1), 2 × tgl. 1 Filmtabl.

Tebonin® intens/konzent, 1 Filmtabl. enth. 120 mg/240 mg TE (Aceton 60 %, 35–67:1), 2 × tgl. 1/0,5 Filmtabl.

Tropfen:

Kaveri® 40, 1 ml (≙ 20 Tr.) enth. 40 mg TE (Aceton 60 %, 35–67:1), 3 × tgl. 20–40 Tr.

Rökan® Tropfen 40 mg, 1 ml (≙ 20 Tr.) enth. 40 mg TE (Aceton 60 %, 35–67:1), 3 × tgl. 20–40 Tr.

Tebonin® forte, 1 ml (≙ 20 Tr.) enth. 40 mg TE (Aceton 60 %, 35–67:1), 3 × tgl. 20–40 Tr.

Generika mit entsprechenden TE im Handel.

14.3 Arteriosklerose

Eine effektive Senkung von Serumcholesterin und Triglyceriden ist durch tägliche Einnahme von 4 g Knoblauchzwiebel möglich.

Knoblauchzwiebel

Siehe auch ▸Kap. 1.6.3/Hyperlipidämie.

AG: Zur Senkung erhöhter Serumcholesterinwerte.

D/A: Mittlere TD 4,0 g frischer Knoblauch, entspr. 900–1 200 mg Knoblauchplv.

AM: Kwai® forte 300 mg, 1 Drg. enth. 300 mg Knoblauchplv., 2 × tgl. 1 Drg.

Sapec®, 1 Drg. enth. 300 mg Knoblauchplv., 3 × tgl. 1 Drg.
Die Plv. sind jeweils standardisiert auf Alliin, entspr. Allicin.
Generika mit entsprechenden TE im Handel.
Kombinationspräparat:
Ilja Rogoff® THM, 1 Drg. enth. 100 mg Knoblauchplv., 3 × tgl. 2 Drg. (mit Weißdornbeerenplv., Mistelkrautplv., Japanisches Pagodenbaumblütenknospengemisch).
Doppelherz® aktiv Knoblauch mit Mistel + Weißdorn, 1 Kaps. enth. 60 mg Knoblauch-Extr. (raffiniertes Rapsöl, 2–3:1), 24 mg Mistelkraut-Extr. (raffiniertes Rapsöl, 2–3:1), 54 mg Weißdornbeeren-Extr. (raffiniertes Rapsöl, 0,51–0,62:1), 3 × tägl. 1–2 Kaps. vor oder zu den Mahlzeiten.

14.4 Chronisch venöse Insuffizienz (CVI)

Frühzeitiger Einsatz von Rosskastanienextrakten im Stadium I.

Rosskastaniensamen

Siehe auch ▸ Kap. 1.7.3/Chronisch venöse Insuffizienz.

AG: Beschwerden bei CVI.

D/A: 2 × tgl. 250–350 mg Extr., entspr. 100 mg Aescin.

AM: Aescorin® forte, 1 Kaps. enth. 146,52–202,43 mg TE (Ethanol 68 %, 5–7:1), mit 50 mg Aescin, 2 × tgl. 1 Kaps.
Venostasin® retard, 1 Kaps. enth. 240–290 mg TE (Ethanol 50 %, 4,5–5,5:1), mit 50 mg Aescin, 2 × tgl. 1 Kaps.
Venoplant® retard, 1 Kaps. enth. 263,2 mg TE (Ethanol 50 %, 4,5–5,5:1), mit 50 mg Aescin, 2 × tgl. 1 Tabl.
Generika mit entsprechenden TE im Handel.

14.5 Chronisch obstruktive Lungenerkrankung (COPD)

Adjuvante Therapie mit pflanzlichen Bronchospasmolytika, Expektoranzien und Antitussiva sinnvoll.

Efeublätter

Siehe auch ▸ Kap. 2.7.3/Pertussis.

AG: Bei chronisch-entz. Bronchialerkrankungen zur symptomatischen Behandlung. Katarrhe der Atemwege, Keuchhusten und Bronchitis.

D/A: Mittlere TD 0,3 g Droge.

AM: Tropfen:

Hedelix® SA Tropfen, 1 ml enth. 40 mg Blätterextr. (Ethanol 50 %, Propylenglykol 98:2, 2,2–2,9:1), 3 × tgl. 31 Tr. (entspr. 1 ml).

Prospan® Tropfen, 100 g enth. 2 g Blätter-TE (Ethanol 30 %, 5–7,5:1); Erw., Kdr. > 10 J. 24 Tr., Kdr. 4–10 J. 16 Tr., Kdr. 1–4 J. 12 Tr., je 3 × tgl.

Saft:

Hedelix® Saft, 5 ml Saft enth. 40 mg Blätterextr. (Ethanol 50 %, Propylenglycol 98:2, 2,2–2,9:1), 3 × tgl. 5 ml.

Prospan® Saft, 100 ml enth. 0,7 g Blätter-TE (Ethanol 30 %, 5–7,5:1); Erw. 5–7,5 ml, Schulkdr., Jgl. 5 ml, Sgl., Klkdr. 2,5 ml, je 3 × tgl.

Andere flüssige Zubereitungen:

Hedelix® Husten Brausetabl., 1 Brausetabl. enth. 50 mg Blätterextrakt (Ethanol 30 %, 4–8:1), 1 × tgl. 1 Brausetabl.

Prospan® Hustenliquid, 1 Btl. (5 ml) enth. 35 mg Blätter-TE (Ethanol 30 %, 5–7,5:1), 3 × tgl. 1 Btl.

Kombinationspräparat:

Bronchipret® Saft TE, 5,4 ml Saft enth. 907,2 mg Thymianfluidextr. (gemäß DAB, 1:2–2,5), 90,72 mg Efeublätterfluidextr. (Ethanol 70 %, 1:1), 3 × tgl. 5,4 ml.

Thymiankraut

Siehe auch ▸ Kap. 2.6.3/Akute und chronische Bronchitis.

AG: **Innerl./Äußerl.:** Symptome der Bronchitis und des Keuchhustens, Katarrhe der oberen Luftwege.

D/A: **Innerl.:** TD 10,0 g Droge.

Tee: 1–2 g (1–2 TL)/150 ml, 10–15 min, mehrmals tgl. 1 Tasse.

Äußerl.: Für Umschläge 5 % Aufguss.

AM: Aspecton® Hustentropfen, 1 ml Tr. (≙ 27 Tr.) enth. 423 mg Thymiankraut-Dickextr. (NH_3-Lsg., Glycerol, Ethanol, Wasser, 1,7–2,5:1), 2–4 × tgl. 10–61 Tr.

Bronchicum® Thymian Lutschtabletten, 1 Tabl. enth. 11,25 mg Thymiankraut-TE (NH_3-Lsg., Glycerol, Ethanol, Wasser, 2,5–5:1), mehrmals tgl. 1–2 Pastillen langsam im Munde zergehen lassen.

GeloBronchial® Saft, 5 ml Sirup enth. 936 mg Thymianfluidextr. (1–2:2,5), 3 × tgl. 5–15 ml.
Kombinationspräparate:
Bronchipret® Saft TE, ▸ Kap. 2.6.3/Efeublätter.
Bronchicum® Tropfen, Saft, ▸ Kap. 2.6.3/Primelwurzel.
Bronchipret® TP, ▸ Kap. 2.6.3/Primelwurzel.

14.6 Reizdarm

Leinsamen und Pfefferminzöl können zur alleinigen oder adjuvanten Therapie eingesetzt werden.

Leinsamen

Siehe auch ▸ Kap. 3.8.3/Obstipation.

AG: **Innerl.:** Habituelle Obstipation, Colon irritabile, Divertikulitis.

D/A: TD 45,0 g Droge.

AM: Linusit® Darmaktiv Sachet, 3 × tgl. 1 Portionsbtl. (10 g Leinsamen) mit jeweils ca. 150 ml Wasser zwischen den Mahlzeiten einnehmen.

Pfefferminzöl

Siehe auch ▸ Kap. 2.1.3/Viraler Infekt der oberen Luftwege.

AG: **Innerl.:** Katarrhe der oberen Luftwege. Krampfartige Beschwerden im oberen Gastrointestinaltrakt und der Gallenwege, Colon irritabile.

D/A: TD 3–6,0 g Droge, Zuber. entspr.
Innerl.: Mittlere TD 6–12 Tr., in magensaftresistenten Umhüllungen: 0,2 ml, 3 × tgl.

AM: Chiana®-Kapseln, 1 Kaps. enth. 182 mg Pfefferminzöl, 3 × tgl. 1 Kaps. vor den Mahlzeiten.
Medacalm®, 1 Kaps. enth. 0,2 ml Pfefferminzöl, 3 × tgl. 1 Kaps. vor den Mahlzeiten.
spasmo gallo sanol® N überzogene Tabletten, 1 Tabl. enth. 37,5 mg Pfefferminzöl, Erw. 3 × tgl. 1–2 Drg. vor den Mahlzeiten.

Kombinationspräparate:
Carmenthin® bei Verdauungsstörungen, 1 Kaps. enth. 90 mg Pfefferminzöl, 50 mg Kümmelöl, 3 × tgl. 1 Kaps. unzerkaut mit etwas Wasser vor den Mahlzeiten.
Iberogast® Tropfen, enth. Angelikawurzel, Kamillenblüten, Kümmel, Mariendistelfrüchte, Melissenblätter, Pfefferminzblätter, Schöllkraut, Süßholzwurzel, Bittere Schleifenblumen, 3 × tgl. 6–20 Tr., vor oder zu den Mahlzeiten.

14.7 Chronische Obstipation

Flohsamen sind Mittel der ersten Wahl und können auch zur Langzeittherapie eingesetzt werden.

Flohsamen und Indische Flohsamen/-Flohsamenschalen

Siehe auch ▶ Kap. 3.8.3/Obstipation.

AG: Habituelle Obstipation, zur Stuhlerweichung bei erwünschter erleichterter Darmentleerung (z. B. bei Analfissuren, Hämorrhoiden oder in der Schwangerschaft), Colon irritabile.

D/A: 10–40,0 g Flohsamen, 4–20,0 g Flohsamenschalen.

AM: Agiocur® Granulat, 1 g enth. 650 mg Indische Flohsamen, 22 mg Flohsamenschalen, abends 2 TL, bei Bedarf zusätzlich vor dem Frühstück 1 TL, bei Neigung zu Durchfällen 1–3 Tage 3 × tgl. 2 TL, dann 3 × 1 TL.
Metamucil® Orange, 1 g enth. 530 mg Indische Flohsamenschalen, 1–3 × tgl. 1 geh. großer TL in mind. 150 ml Wasser.
Mucofalk® Apfel-/Orange-/Pur Granulat, 1 g enth. 650 mg Indische Flohsamenschalen, Erw. 2–6 × tgl. 1 TL bzw. 1 Btl. ≙ 5 g Granulat.

14.8 Durchfall

Leichte unspezifische akute bzw. chronisch rezidivierende Diarrhoen lassen sich mit Heidelbeerfrüchten gut behandeln.

Heidelbeerfrüchte

Siehe auch ▸ Kap. 3.7.3/Diarrhoe.

AG: Unspezifische akute Durchfallerkrankungen.

D/A: TD 20–60,0 g Droge.
Getrocknete Früchte: Mehrmals tgl. 1 EL der ganzen Beeren kauen.

AM: Schwarzbeere Kapseln Aalborg, 1 Kaps. enth. 400 mg Vaccinium myrtillus D1.
Durchfalltee Bombastus® Teebeutel, 1 Teebtl. enth. 2,5 g getr. Heidelbeeren.

14.9 Appetitlosigkeit

Phytopharmaka wie Enzianwurzel, Ingwerwurzel, Wermutkraut und Zimt sind geschmacksabhängig zur symptomatischen Behandlung der Appetitlosigkeit gut geeignet.

Enzianwurzel

Siehe auch ▸ Kap. 3.1.3/Appetitlosigkeit.

AG: Appetitlosigkeit, Völlegefühl. Verdauungsbeschwerden aufgrund zu geringer Magensaftproduktion.

D/A: TD 2–4,0 g Droge, Zuber. entspr.
Tinktur: 1–3,0 g.
Tee: gemäß St.-Zul. 1 g (⅓ TL)/150 ml, 10–15 min, mehrmals tgl. 1 Tasse 30 min vor den Mahlzeiten.
Fluidextr.: 2–4,0 g.
Enziantinktur (Gentianae tinct. 1:10): gemäß St.-Zul. 3 × tgl. 10–30 Tr. 30 min vor dem Essen.

AM: Kombinationspräparate:
Abdomilon® N Sirup 100 ml enth. 0,73 g Angelikawurzelfluidextr. (Ethanol 30 %, 1:1) mit Enzianwurzel-, Kalmus-, Melissenblätter-, Wermutfluidextr. (Ethanol 50 % [Enzian] bzw. 30 % [alle übrigen], 1:1), 3 × tgl. 15 ml (1 Messbecher).

Ingwerwurzel

Siehe auch ▸Kap. 7.5.3/Reisekrankheit.

AG: Dyspeptische Beschwerden.

D/A: TD 2–4,0 g Droge, Zuber. entspr.
Tee: gemäß St.-Zul. 0,5–1 g (⅓ TL)/150 ml, 5 min, 2–4 × tgl. 1 Tasse 30 min vor den Mahlzeiten.
Tinktur (1:5): gemäß St.-Zul. 3 × tgl. 20 Tr. in Wasser 30 min vor den Mahlzeiten.

AM: Zintona® Kapseln, 1 Kaps. enth. 250 mg Ingwerwurzelstockplv., 1–3 × tgl. 2–3 Kaps.

Wermutkraut

Siehe auch ▸Kap. 3.1.3/Appetitlosigkeit.

AG: Appetitlosigkeit, Verdauungsbeschwerden, krampfartige funktionelle Beschwerden im Bereich der Gallenwege.

D/A: TD 2–3 g Droge als wässriger Auszug.
Tee: gemäß St.-Zul. 1,5 g (1 TL)/150 ml, 10 min, 2 × tgl. 1 Tasse vor den Mahlzeiten.
Wermuttinktur (Absinthii tinct. 1:10): gemäß St.-Zul. 3 × tgl. 5–20 Tr. 30 min vor den Mahlzeiten.

AM: Kombinationspräparate:
Abdomilon® N Sirup, 100 ml enth. 0,73 g Angelikawurzelfluidextr. (Ethanol 30 %, 1:1) mit Enzianwurzel-, Kalmus-, Melissenblätter-, Wermutfluidextr. (Ethanol 50 % [Enzian] bzw. 30 % [alle übrigen], 1:1), 3 × tgl. 15 ml (1 Messbecher)
Gasteo® Tropfen, 1 ml (23 Tr.) enth. Wermut-, Gänsefingerkraut-, Kamillenblüten-, Süßholz-, Angelikawurzel-, Benediktenkrautfluidextr. (Ethanol 40–45 %, 1:1,7–2,2), 3 × tgl. 30 Tr.

Zimtrinde

Siehe auch ▸Kap. 3.1.3/Appetitlosigkeit.

AG: Appetitlosigkeit, Dyspepsie.

D/A: TD 2–4 g Droge, als äther. Öl 0,05–0,2 g entspr. 3 × tgl. 2 Tr.
Teeaufguss: 0,5–1 g (⅓ TL) zerkleinerte Droge/1 Tasse kochendes Wasser, 10 min ziehen lassen, zur Appetitanregung 1 Tasse 30 min vor den Mahlzeiten trinken.

Tinktur (Cinnamomi tinct. 1:5): 3 × tgl. 10 Tr. in Wasser vor den Mahlzeiten.

AM: Amara® Pascoe Tropfen, Mischtinktur (1:5) aus Chinarinde, Enzianwurzel, Pomeranzenschale, Zimtrinde (5:2:2:1).

14.10 Meteorismus

In der Regel ist die alleinige Behandlung mit Phytopharmaka ausreichend.

Anisfrüchte/-öl

Siehe auch ▸ Kap. 3.4.3/Dyspepsie.

AG: **Innerl.:** Dyspeptische Beschwerden.

D/A: **Innerl.:** TD 3,0 g Droge bzw. 0,3 g äther. Öl, entspr. 10–12 Tr.
Tee: gemäß St.-Zul. 1,5 g (½ TL, frisch zerkleinert)/150 ml, 10 min, morgens und/oder abends 1 Tasse.
Öl: Innerl.: 0,3 g äther. Öl, entspr. 10–12 Tr., 1–3 × tgl.; in Zuber. mit 5–10 % äther. Öl.

AM: FAM zurzeit nicht im Handel, Tee/NEM verfügbar.

Fenchelfrüchte/-öl

Siehe auch ▸ Kap. 3.2.3/Gastritis.

AG: Leichte krampfartige Magen-Darm-Beschwerden, Völlegefühl, Blähungen.

D/A: Tee: 7,5 g Droge.
Tee: gemäß St.-Zul. 2,5 g (1 TL, frisch zerkleinert)/150 ml, 10–15 min, 2–3 × tgl. 1 Tasse.
Sirup oder Honig: 10–20,0 g, Zuber. entspr.
Öl: gemäß St.-Zul. 2–5 Tr. nach jeder Mahlzeit.

AM: Fenchelhonig SN Painex® Fenchelsirup mit Honig, 5 g Sirup enth. 2,5 mg Bitterfenchelöl.

Kümmelfrüchte/-öl

Siehe auch ▸ Kap. 3.4.3/Dyspepsie.

AG: Dyspeptische Beschwerden wie leichte krampfartige Beschwerden im Magen-Darm-Bereich, Blähungen und Völlegefühl.

D/A: TD 1,5–6,0 g Droge bzw. 3–6 Tr. Kümmelöl.
Tee: gemäß St.-Zul. 1–5 g (1 TL, frisch zerkleinert)/150 ml, 10–15 min, 1–3 × tgl. 1 Tasse.
Öl: gemäß St.-Zul. 3 × tgl. 1–2 Tr. auf Zucker, in Milch oder Wasser zu den Mahlzeiten.

AM: Kombinationspräparate:
Carmenthin® bei Verdauungsstörungen, 1 Kaps. enth. 90 mg Pfefferminzöl, 50 mg Kümmelöl, 3 × tgl. 1 Kaps. unzerkaut mit etwas Wasser vor den Mahlzeiten.
Iberogast® Tropfen, enth. Angelikawurzel, Kamillenblüten, Kümmel, Melissenblätter, Pfefferminzblätter, Schöllkraut, Süßholzwurzel, Bittere Schleifenblumen, 3 × tgl. 6–20 Tr., je nach Alter, vor oder zu den Mahlzeiten.

14.11 Benigne Prostatahyperplasie (BPH)

Sinnvoll sind Phytotherapeutika in Form von Trockenextrakten und als Kombinationspräparate.

Brennnesselwurzel

Siehe auch ▶ Kap. 4.4.3/Benigne Prostatahyperplasie.

AG: Miktionsbeschwerden aufgrund eines Prostataadenoms (Stadium I–II).

D/A: TD 4–6,0 g Droge.
Tee: 1 TL/150 ml, 1 min lang kochend halten, 10 min ziehen, 2–4 × tgl. 1 Tasse.

AM: Bazoton® uno Filmtabletten, 1 Filmtabl. enth. 459 mg TE (Methanol 20 %, 7,1–14,3:1), 1 × tgl. 1 Filmtabl.
Prostaforton® uno Filmtabletten, 1 Filmtabl. enth. 285 mg TE (Methanol 80 %, 15–20:1), 1 × tgl. 1 Filmtabl.
Prostamed® Urtica Kapseln, 1 Kaps. enth. 240 mg Brennnesselwurzel-TE (Ethanol 20 %, 5,4–6,6:1), Beginn: 2 × tgl. 2 Kaps., Erhaltung: 3 × tgl. 1 Kaps.

Kombinationspräparat:
Prostagutt® forte 160/120 mg Kapseln, 1 Kapsel enth. 160 mg Sägepalmenfruchtdickextr. (Ethanol 90 %, 10–14,3:1), 120 mg Brennnesselwurzel-TE (Ethanol 60 %, 7,6–12,5:1), 2 × tgl. 1 Kaps.

Kürbissamen

Siehe auch ▸ Kap. 4.3.3/Reizblase.

AG: Miktionsbeschwerden bei benignem Prostataadenom Stadium I–II.

D/A: Morgens und abends 3–6 TL gemahlen oder zerkaut mit Flüssigkeit einnehmen.

AM: Granu Fink® Kürbiskerne (Samen von *Cucurbita pepo* L.), 2 × tgl. 1–3 ML (5–15 g), morgens und abends zerkaut oder gemahlen mit Flüssigkeit einnehmen.
Granu Fink® Blase Kapseln, 1 Kaps. enth. 400 mg Kürbissamen, 340 mg Kürbissamenöl, 3–5 × tgl. 1 Kaps.
Nomon® mono Hartkapseln, 1 Kaps. enth. 105 mg TE (20:1), 3 × tgl. 1 Kaps.

Sägepalmenfrüchte

Siehe auch ▸ Kap. 4.4.3/Benigne Prostatahyperplasie.

AG: Miktionsbeschwerden bei Prostataadenom Stadium I–II.

D/A: TD 1–2 g einnehmen oder 320 mg lipophiler Drogenauszug in 1–2 Einzelgaben.

AM: Prostagutt® uno Kapseln, 1 Kaps. enth. 320 mg Extr. (Ethanol 90 %, 10–14,3:1), 1 × tgl. 1 Kaps. während der Mahlzeiten.
Strogen® uno Kapseln, 1 Kaps. enth. 320 mg Extr. (Ethanol 90 %, 7,5–12,5:1), 1 × tgl. 1 Kaps. während der Mahlzeiten.
Talso® uno N Kapseln, 1 Kaps. enth. 320 mg Extr. (Ethanol 90 %, 7,5–12,5:1), 1 × tgl. 1 Kaps. während der Mahlzeiten.
Kombinationpräparat:
Granu Fink® Prosta plus Sabal Kapseln, 1 Kaps. enth. 400 mg Kürbissamenmehl, 340 mg Kürbissamenöl, 75 mg Sägepalmenfrucht-TE, 3 × tgl. 1 Kaps.

14.12 Harnwegsinfektionen

Eine alleinige Behandlung mit Aquaretika ist sinnvoll bei asymptomatischer Bakteriurie, nicht signifikanter Keimzahl und Abwesenheit von Problemkeimen.

Bärentraubenblätter

Siehe auch ▸Kap. 4.1.3/Harnwegsinfekt.

AG: Entz. Erkrankungen der ableitenden Harnwege und Katarrhe der Blase und des Nierenbeckens.

D/A: TD 10–12,0 g Droge, entspr. 400–840 mg Hydrochinon-Derivate.

AM: Arctuvan® Bärentraubenblätter Filmtabl., 1 Filmtabl. enth. 425,25–519,75 mg TE (Wasser, 2,5–4,5:1) ≙ 105 mg Arbutin, 2–4 × tgl. 2 Filmtabl.
Cystinol® akut Drg., 1 überzogene Tabl. enth. 238,7–297,5 mg TE (Ethanol, 3,5–5,5:1) ≙ 70 mg Arbutin, 3 × tgl. 2 Drg.

Echtes Goldrutenkraut

Siehe auch ▸Kap. 4.1.3/Harnwegsinfekt.

AG: Zur Erhöhung der Harnmenge bei Entzündungen von Blase und Niere, zur Therapie und Prophylaxe von Harnsteinen und Nierengrieß.

D/A: TD 6–12,0 g Droge.
Tee: 2–3 TL/150 ml, 15 min, 2–4 × tgl. 1 Tasse zwischen den Mahlzeiten.

AM: Cystinol® long Kapseln, 1 Kaps. enth. 424,8 mg Echte Goldrute TE (Ethanol 30 %, 5–7,1:1), 3–4 × tgl. 1 Kaps.
Cystofink® Mono Kapseln, 1 Kaps. enth. 424,8 mg Echte Goldrute TE (Ethanol 30 %, 5–7,1:1), 3–4 × tgl. 1 Kaps.
Solidago Steiner® Tabl., 1 Tabl. enth. 300 mg Echte Goldrute TE (Ethanol 60 %, 5–7:1), 4–5 × tgl. 1 Tabl.
Urol flux® Brausetabl., 1 Brausetabl. enth. 405 mg Echte Goldrute TE (Wasser, 4–7:1), 3 × tgl. 1 Brausetabl.

Orthosiphonblätter

Siehe auch ▸ Kap. 4.1.3/Harnwegsinfekt.

AG: Zur Durchspülung bei bakteriellen und entz. Erkrankungen der ableitenden Harnwege, Reizblase und Nierengrieß.

D/A: TD 6–12,0 g Droge.
Tee: 1 TL/150 ml, 10–15 min, mehrmals tgl. 1 Tasse.

AM: Carito® mono Kapseln, 1 Kaps. enth. 250,2 mg Blätter-TE (Wasser, 5–7:1), 3 × tgl. 2 Kaps.
Diufluxx® mono Kapseln, 1 Kaps. enth. 277,5 mg Blätter-TE (Ethanol 70 %, 7–8:1), 3 × tgl. 1 Kaps.
Kombinationspräparate:
Aqualibra® Filmtabl., 1 Tabl. enth. 80 mg Hauhechelwurzel-TE (Wasser, 5–8:1), 90 mg Orthosiphonblätter-TE (Wasser, 5–7:1), 180 mg Echte Goldrute Kraut TE (Wasser, 4–7:1), 3 × tgl. 2 Tabl.
Indischer Nierentee Fides, 1 g enth. 1 000 mg Orthosiphonblätter.

14.13 Klimakterische Beschwerden

Als gute Alternative zur Therapie mit chemisch-synthetischen Östrogenpräparaten kommt die Behandlung mit Cimicifugawurzelstock in Betracht.

Traubensilberkerzenwurzelstock, Cimicifugawurzelstock

Siehe auch ▸ Kap. 5.10.3/Klimakterische Beschwerden.

AG: Klimakterische Beschwerden.

D/A: TD: Als alkohol. Extr. (ethanol.-wässrig 40–60 % oder isopropanolisch-wässrig 60 %), entspr. mind. 40 mg Droge bzw. 10 mg Extr.

AM: Klimadynon® uno Filmtabl., 1 Tabl. enth. 6,5 mg Cimicifugarhizom-TE (Ethanol 60 %, 4,5–8,5:1), 1 × tgl. 1 Filmtabl.
Remifemin® Tabl., 1 Tabl. enth. 2,5 mg Cimicifugarhizom-TE (Isopropanol 40 %, 6–11:1), 2 × tgl. 1 Filmtabl.

Als Kombinationspräparat mit Johanniskraut:
Remifemin® plus Dragees, 1 Drg. enth. 0,25 mg Johanniskraut-TE, berechnet als Hypericin, 1 mg Cimicifugarhizom-TE, berechnet als 27-Deoxyactein, 2 × tgl. 1–2 Drg.
Generika mit entsprechenden TE im Handel.

14.14 Hauterkrankungen

Eine kleine Auswahl gebräuchlicher Dermatologika in der Geriatrie zur äußerlichen Therapie von Haut- und Schleimhautentzündungen besteht aus Kamillenblüten (▸Kap. 3.2.3), Eichenrinde (▸Kap. 3.7.3) und Zaubernussblättern/-rinde (▸Kap. 3.9.3).

Eichenrinde

Siehe auch ▸Kap. 3.7.3/Diarrhoe.

AG: **Äußerl.:** Lokale Behandlung leichter Entzündungen im Mund-, Rachen-, Genital- und Analbereich sowie entz. Hauterkrankungen.

D/A: **Äußerl.:** Badezusatz: Teil-, Vollbad: 500,0 g/100 l.
Umschläge, Spül-, Gurgellösung: 20,0 g/1 l, 15–20 min aufkochen.

AM: FAM zurzeit nicht im Handel.

Kamillenblüten

Siehe auch ▸Kap. 3.2.3/Gastritis.

AG: **Äußerl.:** Entzündungen im Haut-, Schleimhaut-, Anal- und Genitalbereich, Hämorrhoiden. Dysmenorrhoe, Fluor vaginalis.

D/A: Bad: 50,0 g Droge in 1 l Wasser heiß aufgießen, 15 min bedeckt ziehen lassen, abseihen und ins Bad geben.

AM: Kamillan® supra, 1 g Lsg. enth.1 g Kamillenblütenextr. (Ethanol, 52 %, 1:1,8–2,1), zur äußerl. Anw.: Sitzbäder, Umschläge, Spülungen, Waschungen, Teilbäder: 1–mehrmals tgl. ½–1 EL/1 l Wasser.
Kamillin Extern Robugen® Portionsbeutel, 1 Bad enth. 37,68 g Kamillenblütenextr., Teil- und Sitzbad: 20–40 ml/20–40 l Wasser (½ Portionsbtl.) 1–mehrmals tgl.; Vollbad: 80 ml/150 l Wasser (2 Portionsbtl.) 1 × tgl.; Umschläge, Spülungen, Waschungen: 20 ml/1 l Wasser (½ Portionsbtl.) 1–mehrmals tgl.

Kamillosan® Konzentrat, 1 g enth. 989,1 mg Kamillenblütenextr., 1,9 mg Kamillenblütenöl; zur äußerl. Anw.: Umschläge, Waschungen, Spülungen: 1–mehrmals tgl. 45 ml/1 l Wasser; Sitzbäder, Teilbäder: 30 ml/1 l Wasser.

Kombinationspräparat:

Kamillan® Lösung, 1 ml enth. Mischextr. aus Kamillenblüten und Schafgarbenkraut; für Spülungen, Teilbäder und Umschläge, 7,5–15 ml/1 l Wasser.

Hamamelisblätter/-rinde, Zaubernussblätter/-rinde

Siehe auch ▸ Kap. 3.9.3/Hämorrhoiden.

AG: Lokale Haut- und Schleimhautentzündungen, Krampfaderbeschwerden, leichte Hautverletzungen.

D/A: 5–10,0 g Droge/250 ml als Spüllösung.

AM: Posterine® Salbe, 1 g Salbe enth. 200 mg Blätterfluidextr. (Ethanol 60 %, 0,5:1), 2 × tgl., bei stärkeren Beschwerden auch häufiger.

Hametum® Wund- und Heilsalbe, 1 g Salbe enth. 62,5 mg Blätter-, Zweigfrischdestillat (1:1,6), je nach Bedarf mehrmals tgl. anwenden.

14.15 Arthrosen

Teufelskrallenwurzelextrakt kommt je nach Ausmaß der Beschwerden entweder allein oder adjuvant in Betracht.

Teufelskrallenwurzel, südafrikanische

Siehe auch ▸ Kap. 9.1.3/Degenerative Gelenk- und Wirbelsäulenerkrankungen.

AG: Adjuvant bei degenerativen Erkrankungen des Bewegungsapparats.

D/A: Degenerative Erkrankungen: FAM mit 800–2 400 mg TE/Tag, entspr. 50–100 mg Harpagosid.

AM: Feste Arzneiformen:

Jucurba® forte 480 mg Filmtabl., 1 Filmtabl. enth. 480 mg TE (Ethanol 60 %, 4,4–5:1), 2 × tgl. 1 Filmtabl.

Rheuma-Sern® Kaps., 1 Kaps. enth. 400 mg TE (Wasser, 1,5–2,5:1), 3 × tgl. 2 Kaps.

Rivoltan® Teufelskralle 480 mg Filmtabl. enth. 480 mg TE (Ethanol 60 %, 4–5:1), 2 × tgl. 1 Filmtabl.
Teltonal® Teufelskralle 480 mg Filmtabletten, 1 Filmtabl. enth. 480 mg TE (Ethanol 60 %, 4,4–5:1), 2 × tgl. 1 Filmtabl.
Weitere Präparate sowie Generika mit entsprechenden Teufelskrallenwurzel-TE im Handel.

14.16 Rheuma

Bei rheumatischen Beschwerden kommt Weidenrinde in Betracht.

Weidenrinde

Siehe auch ▸ Kap. 9.1.3/Degenerative Gelenk- und Wirbelsäulenerkrankungen.

AG: Rheumatische Beschwerden.

D/A: TD 6–12,0 g Droge ≙ 60–120 mg Gesamtsalicin.
Tee: 2–3 g (1 TL)/150 ml, Kaltansatz, zum Sieden erhitzen, 3–5 × tgl. 1 Tasse.

AM: Weidenrinde Schmerzdragees, überzogene Tabletten, 1 Tabl. enth. 500 mg Weidenrindeplv., bei Schmerzen 1 × 2 Tabl., bis 8 Tabl./Tag.

14.17 Schlafstörung

Der Einsatz von phytotherapeutischen Sedativa in der Geriatrie ist sehr sinnvoll.

Baldrianwurzel

Siehe auch ▸ Kap. 8.1.3/Schlafstörungen.

AG: **Innerl.**: Schlafstörungen, nervöse Unruhezustände.
Äußerl.: Zur Muskelentspannung, als mildes Sedativum in Bädern.

D/A: TD 15,0 g Droge.
Tinktur: 15–20 Tr. vor dem Schlafengehen.
Extr.: 600 mg TE (Ethanol 70 %)/Tag.
Tee: 1 TL (2–3 g)/150 ml kochendes Wasser, aufgießen, 10–15 min ziehen lassen und vor dem Schlafengehen 1 Tasse trinken.

AM: Baldriparan® stark für die Nacht, 1 überzogene Tabl. enth. 441,35 mg Baldrianwurzel-TE (Ethanol 70 %, 6,0–7,4:1), Erw. und Kdr. > 12 J. 1 überzogene Tabl. 1 h vor dem Schlafengehen.
Euvegal® Balance 500 Filmtabl., 1 Filmtabl. enth. 500 mg Baldrianwurzel-TE (Ethanol 62 %, 3–6:1), Erw. 1–2 Filmtabl. 30–60 min vor dem Schlafengehen; falls erforderlich, am frühen Abend 1 Tabl. zusätzlich.
Kombinationspräparat:
Allunapret® Filmtabl., 1 Tabl. enth. 187 mg Baldrianwurzel-TE (Methanol 45 %, 5–8:1), 41,88 mg Hopfenzapfen-TE (Methanol 45 %, 7–10:1), bis zu 3 × tgl. 1 Tabl.

14.18 Spannungskopfschmerz

Zur äußerlichen Behandlung von Spannungskopfschmerzen ist Pfefferminzöl geeignet.

Pfefferminzöl

Siehe auch ▸Kap. 2.1.3/Virale Infekte der oberen Luftwege.

AG: **Innerl.:** Katarrhe der oberen Luftwege; krampfartige Beschwerden im oberen Gastrointestinaltrakt und der Gallenwege, Colon irritabile.
Äußerl.: Muskel-, Nerven- und Kopfschmerzen vom Spannungstyp, neuralgiforme Beschwerden. Schnupfen und Husten.
Lokal: Mundschleimhautentzündungen.

D/A: Mind. 10%ige ethanol. Lsg. mehrmals tgl. auf Stirn und Schläfen einreiben.
Reines äther. Öl (100 %).

AM: China-Oel® (reines Öl), einige Tr. vorsichtig auf Stirn und Schläfen einreiben.
Euminz® Lösung, 1 ml enth. 81 mg Pfefferminzöl in Ethanol 96 %, bei leichten bis mittelschweren Kopfschmerzen mit Hilfe des Applikators auf Stirn und Schläfen auftragen.

14.19 Leichte und mittlere Depression

Johanniskraut eignet sich zur Therapie von leichten und mittelgradigen depressiven Syndromen.

Johanniskraut

Siehe auch ▸ Kap. 8.2.3/Depression.

AG: Leichte bis mittlere Depressionen.

D/A: 900 mg TE.

AM: Felis® 425 Kapseln, 1 Kaps. enth. 425 mg Johanniskraut-TE (Ethanol 60 %, 3,5–6,0:1), 2 × tgl. 1 Kaps.
Jarsin® 300 mg/450 mg überzogene Tabl., 1 Filmtabl. enth. 300/450 mg Johanniskraut-TE (Methanol 80 %, 3–6:1), 3 × tgl. 1 Filmtabl./2 × tgl. 1 Filmtabl., jeweils mit etwas Flüssigkeit.
Laif® 900 mg (Rp.!) Filmtabl., 1 Tabl. enth. 900 mg Johanniskraut-TE (Ethanol 80 %, 3–6:1), 1 × tgl. 1 Tabl.
Weitere FAM sowie Generika im Handel.

14.20 Angst, Spannung, Unruhe

Baldrianwurzel kann sinnvoll eingesetzt werden bei Schlafstörungen, Unruhe- und Spannungszuständen.

Baldrianwurzel

Siehe auch ▸ Kap. 8.1.3/Schlafstörungen.

AG: **Innerl.:** Schlafstörungen, nervöse Unruhezustände.
Äußerl.: Zur Muskelentspannung, als mildes Sedativum in Bädern.

D/A: TD 15,0 g Droge.
Tee: 1 TL (ca. 4 g)/ca. 150 ml kochendes Wasser, aufgießen, 10–15 min, 1–mehrmals tgl. 1 Tasse.
Extr: 600 mg TE (Ethanol 70 %)/Tag.

AM: Baldriparan® stark für die Nacht, 1 überzogene Tabl. enth. 441,35 mg Baldrianwurzel-TE (Ethanol 70 %, 6,0–7,4:1), Erw. 1 überzogene Tabl. 1 h vor dem Schlafengehen.

Euvegal® Balance 500 Filmtabl., 1 Filmtabl. enth. 500 mg Baldrianwurzel-TE (Ethanol 62 %, 3–6:1), Erw. 1–2 Filmtabl. 30–60 min vor dem Schlafengehen, falls erforderlich, am frühen Abend 1 Tabl. zusätzlich.

Kombinationspräparate:

Allunapret® Filmtabl., 1 Tabl. enth. 187 mg Baldrianwurzel-TE (Methanol 45 %, 5–8:1), 41,88 mg Hopfenzapfen-TE (Methanol 45 %, 7–10:1), bis zu 3 × tgl. 1 Tabl.

Baldrian-Dispert® Nacht zum Einschlafen, 1 Tabl. enth. 200 mg Baldrianwurzel-TE (Ethanol 70 %, 4–7:1), 68 mg Hopfenzapfen-TE (Ethanol 40 %, 4–8:1), Erw. 1 Tabl. 30–60 min vor dem Einschlafen; falls erforderlich, am frühen Abend 1 Tabl. zusätzlich.

Kytta®-Sedativum Dragees, überzogene Tabl., 1 Tabl. enth. 150 mg Baldrianwurzel-TE, 30 mg Hopfenzapfen-TE, 80 mg Passionsblumen-TE, bis zu 3 × tgl. 1 Tabl.

14.21 Hirnleistungsstörung, Demenz

Zur symptomatischen Therapie hirnorganisch bedingter Leistungsminderung ist ein standardisierter *Ginkgo-biloba*-Extrakt gut geeignet.

Ginkgoblätter

Siehe auch ▸ Kap. 1.8.3/Demenzielle Syndrome.

AG: Symptomatische Therapie hirnorganisch bedingter Leistungsminderung.

D/A: 120–240 mg TE/Tag.

AM: **Tabletten:**

Kaveri® 120 mg, 1 Filmtabl. enth. 120 mg TE (Aceton 60 %, 35–67:1), 2 × tgl. 1 Filmtabl.

Rökan® novo 120 mg, 1 Filmtabl. enth. 120 mg TE (Aceton 60 %, 35–67:1), 2 × tgl. 1 Filmtabl.

Tebonin® intens/konzent, 1 Filmtabl. enth. 120 mg/240 mg TE (Aceton 60 %, 35–67:1), 2 × tgl. 1/0,5 Filmtabl.

Tropfen:
Kaveri® 40, 1 ml (≙ 20 Tr.) enth. 40 mg TE (Aceton 60 %, 35–67:1), 3 × tgl. 20–40 Tr.
Rökan® Tropfen 40 mg, 1 ml (≙ 20 Tr.) enth. 40 mg TE (Aceton 60 %, 35–67:1), 3 × tgl. 20–40 Tr.
Tebonin® forte, 1 ml (≙ 20 Tr.) enth. 40 mg TE (Aceton 60 %, 35–67:1), 3 × tgl. 20–40 Tr.
Generika mit entsprechenden TE im Handel.

Rosenwurzwurzel

Siehe auch ▸ Kap. 10.1.3/Abwehrschwäche, pathologische Leistungsschwäche, Adaptogene.

AG: Steigerung der geistigen und körperlichen Leistungsfähigkeit.
D/A: Erw. erhalten 1 × tgl. 200 mg eines standardisierten Extr., möglichst in der ersten Tageshälfte.
AM: Vitango® Filmtabl., 1 Tabl. enth. 200 mg Rosenwurzwurzel-TE (Ethanol 60 %, 1,5–5:1), Erw. > 18 J. 2 × tgl. 1 Tabl.

14.22 Zur Steigerung der Abwehrkräfte/Infektanfälligkeit

In Betracht kommen pflanzliche Adaptogene (z. B. Ginseng) und Immunmodulatoren (z. B. Purpursonnenhutkraut/Echinacea).

Ginsengwurzel

Siehe auch ▸ Kap. 10.3 Abwehrschwäche, pathologische Leistungsschwäche, Adaptogene.

AG: Als Tonikum bei Müdigkeit und Schwächegefühl, Nachlassen der Leistungs- und Konzentrationsfähigkeit sowie in der Rekonvaleszenz.
D/A: In Zuber.: TD 1–2,0 g Droge mit mind. 10 mg Gesamtginsenosiden.
Tee: 1–3 × tgl. 3 g (1 TL)/150 ml kochendes Wasser, aufgießen.
AM: Ardey-aktiv Pastillen, 1 Pastille enth. 100 mg Ginsengwurzel-TE (Ethanol 30 %, 3–4,5:1), tgl. 1 (max. 4) Pastillen, ab 12 J.

Orgaplasma® überzogene Tabl., 1 Tabl. enth. 125 mg Ginsengwurzel-TE (Ethanol 30 %, 3–4,5:1), 2 × tgl. 2 Tabl., ab 12 J.
Sovitamed® Ginseng Kapseln K, 1 Kaps. enth. 220 mg Ginsengwurzel-TE (Ethanol 50 %, 3,6–5,5:1), 2 × tgl. 1 Kaps.
Weitere Präparate mit entsprechenden Ginsengwurzel-TE im Handel.

Purpurfarbenes Sonnenhutkraut, Echinacea-purpurea-Kraut

Siehe auch ▸ Kap. 10.4/Abwehrschwäche, pathologische Leistungsschwäche, Immunmodulatoren.

AG: **Innerl.:** Unterstützende Behandlung bei rezidivierenden Infekten der Atemwege und der ableitenden Harnwege.
Äußerl.: Schlecht heilende, oberflächliche Wunden.

D/A: **Innerl.:** TD 6–9 ml Presssaft, Zuber. entspr.

AM: Echinacin® Capsetten Madaus Lutschtabletten, 1 Tabl. enth. 88,5 mg getrockneten Purpursonnenhutkrautpresssaft (31,5–53,6:1), 4 × tgl. 1 Lutschpastille.
Echinacin® Liquidum Madaus, 1 g enth. 800 mg Purpursonnenhutkrautpresssaft (1,7–2,5:1), 3 × tgl., 1,25–2,5 ml ab 4 J., Tr. mit Flüssigkeit einnehmen.
Echinacin® Madaus Saft, 5 g enth. 117 mg getrockneter Purpursonnenhutkrautpresssaft (31,5–53,6:1), 3 × tgl. 2,5–5 ml, ab 4 J.
Esberitox® mono Tropfen, 1 g Tropfen enth. 640 mg Purpursonnenhutkrautpresssaft (1–2:1), 3 × tgl. 4 ml unverdünnt, ab 12 J.
Weitere FAM und Generika mit entsprechenden Extr. im Handel.
Kombinationspräparat:
Esberitox® Tabl., 1 Tabl. enth. 3,2 mg Misch-TE (Ethanol 30 % 4–9:1) aus Färberhülsenwurzelstock, Purpursonnenhutwurzel, Blassfarbener Sonnenhutwurzel, Lebensbaumspitzen- und -blättern (4,92:1,85:1,85:1), bis zu 6 Tabl., auch zum Lutschen.

Rosenwurzwurzel

Siehe auch ▸Kap. 10.1.3/Abwehrschwäche, pathologische Leistungsschwäche, Adaptogene.

AG: Steigerung der geistigen und körperlichen Leistungsfähigkeit.

D/A: Erw. erhalten 1 × tgl. 200 mg eines standardisierten Extr., möglichst in der ersten Tageshälfte.

AM: Vitango® Filmtabl., 1 Tabl. enth. 200 mg Rosenwurzwurzel-TE (Ethanol 60 %, 1,5–5:1), Erw. > 18 J. 2 × tgl. 1 Tabl.

14.23 Adjuvante Tumortherapie

Mistelkraut wird sinnvoll eingesetzt im Sinne einer unspezifischen Reiztherapie bei malignen Tumoren.

Mistelkraut

Siehe auch ▸Kap. 11.3/Maligne Tumorerkrankungen.

AG: Palliativtherapie im Sinne einer unspezifischen Reiztherapie bei malignen Tumoren. Zur Segmenttherapie bei degenerativ entz. Gelenkserkrankungen.

D/A: Nach Herstellerangaben.

AM: Lektinol® Injektionslösung, 0,5 ml enth. 0,02–0,07 mg wässrigen Auszug (1:1,1–1,5) aus unverholzten Mistelzweigen und Blättern, entspr. 15 ng aktivem Mistellektin, bestimmt als Mistellektin I, Vortestung i. c. mit 0,1 ml Lektinol® (1:100, mit isotoner Kochsalzlsg.) auf Allergie gegen Mistelextr. Therapiedosis 2,5 µl/kg KG 2 × wöchentlich im Abstand von 3–4 Tagen s. c. oder i. v. bzw. als Infusion in 250 ml isotoner Kochsalzlösung über mind. 3 Monate.

Verwendete und weiterführende Literatur

Augustin M, Schmiedel V. Leitfaden Naturheilkunde. Methoden, Konzepte und praktische Anwendung. 6. Aufl., Urban & Fischer, Elsevier, München, Jena 2012

Beer AM, Schilcher H, Loew D. Phytopharmaka als Alternative zu Synthetika, MMW-Fortschritte der Medizin 155 (7 Suppl.): 97–99, 2013

Beer AM, Schilcher H, Loew D. Phytotherapie in Not? Deutsche Apothekerzeitung 34: 55, 2013

Beer AM. Phytotherapie, Zertifizierte Fortbildung für Ärzte, Pflegekräfte, Physiotherapeuten und Hebammen, 2014

Beer AM, Schilcher H, Loew D. Pflanzliche Arzneimittel, Verlust einer Tradition mit Therapielücken. Pharm. Ind. 76(10): 1541–46, 2014

Benedum J, Loew D, Schilcher H. Arzneipflanze in der Traditionellen Medizin. 4. Aufl., Kooperation Phytotherapie, Bonn 2004

Blaschek W, Hänsel R, Keller K, Rimpler H, Schneider G. Hagers Handbuch der Pharmazeutischen Praxis. 5. Aufl., Folgebde. 2 und 3, Springer Verlag, Berlin 2012, 2013

Blume H, Dingermann T, Donath F, Loew D, Rietbrock N, Roots L, Schulz V. Phytopharmaka in Forschung und klinischer Anwendung. Bde. 1–7, Steinkopff Verlag, Darmstadt, 1995–2001

Brandt T, Daroff RB. Arch. Otola laryngol. Physical therapy for benigm paroxysmal positional vertigo. 106(8): 484–5, 1980

Braun R. Standardzulassung für Fertigarzneimittel. Grundwerk einschl. 18. Erg. Lief., Bde. 1–3, Deutscher Apotheker Verlag, Stuttgart 2011

Braun J, Dormann A. Klinikleitfaden Innere Medizin. 13. Aufl., Urban & Fischer, Elsevier, München, Jena 2016

Brendler T, Grünwald J, Jänicke C. Heilpflanzen CD-ROM. medpharm Scientific Publishers, Stuttgart 2003

Dingermann T. Kompendium Phytopharmaka. 7. Aufl., Deutscher Apotheker Verlag, Stuttgart 2015

Dingermann T, Hiller K, Schneider G, Zündorf I. Schneider – Arzneidrogen. 5. Aufl., Spektrum Adademischer Verlag, Heidelberg 2004

Dittmar FW, Loch EG, Wiesenauer M. Naturheilverfahren in der Frauenheilkunde und Geburtshilfe. 3. Aufl., Hippokrates Verlag, Stuttgart 2003

Ennet D, Reuter HD. Lexikon der Heilpflanzen. Nikol, Hamburg 2004

ESCOP monographs. The Scientific Foundation for Herbal Medicinal Products. 2nd completely revised and expanded edition/2nd edition supplement, Thieme Verlag, Stuttgart 2003/2009

Fintelmann V, Menßen HG, Siegers CP. Phytotherapie-Manual. 2. Aufl., Hippokrates Verlag, Stuttgart 1993

Fintelmann V, Weiss RF. Lehrbuch der Phytotherapie. 12. Aufl., Haug, Stuttgart 2013

Frohne D. Heilpflanzenlexikon. 8. Aufl., Wissenschaftliche Verlagsgesellschaft Stuttgart, 2006

Gaedcke F, Steinhoff B. Phytopharmaka. Wissenschaftliche und rechtliche Grundlagen für die Entwicklung, Standardisierung und Zulassung in Deutschland und Europa. Wissenschaftliche Verlagsgesellschaft Stuttgart, 2000

Gehrmann B, Koch WG, Tschirch CO, Brinkmann H. Arzneidrogenprofile. 2. Aufl., Deutscher Apotheker Verlag, Stuttgart 2011

Gelbe Liste Pharmindex. Phytopharmaka und Homöopathika. MediMedia Medizinische Medien Informations GmbH, Neu-Isenburg 2015

Haffner F, Schultz OE, Schmid W, Braun R. Normdosen gebräuchlicher Arzneistoffe und Drogen. 20. Aufl., Wissenschaftliche Verlagsgesellschaft Stuttgart, 2015

Hänsel R. Phytopharmaka. 2. Aufl., Springer Verlag, Berlin 1991

Herold G. Innere Medizin – Eine vorlesungsorientierte Darstellung. Herold 2016

Hiller K, Melzig MF. Lexikon der Arzneipflanzen und Drogen. 2. Aufl., Spektrum Akademischer Verlag, Heidelberg 2010

Hoppe HA. Drogenkunde. 8. Aufl., Bde. 1–3, W. de Gruyter Verlag, Berlin 1975–1987

Jänicke C, Grünwald J, Brendler T. Handbuch Phytotherapie. Wissenschaftliche Verlagsgesellschaft Stuttgart, 2003

Klose P, Kraft K, Cramer H, Lauche R, Dobos G, Langhorst J. Phytotherapie in den medizinischen S3-Leitlinien der Arbeitsgemeinschaft der Wissenschaftlichen Medizinischen Fachgesellschaften – eine systematische Übersichtsarbeit, Forschende Komplementärmedizin, 2014

Kommission-E-Monographien, Aufbereitungsmonographien der Phytotherapeutischen Therapierichtung und Stoffgruppe. KompleMed (CD-ROM), Wissenschaftliche Verlagsgesellschaft Stuttgart, 2003

Kraft K, Blaser G. Checkliste Phytotherapie. Thieme Verlag, Stuttgart 2000

Loew D. Phytopharmakologie. Wissenschaftliche Verlagsgesellschaft Stuttgart, 2003

Loew D, Habs M, Klimm HD, Trunzler G. Phytopharmakareport. 2. Aufl., Steinkopff Verlag, Darmstadt 1999

Madaus G. (Nachdruck der Ausgabe Leipzig 1938, Ersch.-Jahr 1987) Lehrbuch der Biologischen Heilmittel, Bde. 1–11, Mediamed Verlag, Ravensburg

Newall CA, Anderson LA, Phillipson JD. Herbal Medicines – A Guide for Health Care Professionals. The Pharmaceutical Press, London 1996

Oelze F, Brinkmann H, Wiesenauer M. Naturheilverfahren bei Herz-Kreislauf-Erkrankungen. Hippokrates Verlag, Stuttgart 1994

Rätsch C. Enzyklopädie der psychoaktiven Pflanzen: Botanik, Ethnopharmakologie und Anwendung. 7. Aufl., AT Verlag, Aarau 2004

Rätsch C. Vom Forscher, der auszog, das Zaubern zu lernen. Franckh-Kosmos Verlags-GmbH & Co KG, Stuttgart 2010

Reichling J, Müller-Jahncke WD, Borchardt A. Arzneimittel der komplementären Medizin. Govi-Verlag, Eschborn 2001

Reuter HD. Therapie mit Phytotherapeutika. Urban 8t Fischer, München, Jena 1997

Rimpler H. Biogene Arzneistoffe. 2. Aufl., Wissenschaftliche Verlagsgesellschaft Stuttgart, 1999

Robbers JE, Tyler VE. Tyler's Herbs of Choice – The Therapeutic Use of Phytomedicinals. The Haworth Press Inc., Binghamton, New York 1999

Rote Liste 2016. Arzneimittelverzeichnis für Deutschland (einschließlich EU-Zulassungen und bestimmter Medizinprodukte). Rote Liste® Service GmbH (Hrsg.), Frankfurt am Main, Editio Cantor Verlag, Aulendorf 2016

Salier R, Reichling J, Hellenbrecht D. Phytotherapie. Karl F. Haug Verlag, Heidelberg 1995

Schäfer P. Praxisleitfaden Phytotherapie. Karl F. Haug Verlag, Heidelberg 1996

Schilcher H. Phytotherapie in der Urologie. 2. Aufl., Hippokrates Verlag, Stuttgart 2001

Schilcher H. Phytotherapie in der Kinderheilkunde. 4. Aufl., Wissenschaftliche Verlagsgesellschaft Stuttgart, 2006

Schilcher H, Frank B. Kleines Heilkräuter-Lexikon. 5. Aufl., Walter Hädecke Verlag, Weil der Stadt 2008

Schilcher H (Hrsg.), Fischer M, Frank B, Kammerer S, Wegener T. Leitfaden Phytotherapie. 5. Aufl., Urban & Fischer, Elsevier, München, Jena 2016

Schilcher H, Pfefferle L. aporello Heilpflanzen. 1. Aufl., Deutscher Apotheker Verlag, Stuttgart 2013

Schimmel KC. Naturheilverfahren Bd. I und II. 2. Aufl., Hippokrates Verlag, Stuttgart 1996

Schulz V, Hänsel R. Rationale Phytotherapie. 5. Aufl., Springer Verlag, Berlin 2004

Sticher O, Heilmann J, Zündorf I. Hänsel/Sticher – Pharmakognosie Phytopharmazie. 10. Aufl., Wissenschaftliche Verlagsgesellschaft Stuttgart, 2015

Teuscher E. Biogene Arzneimittel. 7. Aufl., Wissenschaftliche Verlagsgesellschaft Stuttgart, 2012

Wagner H, Wiesenauer M. Phytotherapie. 2. Aufl, Wissenschaftliche Verlagsgesellschaft Stuttgart, 2003

WHO Monographs on Selected Medicinal Plants. Vol. 1, World Health Organization, Geneva 1999

WHO Monographs on Selected Medicinal Plants. Vol. 2, World Health Organization, Geneva 2004

WHO Monographs on Selected Medicinal Plants. Vol. 3, World Health Organization, Geneva 2007

WHO Monographs on Selected Medicinal Plants. Vol. 4, World Health Organization, Geneva 2009

WHO Monographs on Medicinal Plants Commonly Used in the Newly Independent States (NIS). World Health Organization, Geneva 2010

Wichtl M. Teedrogen und Phytopharmaka. 6. Aufl., Wissenschaftliche Verlagsgesellschaft Stuttgart, 2016

ZAEN. Zentralverband der Ärzte für Naturheilverfahren und Regulationsmedizin e. V., ZAENMAGAZIN (erscheint viermal jährlich)

Sachregister

Fett gedruckte Seitenzahlen verweisen auf Hauptfundstellen.

B

C

E

I

L

M

N

O

Q

R

S

T

Die Autoren

Helmut Brinkmann

Geboren in Hamburg 1945. Studium der Zahnmedizin, Universität Hamburg, Approbation 1973, Promotion 1975. Studium der Humanmedizin, Universitäten Erlangen und Hamburg, Approbation 1977, Promotion 1980. Assistenzarzt und Oberarzt am Krankenhaus Rissen und am Hafenkrankenhaus. 1988 bis 2008 leitender Arzt der Abteilung Naturheilverfahren, Physikalische und Rehabilitative Medizin am Krankenhaus Hamburg-Ochsenzoll. Ärztlicher Leiter der Abteilung Physikalische Therapie und der Physiotherapieschule am Klinikum Nord. Facharzt für Innere Medizin und für Physikalische und Rehabilitative Medizin. Zusatzbezeichnungen Naturheilverfahren, Chirotherapie/Manuelle Therapie, Physikalische Therapie, Fastenarzt. Seit 2010 Tätigkeit in ärztlicher Praxis, Hamburg. Vielfältige Dozenten-, Autoren- und Gutachtertätigkeit.

Klaus Wißmeyer

Geboren in Hamburg 1960. Studium der Humanmedizin, Universität Hamburg, Approbation 1979. Facharzt für Innere Medizin mit den Zusatzbezeichnungen Naturheilverfahren, Chirotherapie und Physikalische Therapie. Nach langjähriger Tätigkeit als Assistenzarzt in den Abteilungen für Innere Medizin und anschließend für Naturheilverfahren am Krankenhaus Hamburg-Ochsenzoll seit 2002 als hausärztlicher Internist in einer Gemeinschaftspraxis in Hamburg niedergelassen. Tätigkeitsschwerpunkt in der hausärztlichen Betreuung des Patientenstammes unter besonderer Berücksichtigung psychosomatischer Erkrankungserscheinungen und naturheilkundlicher Behandlungsansätze. Lehr- und Vortragstätigkeit an der Universität Hamburg sowie bei der Ärztekammer Hamburg.

Beatrice Gehrmann

Geboren in Hamburg 1958. Studium der Pharmazie, Universität Hamburg, Approbation 1982. Promotion im Fachbereich Pharmazeutische Biologie, Universität Hamburg. Fachapothekerin für Pharmazeutische Analytik. Prüferin-Lebensmittelsensorik, Forschungs- und/oder Lehrtätigkeiten an den Universitäten Hamburg, Florenz, Leipzig, Humboldt Universität zu Berlin und Freie Universität Berlin sowie an der Tschechischen Akademie der Wissenschaften zu Prag. Chef-Vertretung in Hamburger und Schleswig-Holsteiner Apotheken.

Wolf-Gerald Koch

Geboren in Hamburg 1954. Studium der Chemie und Pharmazie, Universität Hamburg, Approbation 1982. Promotion im Fachbereich Pharmazeutische Biologie, Universität Hamburg. Selbstständiger Offizin-Apotheker, Apotheker für Offizin-Pharmazie. Industrielle Tätigkeiten im Bereich Forschung, Entwicklung und klinische Studien. Europaweite Tätigkeiten als Qualified Person gemäß § 14 AMG für verschiedene Firmen, verbunden mit GMP-Beratungen, -Schulungen, Lieferanten-Auditierungen usw.

Claus O. Tschirch

Geboren in Hamburg 1959. Studium der Pharmazie, Universität Hamburg, Approbation 1983. Promotion im Fachbereich Pharmazeutische Biologie, Universität Hamburg. Krankenhaus- und Offizin-Apotheker, Erstellung von Standardzulassungen für das BGA sowie von Einzelzulassungen im Bereich der Krankenhauspharmazie. Fachapotheker für Pharmazeutische Analytik, selbstständiger Offizin-Apotheker.